CLINICAL
NURSE
SPECIALIST
TRAINING MANUAL

麻醉护理

Anesthesia Care
Clinical Nurse Specialist Training Manual

专科护士培训手册

华 西 医 学 临 床 系 列

U0251747

龚仁蓉
张 平 主 编
殷小容

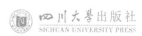

四川大学出版社
SICHUAN UNIVERSITY PRESS

图书在版编目（CIP）数据

麻醉护理专科护士培训手册 / 龚仁蓉，张平，殷小容主编．— 成都：四川大学出版社，2023.6
（华西医学临床系列）
ISBN 978-7-5690-6150-5

Ⅰ．①麻… Ⅱ．①龚… ②张… ③殷… Ⅲ．①麻醉—护理学—手册 Ⅳ．① R473.6-62

中国国家版本馆 CIP 数据核字（2023）第 097405 号

书　　　名：麻醉护理专科护士培训手册
　　　　　　 Mazui Huli Zhuanke Hushi Peixun Shouce
主　　　编：龚仁蓉　张　平　殷小容
丛　书　名：华西医学临床系列

丛书策划：许　奕　周　艳
选题策划：周　艳
责任编辑：周　艳
责任校对：倪德君
装帧设计：李　沐
责任印制：王　炜

出版发行：四川大学出版社有限责任公司
　　　　　地址：成都市一环路南一段 24 号（610065）
　　　　　电话：（028）85408311（发行部）、85400276（总编室）
　　　　　电子邮箱：scupress@vip.163.com
　　　　　网址：https://press.scu.edu.cn
印前制作：四川胜翔数码印务设计有限公司
印刷装订：四川煤田地质制图印务有限责任公司

成品尺寸：185mm×260mm
印　　张：19.5
字　　数：477 千字

版　　次：2023 年 8 月 第 1 版
印　　次：2023 年 8 月 第 1 次印刷
定　　价：98.00 元

扫码获取数字资源

四川大学出版社
微信公众号

编委会

主　　编　龚仁蓉　殷小容　张　平
副 主 编　安晶晶　杨　青　郑　萍　尹　露　杨晓莹　杜　娟
秘　　书　范美龄
编　　者　（按出现顺序排序）
　　　　　苏月秋　四川大学华西医院
　　　　　殷小容　四川大学华西医院
　　　　　钟　媛　四川大学华西医院
　　　　　郭利娟　四川大学华西医院
　　　　　杨　黎　四川大学华西医院
　　　　　罗励莉　四川大学华西医院
　　　　　尹　露　四川大学华西医院
　　　　　郑　萍　四川大学华西医院
　　　　　张　平　四川省人民医院
　　　　　刘　敏　四川省人民医院
　　　　　吴书梅　四川大学华西医院
　　　　　毛永巧　四川大学华西医院
　　　　　聂　伟　四川大学华西医院
　　　　　张代英　西南医科大学附属医院
　　　　　杨晓莹　西南医科大学附属医院
　　　　　梁　静　西南医科大学附属医院
　　　　　刘青焱　西南医科大学附属医院
　　　　　先　会　西南医科大学附属医院
　　　　　杨　青　四川省肿瘤医院
　　　　　张　瑜　四川省肿瘤医院
　　　　　尹　林　四川省肿瘤医院
　　　　　康敬萍　四川大学华西医院
　　　　　朱巧红　四川大学华西医院

刘　娟　四川大学华西医院

潘　燕　四川大学华西医院

杨　娟　四川大学华西医院

徐　惠　四川大学华西医院

万　勤　四川大学华西医院

卢子英　四川大学华西医院

李　慧　四川大学华西医院

蒋维香　四川大学华西医院

杜　娟　绵阳市中心医院

云麟钧　四川大学华西医院

崔　莹　四川大学华西医院

范美龄　四川大学华西医院

柳　慧　四川大学华西第二医院

曾　葵　四川大学华西第二医院

方琳洁　四川大学华西医院

李雪平　四川大学华西医院

唐雪姣　四川大学华西医院

贾安娜　四川大学华西医院

曾小淇　四川大学华西医院

邓　懿　四川大学华西医院

张元歌　四川大学华西医院

刘雨薇　四川大学华西医院

龚仁蓉　四川大学华西医院

安晶晶　四川大学华西医院

曾翠芳　四川大学华西医院

绘　图　方　物

序

现代麻醉专业迅猛发展，麻醉护理学为其重要的组成部分。很多发达国家麻醉护理专科护士的培养及发展已趋于成熟，而我国麻醉护理专科护士的培养及发展还处于起步阶段。为进一步满足社会和医疗卫生事业的发展需要，在国家卫生健康委联合国家发展改革委、教育部、财政部、人力资源社会保障部、国家中医药管理局和国家医保局制定的《关于加强和完善麻醉医疗服务的意见》（国卫医发〔2018〕21号）及国家卫生健康委办公厅印发的《麻醉科医疗服务能力建设指南（试行）》（国卫办医函〔2019〕884号）的指导下加强麻醉专科护理队伍建设，培养独立、规范的麻醉专科护理人才，提高麻醉护理专业化水平迫在眉睫。

毕业后的继续教育是麻醉护理专科护士培养的主要方式，为保证培训的规范化及同质化，急需一本着眼于临床麻醉护理的教材。本书由四川大学华西医院龚仁蓉教授领衔，四川省5家三级甲等医院临床麻醉护理专家组成编写团队，从麻醉科护理单元的建设、麻醉护理质量的提升、麻醉护理基础知识的把控、麻醉恢复患期者的护理以及麻醉护理临床教学与科研的实施等方面出发，在综合国内外相关文献的基础上，结合四川省三级甲等医院临床培养麻醉护理专科护士的经验编写而成。

为更好地培养麻醉护理专科护士，本书系统、全面地介绍了麻醉护理相关知识，力争实现教材标准与临床实际需要相统一。多数章节末尾设计有思考题，可引导读者思考，有助于提升教学效果。此外，麻醉恢复期常见并发症护理部分，以临床案例形式进行编写，更加直观清晰地呈现了麻醉护理相关知识要点，在保证培训效果的同时，真正做到了理论与临床相结合。

本书的编写得到了四川大学华西医院多家兄弟单位、多位护理学专家的大力支持，在此表示感谢！

对于本书的遗漏或错误之处，恳请广大同仁，特别是护理同仁批评指正，以便后续改正，谢谢！

前　　言

　　《"健康中国 2030"规划纲要》《全国护理事业发展规划（2021—2025年)》确立了我国把健康摆在优先发展的战略地位，以人民健康为中心，以群众需求为导向，以高质量发展为主题，以改革创新为动力，进一步加强护士队伍建设，丰富护理服务内涵与外延。麻醉护理专科护士在护理服务中扮演着重要的角色，其专业内涵"深""广""急"。目前，麻醉护理服务领域不断扩大，不仅可在麻醉前、麻醉中、麻醉后提供相应的护理服务，服务地点也从手术室内延伸至手术室外。

　　近年来，通过广大同仁的共同努力，我国麻醉护理事业取得了一些成就，但与发达国家相比，我国麻醉护理服务水平仍有不足。本书是在四川省麻醉护理专科护士培训基地各位老师的支持下，参考国内外麻醉学与护理学专业相关学术文献及专家意见，并结合各位作者多年的临床实践经验编写而成，注重实用性和应用性，有助于提高麻醉护理专科护士专业素养，不断深化麻醉护理服务内涵，为患者提供更加安全、高效的麻醉护理服务。

　　我们希望本书的出版能够为我国麻醉护理教育作出积极的贡献，推动我国麻醉护理事业更好地发展。但限于作者的学识及时间，本书难免存在不足之处，请各位读者谅解，并恳请大家批评指正。

龚仁蓉

2023 年 8 月

目　　录

第一篇　总　论

第二篇　麻醉护理管理

第三篇　麻醉护理基础知识

第四篇　麻醉恢复护理

第五篇　麻醉护理临床教学与科研

第一篇 总 论

第一章　麻醉护理概述

第一节　麻醉护理学概述

近年来，随着麻醉专业的迅猛发展，临床各学科对麻醉学的需求增加，麻醉学的范围不断扩大，内容不断增加。麻醉学已经发展为涉及院前急救复苏、术前麻醉、术中麻醉、术后镇痛乃至重症医学治疗的综合学科。麻醉护理学随之产生，适应了麻醉学和专科护理的快速发展要求，提高了医疗质量，有助于保障患者的生命安全。

国际麻醉护理联盟（International Federation of Nurse Anesthetists，IFNA）经过多年修正，将麻醉护理专科护士（以下称麻醉护士）定义如下：为需要麻醉的患者提供或者协助术中及术后复苏监护、呼吸护理、心肺复苏，以及危及生命安全时进行复苏救治、监护等专科护理与麻醉护理的人员。

麻醉护士的出现，使外科医师、麻醉医师、巡回护士能够专注于自己的本职工作，各方职责明确，专业技术分工明晰。麻醉医师和麻醉护士各司其职，既保障了麻醉工作顺利进行，又提高了麻醉质量，保障了患者安全。麻醉护士不仅要负责麻醉药品的管理，更要与麻醉医师紧密协作，减少麻醉差错事故和医院感染的发生。随着医学的发展，加速康复外科（Enhanced Recovery after Surgery，ERAS）理念的普及，以及医疗安全目标的提高，麻醉护士在临床中发挥着越来越重要的作用。

以美国为代表的欧美国家麻醉护理学发展趋于成熟，美国是世界上最早发展麻醉护理学的国家之一，其麻醉护理学发展已有160多年的历史。其麻醉护理教育起步早，专科特色突出，培养目标明确，课程设置系统、全面，师资力量雄厚，已形成一套完善的麻醉护士培养体系，麻醉护士在麻醉医师的监督下独立进行或参与麻醉操作，为患者提供麻醉相关服务。

与美国等发达国家相比，我国麻醉护理学起步晚。在我国麻醉专家和护理专家的多次呼吁下，我国麻醉护理学于1998年开始发展，麻醉护士的培养和专科护理逐步展开，但在人力资源、角色定位、教育与培训等方面与发达国家仍有很大差距。我国从学历教育开始，向继续教育过渡，初步形成了"专科—本科—硕士"不同学历层次和"麻醉专业护士—麻醉护理专科护士"毕业后教育形式，但全国尚未统一，亟待发展和完善具有中国特色的麻醉护理学教育体系。

我们需积极借鉴国外成熟的麻醉护理培训制度及先进经验，并结合我国国情和麻醉护士现状，尽快出台和麻醉护士教育培训、资格认证及工作职责相关的法律法规，建立系统化的麻醉护士培养及管理模式。在麻醉学会或护理学会的牵头下，大型综合性医院也可进行麻醉护士规范化培训的尝试，以点带面、辐射周围，形成具有中国特色的麻醉护士培训体系。这不仅是提高麻醉护理工作质量的重要保障，也是促使我国相关医院向现代医学模式转型的关键性措施。

【思考题】

1. 简述麻醉护士的定义。
2. 简述培养麻醉护士的目的。

第二节　国外麻醉护理学发展概况

近现代麻醉学和护理学同起源于十九世纪中叶，"麻醉护士"最早于1861年出现在美国。在麻醉学发展早期，许多临床麻醉工作是由护士来完成的，直至1846年乙醚麻醉成功演示，才开始有专职的麻醉医师。

近现代的麻醉护理学起源于美国，也繁荣于美国，作为麻醉护理学发展最为成熟的国家之一，美国早在1931年就成立了美国麻醉护士学会（American Association of Nurse Anesthetists，AANA）。其主要致力于传播麻醉护理理念，制定麻醉护理教育和实践标准，建立麻醉护理教育机构水平鉴定和麻醉护士资格认证及再认证的标准与流程，并为政府部门的决策提供参考。1931年，*Nurse Anesthetists*正式发行，促进了麻醉护理学的发展。据统计，2019年美国麻醉护士约有54000人，其中90％为AANA成员。法国在1951年成立了法国麻醉护士联盟（French Union of Nurse Anesthetists，FUNA），并成为IFNA第一批成员国。英国在20世纪70年代因为手术间人员缺乏，提出发展手术间助手（Operating Department Assistants，ODAs）作为麻醉助手的想法。手术间助手是英国麻醉护士的雏形。后来手术间助手通过麻醉专业训练后逐渐发展为协助麻醉医师进行各项操作的人员，其主要宗旨是为患者在麻醉及恢复期间提供更好的照护，致力于麻醉及恢复护理领域标准的建立、教育及科研工作的开展。英国于1993年加入IFNA。韩国的麻醉护理学开始于1960年，第一所麻醉护士学校建立于1974年，麻醉护士学会独立存在，但直至1981年，麻醉护士这一角色才被韩国护士学会认可和接纳。除以上国家外，欧洲、非洲、美洲还有许多国家及地区麻醉护士学会也已非常普及；日本、新加坡、泰国等亚洲国家也相继成立了麻醉护士学会，并广泛开展麻醉护理工作。

在美国，从事麻醉相关护理的人员需经过培训、考核和认证。注册麻醉护士（Certified Registered Nurse Anesthetists，CRNAs）是指具有麻醉护理专业教育背景及临床实践能力的注册护士，其具有独立进行专业判断的能力，并能对其自身的临床实践负责。美国注册麻醉护士的角色定位、职能定位、培养体系、资格认证体系及立法事宜等都已趋于完善。

自1952年，AANA就已经建立了麻醉护士教育项目的认证机制，美国麻醉护士统一规范的教学体系开始形成。1975年，这项认证功能转移到AANA下属的麻醉护士认证理事会（Council on Accreditation，COA）。1976年，COA规定美国CRNAs均需获得麻醉护理学士学位。从1981年开始，进行麻醉护士硕士研究生项目。学员需要完成护理学或其他相关课程的本科教育并在相关临床科室（如急诊）工作达1年方可申报注册麻醉护士。到2015年，AANA要求所有的CRNAs培训项目从硕士生培养项目转变为博士生培养项目。澳大利亚麻醉学会规定，注册护士和登记护士分别要经过1年和2年的在岗麻醉助理培训，必须是完成了护士毕业生培训项目之后再开始，总时间不超过3年。培训的主要内容有护理专业基础课程和麻醉专科课程，如麻醉机和监护仪的使用和保养、通气辅助工具的应用、动静脉插管和监测的配合及医院感染控制等。

2007年，AANA发布的《CRNAs实践范畴与标准》界定的CRNAs的工作范畴主要包括临床与非临床两大部分。临床部分包括：①麻醉前的评估与准备；②麻醉的实施、维持及麻醉意外的处理；③麻醉后的监测和护理；④围麻醉期的护理及其他临床支持。CRNAs不仅可以为患者实施局部麻醉、蛛网膜下腔阻滞及硬膜外阻滞，还承担着神经阻滞、导管植入、疼痛管理等工作。除临床部分外，CRNAs还承担着管理、教学及科研工作，如人员的管理、麻醉质量的管理、物品器械的管理与维护，在职及实习麻醉护士的教育、监督及管理，参与和（或）开展科研工作。

目前，麻醉护理在全世界范围内广泛开展。世界卫生组织（World Health Organization，WHO）的一项调查结果显示，全球107个国家的护士在为患者提供麻醉及相关的护理，护士参与了全球70%~80%的麻醉工作，其中近1/3国家有麻醉护士教育或培训项目。各国麻醉医师、CRNAs、手术间的配比及要求不尽相同，在美国，医护比例达到1∶（1~2）；在澳大利亚，麻醉护士与手术间的比例为1∶1，每台手术的麻醉需要麻醉医师和麻醉护士共同完成；在法国，麻醉护士的工作需要在麻醉医师的监督下完成，每位麻醉护士负责1个手术间的麻醉。随着教育体系的进一步完善，CRNAs比例正在逐年升高。这些充分说明CRNAs在麻醉工作中的重要作用已经逐渐被全世界注意到，其准入制度及工作职责、培训体系也趋于规范和成熟。

【思考题】

1. 简述美国麻醉护士学会的作用。
2. 简述CRNAs临床部分的工作范畴。

第三节　国内麻醉护理学发展概况

与发达国家相比，我国麻醉护理教育起步晚，尚处于起步阶段。在我国麻醉教育学家曾因明教授的倡导下，1993年，徐州医学院（现徐州医科大学）麻醉学系率先与南京六合卫校联合在国内开设了第一个三年制麻醉与急救护理中专班；1997年，徐州医学院与福建闽北卫校合作开办了麻醉护理中专班；2001年，徐州医学院与福建医科大学联办了麻醉护理大专班；2002年，徐州医学院开办了成人麻醉护理大专班；2004年，徐州医学院又率先创办麻醉护理本科班，学制4年，开始了我国麻醉护理教育的本科阶段。此外，2006年，泰山医学院（现山东第一医科大学）护理学院招收5年制麻醉护理专业本科生；2007年，泰山医学院附属医院（现山东第一医科大学第二附属医院）开始尝试进行麻醉护理毕业后教育；2011年，泰山医学院开始招收第一届麻醉护理硕士研究生。

在麻醉护理教育方面，国内各地区根据地方特色初步形成了不同的培养模式，教材、课程、考核标准等各方面尚未统一，仍需进一步完善。全国高等教育学会医学教育委员会麻醉学教育研究会近年来一直广泛关注麻醉护理教育工作，2004年，在武夷山会议上对麻醉护理本科教育进行了论证，同年第一部麻醉护理系列教材出版，为麻醉护理本科教育的推广奠定了基础。2013年，人民卫生出版社出版了曾因明和黄人健主审、刘保江和晁储璋主编的"十二五"普通高等教育本科国家级规划教材《麻醉护理学》。2017年，人民卫生出版社出版了曾因明和王斌全等主审、马涛洪和韩文军主编的《麻醉护理工作手册》。2005年，第十次全国高等麻醉学专业教育研讨会第一次对麻醉护理教育工作进行了专题讨论；2006年，第十一次全国高等麻醉学专业教育研讨会再一次对麻醉护理工作的职责、编制进行了讨论，徐州医学院和山西医科大学第一医院分别介绍了教学经验；2008年，第十三次全国高等麻醉学专业教育研讨会就麻醉护理工作职责、工作内容、工作指南和基本编制问题等进行了认真仔细的讨论，提出了建设性意见，达成了共识。2009年，在第七次全国麻醉与复苏进展学术交流会上，麻醉学教育研究会根据相关专家共识正式成立了麻醉专科护士资格培训咨询专家委员会，确立了工作重点是以继续医学教育（Continuing Medical Education，CME）为主要培养模式，对麻醉护士进行培训与认证。2012年，刘保江教授在第十七次全国高等麻醉学专业教育研讨会上提出麻醉护士的培养除了加强学历教育，还应该探索其他的培养模式。2019年，中华护理学会组织北京多家医院联合开办了第一届麻醉科专科护士培训班，这是麻醉护士教育发展的里程碑。2020年，全国首家"麻醉护士规范化培训基地"在四川大学华西医院成立。2021年，四川省护理学会开设麻醉专科护士培训班，进一步补充和完善了我国麻醉护士的毕业后培训体系，我国麻醉护理"四阶梯"毕业后教学体系初步形成，即"通科护士规范化培训—麻醉护士规范化培训—麻醉专科护士培训—麻醉护理高级实践护士培训"。

我国麻醉护理教育虽已起步，但是仍有诸多问题需要解决。首先是麻醉护士数量明显不足。据不完全统计，我国三级甲等医院麻醉医师与麻醉护士的比例仅仅为1∶0.33，显著低于国际水平。近年来，随着麻醉学科的迅猛发展和麻醉工作内涵的不断扩展，临床麻醉的工作量日益增大，工作内容日益复杂化，加之麻醉患者并发症增加、病情复杂，导致麻醉医师工作量明显增加，工作负荷及工作压力骤增，而能够协助麻醉医师工作的麻醉护士数量不足，麻醉医师对护士助手的需求越来越强烈。其次是麻醉护士的工作范畴窄。由于国情的不同，我国麻醉护士的工作范畴与部分发达国家相比，差别较大。虽然自 1998 年起，北京、山东、广州、上海等地医院先后开展麻醉护理工作，但大多自成一派，规模小，体制不健全，麻醉护士的工作范畴、管理、隶属等问题不明确。目前，我国麻醉护士的工作主要侧重于麻醉的配合、麻醉物品及药品的管理、麻醉恢复期的护理、麻醉设备的保养、麻醉文件的书写及登记等，工作范畴明显小于发达国家。最后是麻醉护士学历普遍偏低，师资队伍不完备，缺乏具有专业特色的理论知识学习和专科技能培训，缺乏麻醉专科护理实践标准，缺乏统一的资格认证体系，麻醉护士专业发展方向等皆不明确，严重妨碍了我国麻醉护理学的发展。2019 年，国家卫生健康委员会（以下简称"国家卫生健康委"）办公厅印发了《麻醉科医疗服务能力建设指南（试行）》，对麻醉科医疗服务领域、人力资源配置、医疗服务内容、设备设施、绩效指标等进行了明确的界定，在附件中对麻醉专科护理工作要求进行了详细的描述，为全国麻醉护理工作的开展提供了指导性意见。但是，目前仍缺乏详细的、统一的工作制度、岗位职责、管理归属、临床实践标准、资格认证等。

我国麻醉护理学的发展，当务之急是在我国国情基础上，对我国麻醉护士的工作职责、临床实践标准等具体问题进行明确的、统一的界定，构建系统的麻醉护士培养体系，对麻醉护士进行资格认证与再认证，同时加强学历教育和毕业后教育，广泛开展麻醉护理硕士研究生教育项目甚至博士研究生教育项目，提高麻醉护士的学历，拓展毕业后教育模式，建立毕业后教育基地，开展麻醉护理科研项目，特别是多中心合作项目，并且可成立全国性的麻醉护理学术组织，不断提升麻醉护士的专业能力，扩大麻醉护理学的影响力，进一步推动我国麻醉护理学的发展。

【思考题】

1. 简述我国麻醉护士的主要培养模式。
2. 简述我国麻醉护士工作范畴。

第四节　国内麻醉护理学发展趋势

由护士为患者提供麻醉护理服务至今已有约 160 年的历史，麻醉护理服务已在全球范围内广泛展开。随着麻醉学地位的确立和近几十年的飞速发展，麻醉医师将所有工作"一肩挑"的模式已无法满足日益增长的手术、麻醉需求。为了减轻麻醉医师的工作负担，提高麻醉质量和保障患者的生命安全，发展麻醉护理学是当务之急。

国外麻醉护士不仅承担着术前麻醉物品和药品的准备工作，还承担着麻醉前的评估与准备，麻醉的实施、维持及麻醉意外的处理，麻醉后的监测和护理，围麻醉期的护理及其他临床支持等工作。麻醉护士在降低麻醉医师工作量的同时，与麻醉医师共同保障患者围麻醉期的安全，在麻醉学及护理学的发展中起着重要的作用。随着麻醉学和护理学的快速发展，麻醉护士的专业化、规范化培养是我国医学发展的迫切需要和必然趋势，应探索适合我国国情的麻醉护士培养体系，明确麻醉护士工作范畴及工作职责，制定麻醉护理工作流程和标准，保证麻醉护理的同质化，最大限度地发挥麻醉护士在围麻醉期的作用，促进麻醉护理学的发展。

【思考题】

简述国外麻醉护士的工作范围。

（苏月秋　殷小容）

第二章　麻醉科护理单元的建设

第一节　麻醉科护理单元的设置

一、麻醉科护理单元的基本配置

根据现代麻醉学基本范畴和工作要求，为保证麻醉科医疗、教学、科研的正常进行，麻醉科护理单元主要设置以下基本功能区。

1. 办公室：麻醉护士办公、查阅资料、整理的场所。

2. 麻醉仪器室：麻醉科的仪器设备放置、调试和维修的场所，也是麻醉科仪器设备管理员办公的场所。麻醉仪器室最好与麻醉准备间相邻，有专业的技术人员驻扎，协助厂家及医工科人员安装、调试、监护麻醉仪器设备等，应急处理手术间麻醉仪器设备的故障。

3. 麻醉耗材库房：存放一次性耗材的场所，有条件的医院可由设备物资部统一管理。设备物资部工作人员负责核实手术间患者一次性耗材的用量，每天按基数分发至手术间，负责高值耗材的发放、回收、登记、追溯等工作。也可由麻醉总务护士管理，要求同上。

4. 麻醉药房：各类药品如麻醉药品、精神药品、高危药品、普通药品，各种晶体、胶体注射液储存与发放的场所，须低温存储，安装高清摄像设备、防盗设施和报警设备。

5. 麻醉准备间：为了缩短接台手术的间隔时间，有条件的医院应建立麻醉准备间，紧邻手术间，为麻醉前准备工作的开展提供场所。

6. 麻醉恢复室（Post Anesthesia Care Unit，PACU）：是手术结束后继续观察患者病情，预防和处理麻醉后恢复期并发症，保障患者安全，提高医疗质量的重要场所。PACU 的存在可缩短患者在手术间停留时间，提高手术台利用率。PACU 应配备麻醉机或呼吸机、多功能监护仪、除颤仪、抢救车、温毯机等急救仪器设备，以及各种药品、插管用物、困难气道车、多路电源、2 条以上中心负压、双氧源（一个连接麻醉机或呼吸机用，一个连接氧气流量表用）、教学用模拟人等。PACU 床位根据医院手术间情况配置，建议 PACU 床位与手术间手术台比例为 1：（1～2）（也可参考重症监护室配置）。

7. 镇痛泵配制室：配制自控镇痛注射泵内药物的场所，需符合治疗室洁净要求，安装高清摄像设备，用以监控镇痛泵内药物配制和余液处理过程。

8. 示教室：开展业务学习、病案讨论、小讲课等活动的场所。

按照作用麻醉科用房可分为办公用房和医用辅助用房。办公用房包括办公室、值班室、更衣室、图书室、学习室、各类库房等。医用辅助用房包括麻醉药房、液体存储间、麻醉耗材库房、麻醉仪器室、镇痛泵配制室等。

二、麻醉科护理单元的基本仪器设备

麻醉医疗服务涉及临床麻醉、疼痛诊疗、监护治疗、急救复苏等门（急）诊和住院服务多个领域。根据麻醉医疗服务和管理需求，麻醉科护理单元配置的仪器设备种类和规格都很多。

1. 普通仪器设备：麻醉吊塔或吊桥、药品车、抢救车、移动查房车、困难气道车等。

2. 诊断性仪器设备：心电监护仪、超声机、床旁检验设备、神经刺激仪、肌肉松弛监测仪、脑电监测仪、心排血量测定仪、辅助气管插管可视设备等。

3. 治疗性仪器设备：麻醉机、呼吸机、体外循环机、保温设备、血液回收机、除颤仪、镇痛泵、多通道输液泵等。

【思考题】

1. 麻醉科护理单元主要的基本功能区有哪些？
2. 麻醉科医用辅助用房主要有哪些？

（殷小容　钟媛）

第二节　麻醉护士岗位职责

2019 年 12 月，国家卫生健康委办公厅印发了《麻醉科医疗服务能力建设指南（试行）》，对麻醉科护理工作要求给出了指导性意见，指出有条件的医疗机构应设置麻醉科护理单元，加强对麻醉患者的护理服务，认真梳理麻醉医疗、护理流程，明确工作职责，提高专业水平。麻醉护士在接受护士规范化培训的基础上再经过麻醉相关培训并考核合格，方可从事麻醉护理工作。麻醉护士主要工作内容包括麻醉宣教、术前准备、术中监测、麻醉恢复期护理、患者转运等。麻醉科护理单元的组织架构见图 2-2-1。

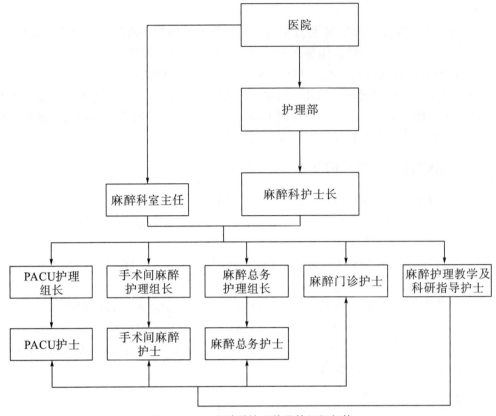

图 2-2-1　麻醉科护理单元的组织架构

一、PACU 护理组长、护士岗位职责

（一）PACU 护理组长岗位职责

1. 在麻醉科室主任和护士长的领导下积极开展 PACU 的临床护理工作，负责组内患者日常安全、药品安全、环境安全及物资管理。

2. 熟练掌握麻醉护理相关理论知识和技能，指导低年资护士工作，营造良好职业氛围。

3. 有较强的协调 PACU 各级护理人员的能力，能与医师、患者及家属高效沟通，加强医护合作，提高医护及患者满意度。

4. 能胜任并积极参与麻醉护理质量控制及护理考核，负责病区患者安全管理，并随时督导，提高护理质量。

5. 督查保洁员及下级护士的医院感染消毒工作，进行考核和记录。

6. 将不良事件及安全隐患及时反馈给护士长，指导下级护士进行不良事件记录，引导下级护士反思，协助制定有效的整改措施。

7. 积极参加院内外的业务学习与培训，及时向科内护理人员传达会议精神及内容。

（二）PACU 护士岗位职责

1. 严格执行医院各项规章制度及科室的规范要求、护理技术操作规程，保证护理质量和安全。

2. 应熟知并正确设置监护仪器报警上下限，密切观察患者各项生命体征及监测指标，客观真实地做好护理记录，及时向麻醉医师汇报异常情况，遵医嘱进行相应处理。

3. 熟练掌握急救技术及急救设备的使用，在患者出现异常时积极配合麻醉医师进行抢救工作。

4. 指导实习护士、规范化培训学员进行临床工作并评价护理效果。

5. 保证患者的术后转运安全，与病房护士做好护理交接工作。

6. 负责麻醉科环境管理，包括工作区域、办公区域、公共区域的清洁检查管理。

二、手术间麻醉护理组长、护士岗位职责

（一）手术间麻醉护理组长岗位职责

1. 协助护士长开展手术间麻醉护士业务学习和考核，包括专题讲座、护理查房、病案讨论等。

2. 抽查手术间麻醉护士工作质量，及时发现问题并制定预防措施，每月组织质量控制讨论会，防止差错事故的发生。

3. 积极参与危重患者的抢救工作，参加麻醉医师病案讨论，了解患者病情重点及护理配合要点。

4. 积极参加手术、麻醉护理相关的各类学术会议或继续教育项目，了解前沿动态。

（二）手术间麻醉护士岗位职责

1. 根据麻醉方式及患者情况进行麻醉前宣教及麻醉前准备工作，包括信息、药品、患者等准备。

2. 协助麻醉医师完成麻醉中相关工作，包括辅助通气、配合插管、配合动静脉穿刺、监测术中麻醉。

3. 术中监测患者生命体征，有异常及时报告麻醉医师并协助处理，认真、客观、准确地记录麻醉期间患者生命体征、用药情况和麻醉相关操作等。

4. 严格执行查对制度，遵医嘱使用各种药物。

5. 熟练掌握各项急救技能，能迅速、有效地参与到抢救工作中。

6. 患者离开手术间后，整理手术间环境，做好接台手术的麻醉前准备工作。

7. 参与新进手术间麻醉护士的临床理论及技能培训工作。

8. 定期做好手术间无菌物品效期管理。

9. 积极参加科室组织的各类学习及科研项目。

三、麻醉总务护理组长、护士岗位职责

（一）麻醉总务护理组长岗位职责

1. 计划、领取、保管办公用品和医疗用品。
2. 负责手术间麻醉用仪器设备的检查与报送维修，申请与报废，并提交科室主任审核。
3. 负责组织麻醉科物资和药品的盘点。
4. 负责手术间抢救车、除颤仪、困难气道车、药品、液体的定期（质量）检查和管理。
5. 负责麻醉药品、精神药品基数变动的申请，申请报告需科室主任、护士长签字后报送医教部、药剂科、护理部备案，并根据情况完善药品基数卡。
6. 协助临床教学、科研工作的开展。

（二）麻醉总务护士岗位职责

1. 掌握药品的管理规范，协助护士长进行药品管理，指导和监督下级护士的药品管理工作。
2. 有主动防范医疗纠纷的意识和妥善处理医疗纠纷的能力，积极消除纠纷隐患。
3. 具有较强的协调组织能力，妥善处理好医护之间的关系。
4. 承担夜班工作，保证夜班药品管理安全。
5. 协助护士长对下级护士进行物资及麻醉药品管理知识培训及考核。
6. 在工作中定期进行总结反思，定期与下级护士分享成功的经验。
7. 积极参加麻醉相关知识与技能的学习，协助麻醉医师开展临床科研工作。

四、麻醉门诊护士岗位职责

1. 负责麻醉门诊护理工作。
2. 密切配合麻醉医师，做好相关的协调工作。
3. 加强与麻醉医师和患者的沟通，对病情较重的患者应提前诊治或负责送急诊室处置，避免或减少医患、护患之间的矛盾。
4. 按就诊顺序依次让患者入室，维持就诊秩序，保持诊疗室的安静。
5. 热情接待就诊患者，认真听取患者提出的问题，耐心做好解释工作，提高服务质量。
6. 保持诊疗室环境卫生和整洁，做好清洁、消毒工作，协助麻醉医师做好门诊电子处方的管理。
7. 努力钻研技术，提高护理水平。

五、麻醉护理教学及科研指导护士岗位职责

(一)麻醉护理教学护士岗位职责

1. 负责新进护士教学培训计划的制订及实施。
2. 负责新进护士入科岗前培训。
3. 负责新进护士的临床工作指导。
4. 负责新进护士基础护理技能、专业护理技能及理论的培训和指导。
5. 稳定新进护士专业思想,帮助其树立高尚的职业道德,发现问题及时引导和汇报。
6. 按教学计划完成学员培训、考核和岗位胜任能力评价,向护士长反馈,并做好记录。
7. 负责科室护士年终理论及操作技能考核。

(二)麻醉护理科研指导护士岗位职责

1. 负责组织和实施科研培训,指导科室护士进行数据分析、论文撰写和护理科研项目申报。
2. 制订护理科研年度工作计划,负责计划的落实、科研项目的推进及年终总结。
3. 参与制定、完善和落实护理科研管理制度。
4. 协助科室开展学术交流。
5. 负责项目管理和成果管理的档案资料收集、整理和归档。
6. 负责科技保密工作的具体组织与实施。
7. 组织参与各级各类科研项目的申报,监督项目的开展,协助中期进展报告及项目结题工作的开展。

【思考题】

1. 简述 PACU 护士岗位职责。
2. 简述麻醉护理教学护士岗位职责。

(殷小容 郭利娟 杨黎 罗励莉 尹露)

第三节 麻醉护士工作内容

一、PACU 护理组长、护士工作内容

1. 检查 PACU 监护仪、麻醉机、呼吸机、除颤仪、负压吸引装置等仪器设备性能,合理调节报警上下限,并设置成待机状态。

2. 准备 PACU 患者所需的各种物资：吸氧装置、吸痰管、手套、约束带等。

3. 清点 PACU 物资、基数药品、毒麻药品、抢救车等，并登记。

4. 监测 PACU 温度、相对湿度，进行医用冰箱温度管理，数据不符合要求时分析原因，并整改。

5. 接收、监护患者，遵医嘱实施管路（气管插管、导尿管、引流管、动静脉置管等）护理；观察并记录患者生命体征，及时向麻醉医师报告异常情况，遵医嘱进行相应处理。

6. 配合麻醉医师进行危重患者的抢救工作，并记录。

7. 患者达到转出标准后由 PACU 护士和转运工勤人员一起将其送回原病房；对危重特殊患者，要求增加麻醉医师和外科医师共同转运。

8. PACU 护士正确做好转运交接工作，并记录。

二、手术间麻醉护理组长、护士工作内容

1. 在麻醉科室主任领导、护士长指导下有序开展各项麻醉监测护理工作。

2. 根据麻醉方式及患者情况协助麻醉医师做好麻醉前准备工作，对患者进行针对性的宣教，做好基础护理和人文关怀，缓解患者紧张、焦虑情绪。

3. 麻醉诱导前，对患者充分预氧，待患者呼吸消失后进行面罩正压通气，协助麻醉医师完成人工气道的建立、固定及管理。

4. 人工气道固定好后，避免牙垫压迫患者嘴唇，做好患者眼部保护，整理监护仪导线，避免导线压迫患者皮肤，整理螺纹管、过滤器，必要时采用棉垫、延长回路等避免其对患者颜面部皮肤造成压迫。

5. 对有创动脉穿刺患者，在动脉导管连接处可采用纱布进行保护。

6. 配合麻醉医师完成手术过程中患者所需的各种有创和无创监测或操作，如动脉/中心静脉穿刺配合、椎管内/神经阻滞配合等。

7. 麻醉期间监测患者生命体征，发现异常及时报告麻醉医师，认真、客观、准确地做好麻醉期间患者生命体征及各种用药、操作的记录。

8. 执行麻醉医师医嘱时认真查对，保证用药准确安全。抢救时，注意口头医嘱的执行规范，禁止在无医嘱情况下擅自用药。

9. 熟练掌握各项急救操作技能，在麻醉期间发生危及患者生命的情况时，能够有效迅速地参与到抢救工作中。

10. 手术结束后配合麻醉医师完成人工气道的拆除，持续对患者实施监护至出室，检查打印麻醉记录单，完成麻醉计费。

11. 患者出室以后，整理手术间环境，督促工作人员完成仪器设备及导线的消毒，并做好连台手术麻醉的准备。

12. 在麻醉护理工作中除学习护理知识技能外，还应关注麻醉专科前沿动态，以便更好地配合麻醉医师工作。

三、麻醉总务护理组长、护士工作内容

医院根据手术量和麻醉护士实际情况设立一定数量的麻醉总务岗位。麻醉总务护理组长、护士主要负责麻醉药品、麻醉耗材、设备及库房物资的管理，协调与后勤部门的关系。

1. 负责所管区域的基数药品、高危药品、易混淆药品与麻醉药品的管理，包括统计、储存、发放、领取、补充、回收、登记。

2. 负责所管区域药品及物品的数量、质量的管理，每班清点，准确进行交接班。

3. 负责所管区域所有药品的效期清理及登记。

4. 负责所管区域麻醉重复利用器械的收发，保证功能良好，处于待机状态。

5. 负责所管区域药品环境整理，包括药品基数柜、药品基数车及手术间麻醉医用车等。

6. 核查麻醉计费，确保无错收、漏收等。对有异议的收费应与相关医护人员再次核对。

7. 负责所管区域的抢救车管理，保证抢救车完好率为100％。

8. 负责所管区域手术间麻醉相关纸质记录单的发放，以备应急使用。

9. 发现所管区域存在问题，麻醉总务护士要及时上报总务护理组长和护士长，协助解决问题。

四、麻醉门诊护士工作内容

1. 使用门诊呼叫系统通知就诊患者，维持良好就诊秩序。

2. 接待患者，进行自我介绍，建立信任关系，取得患者配合。

3. 刷就诊卡获取患者信息，执行查对制度，核对患者身份。

4. 询问就诊目的，收集整理患者就诊资料（既往病历、检查报告等），测量患者身高、体重、血压等。

5. 引导患者至诊疗室，由麻醉医师确认医疗文书内容并评估患者，进行交接后返回护士站接待下一位患者。

6. 对患者进行相关健康宣教及疑问解答。

7. 严格执行消毒隔离制度，防止交叉感染。每天做好诊疗室的清洁卫生工作，遇血液、体液污染时，使用含有效氯2000mg/L的消毒液擦拭。诊疗室使用空气消毒机每日自动消毒1~2次，桌椅、计算机、诊疗床、轮椅等每日用含有效氯500mg/L的消毒液擦拭1~2次，有效控制医院感染。

8. 负责各种医疗器械及医疗用品的保管、维修和补充，以利于医疗、护理工作顺利开展。

9. 诊疗结束整理好室内物品，关闭水电及门窗，防止意外发生。

五、麻醉护理教学与科研指导护士工作内容

(一) 麻醉护理教学护士工作内容

1. 为新进护士介绍科室环境、组织架构、规章制度等，缓解其焦虑、紧张的情绪。

2. 按计划引导新进护士完成岗前培训，内容包括术后并发症的观察与护理、各种药品的作用及不良反应、仪器设备的使用、各班次工作流程与内容、职业防护与医院感染控制等。

3. 按计划完成教学活动，教学过程中采用多模式教学方法传授麻醉护理专业知识及临床操作技能。

4. 按要求做好新进护士季度出科理论和专科技能考核、岗位胜任能力评价与整体护理考核。

5. 每月按照培训计划检查科室护士培训完成情况，每季度对中、低年资护士进行专科操作考核并进行分析反馈。

6. 在护士长的指导下，每年年终对科室护士进行理论和操作考核，分析问题并反馈。

7. 定期召开座谈会，关注新进护士学习效果反馈，梳理教学问题，制定相应整改措施。

(二) 麻醉护理科研指导护士工作内容

1. 及时获取国内外麻醉及护理前沿进展相关资料，每月向护士长及科研小组成员介绍、传达。

2. 按照拟订的年度科研培训计划，开展科研培训活动，收集科室护士科研培训后效果反馈。

3. 指导科室护士撰写论文，申报课题及专利，并按正确流程投稿及办理相关手续。

4. 对科室护士已立项的课题建档，定期检查进度、科研经费的使用情况等，将检查发现的问题及时汇报护士长。

5. 建立麻醉护理科研工作档案，每年年终对科室护士申报的课题、专利，发表的论文进行整理并登记备案。

【思考题】

麻醉门诊护士如何做好诊疗室的清洁卫生工作？

（殷小容　郭利娟　尹露　杨黎　罗励莉）

第二篇
麻醉护理管理

第三章　麻醉科护理人力资源管理

第一节　护理人员服务要求与人力资源配置

2017 年，国家卫生计生委员会办公厅印发《关于医疗机构麻醉科门诊和护理单元设置管理工作的通知》，要求麻醉护士须为医学院校护理学专业毕业、取得护士执业资格并经过注册，原则上在护士规范化培训 2 年后再经过麻醉护理专科或重症监护室（Intensive Care Unit，ICU）护理专科培训并考核合格，方可从事麻醉护理工作。其主要工作是配合麻醉医师开展麻醉宣教、心理护理、物品准备、信息核对、体位摆放、管路护理、患者护送、仪器设备管理、术中监测、术后恢复监测、抢救配合等。麻醉护理工作由医院、护理部及麻醉科共同组织管理，麻醉护士由科室主任和护士长进行统一管理。麻醉科与手术间合并为麻醉手术中心的医院，可分设麻醉科护理单元护士长和手术室护理单元护士长，由麻醉手术中心护士长统一管理。

2019 年，国家卫生健康委办公厅印发《麻醉科医疗服务能力建设指南（试行）》，提出加强麻醉学科建设，推动麻醉医疗服务高质量发展。麻醉科应加强麻醉专科护理队伍建设，提高麻醉护理服务专业化水平，建立独立麻醉科护理单元，开展麻醉、疼痛诊疗及无痛诊疗患者的护理服务，进行麻醉科的总务管理，根据医院功能定位开展教学与科研。

一、麻醉护理服务要求

1. 麻醉专科门诊护理：依据医院麻醉门诊等专科门诊设置与医疗服务内容，为门诊患者提供麻醉与镇痛的相关护理、预约、宣教、随访等服务。

2. 围手术期麻醉护理：依据麻醉医疗服务内容，为接受麻醉的患者提供围手术期麻醉护理服务。

1）麻醉前准备：为麻醉前患者提供麻醉知识宣教和心理护理，配合麻醉医师做好麻醉药品、物品和仪器设备的准备工作，确认患者的各项麻醉手术前准备信息等。

2）麻醉诱导期护理：在手术间、诱导室协助麻醉医师、外科医师、手术间护士为患者提供心理护理，协助麻醉体位摆放和外周静脉通路开放；协助麻醉医师完成麻醉相关操作及文档整理工作等，不负责建立人工气道、动脉穿刺置管、中心静脉穿刺置管、椎管内穿刺和神经阻滞等麻醉侵入性操作。

3）麻醉维持期护理：在麻醉医师指导下实施麻醉相关留置管路的护理（人工气道、动静脉置管等）；协助麻醉医师进行麻醉维持期操作的准备与配合；准备、抽取及核对各类麻醉相关用药，并遵医嘱使用；记录患者生命体征；为非全身麻醉患者提供心理护理；配合麻醉中危重患者的救治与心肺脑复苏；协助临床麻醉各类文档的整理等。

4）麻醉恢复期护理：为患者提供病情监测与治疗护理，直至患者达到转出 PACU 标准，包括在麻醉医师指导下拔除气管导管或喉罩，观察、识别并协助处理早期麻醉/手术并发症，转运护送与交接恢复后患者等护理。

5）麻醉后监测、治疗和病房护理：为患者提供监测与治疗护理，包括监测生命体征，护理机械通气及管道，遵医嘱留取标本、检查及进行药物治疗，观察、识别并处理早期麻醉并发症，记录护理过程，交接患者，做好患者与家属的沟通工作等。

6）麻醉后随访及急性疼痛护理：为患者提供麻醉后随访服务，了解患者对麻醉医疗及护理服务的评价并不断改进；协助术后急性疼痛评估，并协助麻醉医师及时处理严重急性疼痛；识别麻醉并发症并遵医嘱处理。

3. 疼痛诊疗护理：包括癌性疼痛、慢性疼痛诊疗护理及居家疼痛管理等。

4. 专科病房护理：依据麻醉专科病房的设置与医疗服务内容，为患者提供相应的护理服务，如重症监护室、疼痛病房、日间手术病房和麻醉治疗病房等。

5. 总务管理：进行麻醉科药品、耗材、仪器设备、医院感染控制、文档信息与资料管理等工作。

6. 教学与科研：有教学与科研任务的医疗机构，麻醉护士根据实际情况，负责临床教学与科研的具体实施、资料管理、整理归档等。

二、麻醉科护理人力资源配备

根据麻醉护理工作岗位需求建设麻醉专科护理队伍，完善麻醉护士的培训、考核及晋升机制。麻醉护理工作岗位主要分为麻醉门诊护士岗、手术间麻醉护士岗、PACU 护士岗、麻醉总务护士岗、麻醉护理教学护士岗及科研指导护士岗等，可以参照以下标准配备人员。

1. 麻醉诱导室护士与麻醉诱导室实际开放床位比≥1∶1。

2. 一般 PACU 护士与 PACU 实际开放床位比≥1∶1。开设 AICU 的三级医院，护士人数与床位数之比≥3∶1，二级医院≥2∶1，其中至少有 1 名在麻醉科或重症监护领域工作 3 年以上，具有中级以上职称的护理人员。

3. 手术间麻醉护士与手术间实际开放手术台比≥0.5∶1。

4. 专科病房护士与病房实际开放床位比≥0.4∶1。

5. 开展手术间外麻醉（无痛诊疗）、日间手术麻醉、椎管内分娩镇痛、麻醉门诊，以及由麻醉护士承担术后镇痛随访、总务管理、教学与科研等工作的医疗机构，应通过测算护理工作量，按需配备麻醉护士。

【思考题】

1. 简述麻醉专科门诊护理的基本服务要求。
2. 三级医院 PACU 护士与 PACU 实际开放床位比是多少？

（郑萍　殷小容）

第二节　麻醉护士核心能力

近年来，随着外科学的进步及麻醉学的飞速发展，麻醉工作范围已延伸到麻醉前准备、手术、麻醉恢复、门诊、内镜诊疗、介入诊疗、重症监测治疗、疼痛诊疗、急救复苏、无痛分娩等，麻醉护理需求日益增加，对麻醉护士的工作能力提出了新的挑战。麻醉护士应有扎实的多学科护理知识、娴熟的护理技能和各种抢救技能，能快速地判断和处理问题。麻醉护士的核心能力是保证麻醉护理质量的基础，也是保障患者生命安全的基石。

基于 IFNA 制定的麻醉护士实践框架（Conceptual Framework for Nurse Anesthesia Practice）提出的麻醉护士 7 种角色，即麻醉专家（Medical Expert）、交流者（Communicator）、协作者（Collaborator）、管理者（Manager）、健康促进者（Health Advocate）、研究者（Scholar）和专业者（Professional），结合我国现阶段麻醉护理特色，麻醉护士应具备 8 种核心能力，即临床实践能力、沟通协调能力、护理管理能力、临床评判性思维能力、主动学习能力、人文关怀能力、职业素养能力和专业知识能力。

一、临床实践能力

麻醉护士非常重要的核心能力之一是临床实践能力。临床实践能力是发展其他能力的基础，具体包括病情观察监测能力、急救能力、仪器设备熟练使用能力、麻醉监测或复苏过程中病情观察能力等。比如 PACU 护士，除了要有熟练使用呼吸机的能力，还要有对患者监护的能力、特殊情况下急救的能力等。

二、沟通协调能力

良好的沟通协调能力可以促进护患、医护、护护关系的建立与维护，和谐友好的工作氛围能够调动各方面的工作积极性，利于提高护理质量及效率。术前，麻醉护士具有良好的沟通协调能力能缓解患者的不良情绪，提高患者的满意度；术中，能及时与各方沟通患者的生命体征和病情；术后，良好的沟通能力能帮助患者尽快康复和投入社会角色中。

三、护理管理能力

麻醉护士的一部分工作内容是保证麻醉质量及安全，参与护理质量、效果的考核评价和成本－效益的核算。麻醉护士要对护理工作中的人、物、财、时间、信息进行科学的管理，为患者提供正确、及时、安全、有效的护理服务，如对麻醉高危药品的管理、对麻醉可视设备的消毒与保管、对麻醉科耗材台账的管理等。

四、临床评判性思维能力

临床麻醉护理工作环境复杂、紧急。一个合格的麻醉护士必须具备临床评判性思维能力，以应对复杂的工作，明确麻醉患者存在的护理问题，应能分辨患者病情的缓急轻重；通过快速的全面评估、分析判断等做出合理决策，如什么样的患者，该怎么样处理，什么情况下汇报医师，运用护理程序来解决护理问题。

五、主动学习能力

在临床工作中，麻醉护士应主动参加与专业相关的学习和培训，不断提升自身的专业知识与技能水平，促进麻醉护理专业全方位发展。主动学习能力包括科研能力、教学能力及自我学习能力，只有具备主动学习能力，才能跟上专业发展的脚步。麻醉护士应在工作之余，主动学习专业前沿知识，了解行业发展动态，以便更好地发展。

六、人文关怀能力

人文关怀能力是护理人员必须具备的核心能力之一。护理工作的本质是关怀和照顾患者，在护理工作中表达对患者的关怀，使其感受到温暖，有助于提升护理服务质量，促进疾病的康复。患者对陌生环境的恐惧、拔管后的患者对导尿管刺激的不耐受、患儿的哭闹、肿瘤患者对病理结果的关注等，都需要麻醉护士进行安抚，给予人文关怀。

七、职业素养能力

职业素养能力指护士在麻醉护理中的职业态度及遵守的行为规范。在护理工作中，麻醉护士需具备高度工作责任心、积极态度、法律知识及伦理决策能力等。如拔管后初期患者容易出现呼吸遗忘，需要麻醉护士具备高度责任心，认真观察患者病情，严禁三心二意，否则当患者病情出现变化时易被忽略，贻误抢救时机。

八、专业知识能力

掌握系统专业知识是专科护士最主要的基本功，是能够解决临床问题的根基所在。麻醉护士需掌握的系统专业知识主要包括基础护理知识、麻醉护理专科知识、药理学知识、病理生理知识、重症监护护理知识、检验结果评判知识等。如手术间麻醉护士要掌握各种药物作用机制及使用方法，在患者生命体征不平稳的时候，须掌握应用的血管活性药物的效果和不良反应，及时向麻醉医师汇报，能根据患者所需进行调整。

【思考题】

1. 当代麻醉护士应具备的核心能力有哪些？
2. 简述麻醉护士的 7 种角色。

第三节 麻醉科护理人员岗位管理

麻醉护士作为围麻醉期医疗团队的重要角色，其效率高低将直接影响护理质量、患者安全以及手术的整体效率。麻醉科护理人力资源是指具有从事麻醉护理工作智力和体力的人员，即医学院校护理学专业毕业、取得护士执业资格并经过注册，原则上在临床工作满 2 年以上，经过相关培训并考核合格，从事围手术期麻醉护理服务的人员。麻醉护士在麻醉准备间、手术间、PACU、疼痛门诊和疼痛病房等从事麻醉护理工作，参与与麻醉相关的设备、耗材、药品、电子信息系统及文档等的管理工作。

麻醉科护理人力资源管理的目的是以符合麻醉护理工作特点的科学管理方式，建立规范的护理专业人员聘用制度、岗位管理制度、绩效考核制度、薪酬分配制度、岗位培训制度、职称晋升制度等，最大限度地开发麻醉护理人力资源的潜能，实现个人目标与科室目标的共同发展。

一、麻醉科护理人员岗位管理概述

《卫生部关于实施医院护士岗位管理的指导意见》（卫医政发〔2012〕30 号）指出，岗位管理是对现有护理管理体制的变革，在实施过程中始终应坚持公平、公正和公开的原则，以调动临床一线护士的工作积极性为出发点，以提高患者的满意度为基本宗旨。

（一）岗位设置原则

1. 科学合理、按需设岗：根据麻醉科护理临床、教学、科研、管理和服务的任务要求，按照麻醉科护理人员岗位的工作量、技术难度和岗位结构比例标准，科学合理地确定护理人员的配置，按需设岗，加强宏观调控和监督管理。

2. 优化组合、精简高效：以临床护理队伍为主体，优化各层级人员的结构，合理配置人力资源，加强高层次护理人才队伍建设，提高用人质量与效益。

3. 按岗聘用、按责考核：以岗位设置为基础，深化聘用制度改革，强化岗位聘用，按岗定责，按责考核，完善人才培养、使用、评价、考核、激励机制，促进护理人员全面履行岗位职责，促进人力资源管理的科学发展。

4. 分级管理、协调发展：明确各层级护理人员岗位的聘用条件和岗位职责，实行分层级管理，逐级进阶，充分调动工作人员的积极性，促进人才队伍建设全面协调发展。

（二）岗位分析

岗位分析是结合科室护理实际工作情况及护理人员承担本岗位任务应具备的资格条

件进行系统分析与研究，并据此制定岗位规范、岗位说明书等人力资源管理文件的过程（图3-3-1）。其中，岗位规范、岗位说明书都是科室进行规范化管理的基础性文件。岗位分析是整个人力资源管理科学化的基础。岗位分析有助于实现量化管理，工作评价、人员测评、定员管理及人力规划与职业发展的科学化、规范化与标准化，对于岗位设置是非常有必要的。岗位分析主要是为了解决以下6个重要问题。

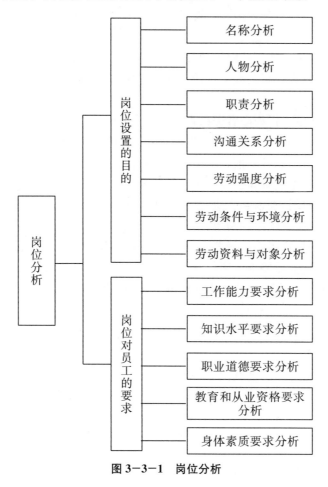

图 3-3-1　岗位分析

1. 工作的内容是什么（what）？
2. 由谁来完成（who）？
3. 什么时候完成（when）？
4. 在哪里完成（where）？
5. 怎样完成（how）？
6. 为什么要完成（why）？

　　岗位分析直接目的是编写岗位说明书，即通过岗位分析，以面谈、问卷调查、现场调查、个人访谈等方法，收集与岗位相关的信息，在汇总、处理后，整理成书面形式的文件。

　　岗位说明书由岗位描述和岗位规范两部分构成，岗位描述指与工作内容有关的信息，包括工作概况、岗位工作职责、岗位工作关系等。

岗位规范说明了岗位的任职资格，如胜任麻醉护士岗位的人员应该具备的学历、相关工作经验、专业知识和技能等。

（三）麻醉科护理人员岗位设置

麻醉科护理人员岗位分为护理管理岗位、临床护理岗位、总务护理岗位及其他护理岗位。

1. 护理管理岗位：从事麻醉护理管理工作或负责管理任务的工作岗位，由医院人力资源部按照人事管理的有关规定聘任，受护理部、片区、科室三级管理，按照医院相关要求进行管理、考核。

2. 临床护理岗位：指为患者提供直接护理服务的岗位，主要包括麻醉准备、手术、术后恢复、术后镇痛回访等直接服务患者的岗位。临床护理岗位要求具有临床护理基础，有麻醉专科护理，患者术前、术中、术后病情观察，用药护理，麻醉护理配合，患者沟通，健康宣教，术后镇痛护理等工作职能及相应能力要求。

3. 总务护理岗位：在麻醉科护理管理中，负责药品、仪器、耗材（一次性或复用）、办公用品等申购、领用的岗位。

4. 其他护理岗位：指临床教学科研岗位。临床教学科研岗位是指具有临床教学、科研工作职能和相应能力要求的岗位。要求在直接从事临床护理工作的基础上，负责麻醉科实习护士、新进护士、进修护士、麻醉护士的临床带教工作，以及麻醉护理业务技术的指导和培训工作。

（四）岗位评价

以岗位说明书为依据判断各岗位工作是否符合患者、科室需要，岗位设置是否合理等，根据岗位设置的工作量、工作风险、技术难度、工作强度制定岗位评价标准，根据岗位说明书对受聘的各层级人员实行岗位管理，量化绩效考核，并把考核结果作为续聘、解聘及职务升降、工作待遇、奖金发放和奖惩的依据。

二、麻醉科护理人员岗位管理实践

以某大型三甲医院为例，将护理人员按照层级 N0～N4 进行分配，根据医院总体要求及麻醉科护理人员岗位设置，结合国家关于麻醉科护理人员岗位设置的要求及麻醉科护理工作内涵，在岗位分析的基础上编制麻醉科护理人员岗位说明书，供广大麻醉护理同仁参考。

（一）麻醉科护士长岗位说明书

麻醉科护士长岗位说明书见表 3-3-1。

表 3-3-1　麻醉科护士长岗位说明书

一、基本资料		
岗位名称：护士长		所在部门：麻醉手术中心

二、工作内容

（一）工作概述

在护理部及科室主任指导下负责麻醉科的护理管理、临床护理、护理教学和护理科研工作。

（二）工作职责

1. 根据护理部目标管理及科室护理工作实际制订工作计划，组织实施并做好总结、记录、统计，按要求上报各类报表。
2. 组织召开护理例会，做好上传下达，完成医院和护理部布置的各项工作。
3. 负责本科室护理人力资源管理，科学分工和排班。完成每月绩效考核与薪酬分配。
4. 督促护理人员执行岗位职责、各项规章制度和操作规程并检查，落实责任制整体护理。
5. 负责本科室护理质量管理，落实患者安全目标，组织每月护理质量控制并按要求上报。
6. 按照医院感染管理要求做好医院感染的预防与控制。
7. 参加特殊麻醉、疑难病例和死亡病例讨论，组织疑难、危重麻醉患者抢救工作。
8. 与临床科室保持良好沟通，落实术后回访。
9. 检查、指导麻醉工作，帮助护理人员提高护理质量及服务水平，充分调动其主观能动性。
10. 征求患者及家属意见，做好与医师的沟通协调。负责处理护理投诉及不良事件。
11. 制订本科室各级护理人员培训及考核计划并组织实施。
12. 组织开展护理科研、新业务、新技术，总结经验，撰写论文。
13. 组织编写护理常规、操作规程、健康宣教等资料。
14. 制订本科室护理教学计划，组织实施，定期检查。
15. 监督保洁员及转运工勤人员的工作质量。
16. 负责本科室成本管理，做好仪器设备、药品、医疗物资和办公用品等物品的管理，合理利用医疗资源。
17. 了解护理人员思想、工作、学习动态，抓好思想政治工作和职业道德教育。协同有关部门解决护理人员工作、生活中的困难。
18. 做好科室之间的工作协调、接待参观交流、上级检查等事宜。
19. 协助做好安全保卫和消防管理。

副护士长参照护士长岗位职责执行，协助护士长负责相应工作。

（三）工作关系

岗位工作关系	内部关系	监督管理	本科室各级各类护理人员、保洁员、转运工勤人员。
		请示上报	护理部主任、副主任、科室主任。
	外部关系		各业务科室及相关职能部门。

三、任职资格

（一）基本要求

教育要求	护理专业大专及以上学历。
从业资格要求	执业资格：注册护士，具副主任护师及以上，或主管护师职称5年以上。 工作经验：从事麻醉科护理工作5年以上。

续表

（二）基本素质要求

　　1. 具有良好的个人素养和高尚的职业道德。

　　2. 具有良好的团队合作精神、较强的事业心和责任感。

　　3. 为人正直，待人诚恳，积极进取，开拓创新。

　　4. 身心健康，富有进取精神。

（三）知识要求

　　1. 经过护理管理岗位或专科护士培训。

　　2. 掌握护理管理知识。

　　3. 掌握护理专业知识及操作技术、麻醉科专业知识，保持与本专业护理发展相适应水平，能处理本专业复杂疑难护理问题。

　　4. 了解国内外本专业护理发展趋势及新技术信息。

　　5. 掌握医院感染管理知识。

　　6. 熟悉护理科研及教学基本知识。

　　7. 熟悉与护理相关的人文学科知识及法律法规。

（四）能力要求

　　1. 具备较强的领导能力、计划制订和执行能力：能够贯彻执行护理部的各项工作安排，为本部门各项工作制订相应计划并能够不断进行监督和效果评价，保证工作目标顺利实现，不断提高临床护理工作质量。

　　2. 具有良好的沟通能力：能够协调各部门及各专业人员之间关系，维持科室成员之间良好和谐的工作氛围，保证临床护理工作顺利进行。

　　3. 具有一定的科研能力：善于发现问题并能够通过科研手段解决问题，促进临床护理水平不断提高。能够指导下级护理人员开展科研工作。

　　4. 具有较强的教学能力：能够承担本专业各级各类护理人员临床教学的组织、管理、实施与效果评价工作。

四、工作权限

　　1. 对本科室护理工作相关制度及工作计划执行情况的监督检查权。

　　2. 对本科室护理人员工作的指导、监督及考核权。

　　3. 对本科室护理人员的岗位调配权。

　　4. 对本科室护理人员的奖、惩、升、降建议权。

　　5. 对本科室护理方面的各类上报材料、报表的内容审查权。

　　6. 对本科室进修护士、实习护士、专科护士学员的工作指导权。

五、工作质量标准

　　1. 管理目标明确，年有计划、季有重点、月有安排，年终有总结，目标管理达标。

　　2. 医院各项指令贯彻执行及时、有效。

　　3. 质量控制组织体系健全，定期组织质量控制检查，体现持续质量改进及可追溯，各项护理质量指标达标。

　　4. 麻醉安排合理，满足临床需求。

　　5. 麻醉科工作环境"四化八字"，成本管理有效落实。

　　6. 医院感染管理相关规章制度落实到位，各项监测达标。

　　7. 各项护理规章制度及操作规程健全，并有效落实。

　　8. 护理不良事件上报及时，并组织分析及整改。

　　9. 护理人力资源管理符合要求。

　　10. 护士规范化培训和继续教育落实到位，考核合格率100%。

　　11. 完成各层次护理教学计划，教学质量达标。

　　12. 完成护理科研年度计划。

　　13. 资料记录及归档管理规范，各类报表上报及时。

（二）麻醉科临床护理岗位说明书

1. PACU 护士岗位说明书（表 3-3-2）。

表 3-3-2　PACU 护士岗位说明书

一、基本资料			
岗位名称：麻醉恢复室护士（PACU 护士）		所在部门：麻醉手术中心	
二、工作内容			
（一）工作概述 　　在科室主任、护士长领导下分管术后麻醉恢复期患者病情观察，负责本科室护理教学、护理科研及 PACU 质量管理的具体工作。			
（二）工作职责 　　1. 承担患者麻醉恢复期观察和处理配合，熟练掌握抢救配合技术。 　　2. 开展麻醉护理查房、组织疑难病例讨论。 　　3. 制订本专科护理工作指引和麻醉恢复期观察流程，完善专科护理工作标准、护理质量评价标准等。 　　4. 协助制订本科室分层次教学计划，组织并参加具体教学活动。 　　5. 负责本科室带教护士的培训，拟订培训计划，编写辅导教材，负责教学讲课，并协助教学科研护士进行带教工作。 　　6. 负责 PACU 进修、专科及实习护士的理论讲课和实践带教，协助护士长组织本科室护理人员的培训及考核。 　　7. 积极开展护理科研及撰写护理论文。 　　8. 开展本科室的护理质量管理和控制工作，协助护士长做好 PACU 管理。 　　9. 对麻醉恢复期发生的不良事件进行分析、鉴定，并提出防范措施。 　　10. 负责护送全身麻醉患者回病房并指导转运工勤人员安全转运患者，与病房护士做好交接工作。 　　11. 完成上级交与的临时任务。			
（三）工作关系			
岗位工作关系	内部关系	监督带教	低年资护士、进修护士、专科护士学员、实习护士。
		请示上报	护士长。
	外部关系	手术科室、手术间、各职能部门。	
三、任职资格			
（一）基本要求			
教育要求	护理专业大专及以上学历。		
从业资格要求	执业资格：注册护士，取得护士执照。 工作经验：从事临床护理工作 2 年以上，具备急诊、重症监护室工作经验。		

（二）基本素质要求

1. 具有良好的个人素养和高尚的职业道德。
2. 具有良好的团队合作精神。
3. 具有较强的事业心和责任感。
4. 为人正直，积极进取，开拓创新。
5. 热爱带教工作，有较强的教学意识。
6. 身心健康，具有较好的心理素质和应急能力。

（三）知识要求

1. 熟练掌握 PACU 护理专业知识及操作技术、相关专业医学知识，掌握各专科疑难重症患者的复苏观察和处理技术。
2. 及时跟踪并掌握国内外专科新理论、新技术，每年接受相应专业领域的继续教育。
3. 了解国内本专业护理发展动态。
4. 熟悉现代护理管理学、医院感染、卫生法规、护理科研及教学知识，熟悉相关人文学科知识。
5. 熟悉医院感染及职业防护相关知识。
6. 能运用一门外语获取学科信息和进行学术交流。

（四）能力要求

1. 具有较强的组织管理、计划、执行能力及创新能力。
2. 具有良好的沟通及解决纠纷的能力。
3. 具有良好的语言、文字表达能力及教学能力，能胜任本专科的理论授课，规范组织护理查房，能够承担对各层级护理人员的指导任务。
4. 熟练使用常用计算机软件和网络，具有较强的科研能力及成果的应用能力。
5. 熟练掌握本专业护理动态。
6. 具有评判性思维能力及预见性观察和判断能力。

四、工作权限

1. 术后麻醉患者恢复期观察及处理配合权。
2. 对本科室各项护理教学、科研工作及质量管理的建议权。
3. 协助护士长完成对教学科研计划及管理制度执行情况的监督检查权。
4. 协助护士长完成对临床护理工作执行情况的监督检查权及指导权。

五、工作质量标准

1. 科室各项指令任务贯彻执行及时、有效。
2. 教学目标明确，教学方法科学，教学满意度≥90%。
3. 各层次教学计划健全，有落实措施，教学质量达标。
4. 按要求完成护理人员岗位培训及护理科研计划。
5. 按要求开展护理质量控制及反馈。
6. 各类资料记录和存档管理规范。
7. 能通过循证方法解决本专科疑难护理问题，护理工作安全、优质、高效。
8. 按要求完成科研课题或论文的撰写。

2. 手术间麻醉护士岗位说明书（表 3-3-3）。

表 3-3-3　手术间麻醉护士岗位说明书

一、基本资料	
岗位名称：手术间麻醉护士	所在部门：麻醉手术中心

二、工作内容

（一）工作概述

在科室主任、护士长领导下，为麻醉患者提供全面、全程、专业的手术间麻醉护理，在麻醉医师指导下，负责麻醉患者的麻醉前准备、麻醉诱导期配合、麻醉维持期监测、麻醉术后转运交接以及镇痛护理、心理护理工作，参加麻醉科护理质量管理。

（二）工作职责

1. 负责参加麻醉病例讨论及教学查房工作。
2. 协助麻醉医师在麻醉准备时进行动脉穿刺、深静脉穿刺、神经阻滞等工作。
3. 协助麻醉医师进行麻醉前药品、物品的准备工作。
4. 协助麻醉医师进行麻醉诱导前的工作，在麻醉医师指导下加强术中监测，密切观察患者病情，发现异常，立即抢救，同时协助麻醉医师填好麻醉记录单、做好收费工作。
5. 协助麻醉医师护送术后患者，与PACU及病房或重症监护室负责人员做好交接。
6. 负责术后镇痛随访工作，并将情况准确记录在镇痛随访记录中。

（三）工作关系

岗位工作关系	内部关系	监督带教	低年资护士、进修护士、专科护士学员、实习护士。
		请示上报	麻醉医师、护士长、科室主任。
	外部关系		手术科室、手术间。

三、任职资格

（一）基本要求

教育要求	护理本科及以上学历。
从业资格要求	执业资格：注册护士，取得护士执照。 工作经验：从事重症监护室护理工作或者麻醉护理工作满2年。

（二）基本素质要求

1. 具有良好的个人素养和高尚的职业道德。
2. 具有良好的团队合作精神。
3. 具有较强的事业心和责任感。
4. 为人正直，积极进取，开拓创新。
5. 热爱带教工作，有较强的教学意识。
6. 身心健康，具有较好的心理素质和应急能力。

（三）知识要求

1. 熟练掌握麻醉护理专业知识及操作技术。
2. 掌握麻醉相关基础知识及监测技能。
3. 在麻醉医师指导下完成对麻醉患者评估、人工气道管理、术中监测、术后复苏、疼痛管理等工作。
4. 熟悉医院感染及职业防护相关知识。

（四）能力要求

1. 具有较强的组织管理、计划、执行能力及创新能力。
2. 具有良好的沟通及维护医患关系的能力。
3. 熟练应用手麻系统软件，具有一定的科研能力及成果的应用能力。
4. 熟练掌握麻醉专业护理动态。
5. 具有评判性思维能力及预见性观察和判断能力。

四、工作权限
1. Ⅰ级、Ⅱ级麻醉分级患者的麻醉管理及处理配合权。 2. 对本科室各项护理教学、科研工作及质量管理的建议权。 3. 协助护士长完成对教学科研计划及管理制度执行情况的监督检查权。 4. 协助护士长完成对临床护理工作执行情况的监督执行权及指导权。
五、工作质量标准
1. 科室各项指令任务贯彻执行及时、有效。 2. 教学目标明确，教学方法科学，教学满意度≥90％。 3. 各层次教学计划健全，有落实措施，教学质量达标。 4. 按要求完成麻醉护士岗位培训及护理科研计划。 5. 按要求开展护理质量控制及反馈。 6. 各类资料记录和存档管理规范。 7. 能运用护理知识解决麻醉过程中出现的问题，确保麻醉患者安全、无痛、舒适。 8. 按要求完成课题申报及论文的撰写。

3. 疼痛管理护士岗位说明书（表3－3－4）。

表3－3－4　疼痛管理护士岗位说明书

一、基本资料			
岗位名称：疼痛管理护士		所在部门：麻醉手术中心	
二、工作内容			
（一）工作概述 　　在麻醉医师指导下负责手术后患者的疼痛管理。			
（二）工作职责 　　1. 评估患者的疼痛状态，了解患者的各种疼痛不适。 　　2. 配合麻醉医师对患者的疼痛不适进行治疗。 　　3. 与患者和家属沟通，指导患者和家属参与疼痛的管理过程。 　　4. 收集患者和家属的意见和建议，及时反馈。 　　5. 每月统计镇痛回访并发症，并做统计分析，上报数据存档。			
（三）工作关系			
岗位工作关系	内部关系	监督带教	低年资护士、实习护士、进修护士、专科护士学员。
		请示上报	护士长、麻醉医师。
	外部关系	手术科室。	
三、任职资格			
（一）基本要求			
教育要求	护理专业大专及以上学历。		
从业资格要求	执业资格：执业护士，护士及以上技术职称。		

续表

(二) 基本素质要求
1. 具有良好的个人素养和高尚的职业道德。
2. 具有良好的团队合作精神。
3. 具有较强的事业心和责任感。
4. 具有较强的服务意识。
5. 为人正直，积极进取，开拓创新。
6. 身心健康。
(三) 知识要求
1. 掌握疼痛评分标准及疼痛护理操作流程。
2. 熟悉患者麻醉恢复期的观察及处理流程。
3. 熟悉相关人文学科知识及法律法规。
(四) 能力要求
1. 有3年以上肿瘤专科工作经验或2年以上疼痛科护理工作经验。
2. 有一定的计划执行能力。
3. 有良好的沟通协调能力。
四、工作权限
1. 患者疼痛评估、分级、处理配合及宣教权。
2. 对护理工作改进及优化的建议权。
五、工作质量标准
1. 及时评估患者的疼痛情况。
2. 遵医嘱正确执行各种疼痛治疗措施。
3. 与患者及家属沟通良好，及时反馈信息。
4. 严格执行各项规章制度，无不良事件发生。
5. 按要求完成岗位培训、护理教学工作。

(三) 麻醉科总务护士岗位说明书

麻醉科总务护士岗位说明书见表3-3-5。

表3-3-5　麻醉科总务护士岗位说明书

一、基本资料	
岗位名称：总务护士	所在部门：麻醉手术中心
二、工作内容	
(一) 工作概述 　　在护士长领导下负责麻醉药品、高值耗材管理和每日手术的记账督导。	

（二）工作职责			

（二）工作职责

　　1. 负责麻醉药品及手术所需各类高值耗材的计划、申请领取、管理工作。对特殊少用的高值耗材做好计划，既要满足手术需求，又要避免耗材积压、过期。

　　2. 负责手术间物品的准备及配送工作，确认特殊高值耗材准备到位。

　　3. 做好术中临时需要的高值耗材配送工作，确保手术顺利进行。

　　4. 检查麻醉医师返回的麻醉药品安瓿及账单的准确性，做到数目相符，不漏账、错账。

　　5. 每日整理急诊高值耗材存储车内物品，确保种类及数量准确。

　　6. 做好节假日高值耗材的准备工作，有计划地储备特殊高值耗材，保证急诊手术顺利开展。

　　7. 督促保洁员做好高值耗材间环境清洁，物品存放整齐有序，做好无菌物品包装、效期检查。

　　8. 记录患者术中使用的各类高值耗材种类及数量，每月统计高值耗材入库量与使用量，查对物品余数。

（三）工作关系

岗位工作关系	内部关系	监督带教	低年资护士、实习护士、进修护士、专科护士。
		请示上报	护士长、科室主任。
	外部关系		医保办、物资库房、药房。

三、任职资格

（一）基本要求

教育要求	护理专业大专及以上学历。
从业资格要求	执业资格：注册护士，护士及以上技术职称。

（二）基本素质要求

　　1. 具有良好的个人素养和高尚的职业道德。

　　2. 具有良好的团队合作精神。

　　3. 具有较强的事业心和责任感。

　　4. 具有较强的服务意识。

　　5. 为人正直，积极进取，开拓创新。

　　6. 身心健康。

（三）知识要求

　　1. 熟悉麻醉恢复期观察及处理配合的护理专业知识。

　　2. 熟练应用医院信息系统（Hospital Information System，HIS）。

　　3. 熟悉医保知识、物价政策及相关信息。

　　4. 熟悉相关人文学科知识及法律法规。

（四）能力要求

　　1. 具有一定的计划执行能力。

　　2. 具有良好的沟通协调能力。

　　3. 具有熟练的计算机操作能力。

四、工作权限

　　1. 麻醉科药品的管理权、监督权。

　　2. 麻醉科高值耗材的管理权、发放权。

　　3. 对护理工作改进及优化的建议权。

续表

五、工作质量标准
  1. 麻醉药品管理规范，麻醉耗材满足麻醉需求，无因物品问题影响麻醉事件。
  2. 严格执行各项规章制度，无不良事件发生。
  3. 患者费用记账及结算合理，与患者、家属沟通及时。
  4. 高值耗材间管理有效，做好清洁卫生，定期消毒，杜绝无关人员进入。
  5. 手术耗材放置整齐规范，有标识，准确统计入库量与使用量，保证手术使用。
  6. 工作积极、主动，及时向护士长反馈信息。
  7. 按要求完成岗位培训、护理教学工作。

（四）教学科研护士岗位说明书

教学科研护士岗位说明书见表 3-3-6。

表 3-3-6　教学科研护士岗位说明书

一、基本资料			
岗位名称：教学科研护士		所在部门：麻醉手术中心	
二、工作内容			
（一）工作概述 　　在护士长领导下负责麻醉护士、进修护士、实习护士、专科护士学员教学管理工作。			
（二）工作职责 　　1. 在护士长的指导下开展工作，负责麻醉实习护士、进修护士、在职护士及专科护士学员的教学、科研指导等工作。 　　2. 制订麻醉护理实习护士、进修护士的教学计划，并指导带教老师教学方法、技巧，做到教学相长。 　　3. 在护士长指导下制订麻醉科各级护理人员继续教育培训计划，并监督落实。 　　4. 定期召开带教老师及实习护士、进修护士会议，了解教学进度，规范教学模式，完成教学计划。 　　5. 负责每年麻醉护士培训管理工作，调整并制定理论教学课程表，安排临床实习护士专科轮转，协调专科护士学员日常事务，确保麻醉护士培训教学质量。 　　6. 完成麻醉护理每年 1 次理论考核题目的甄选、试卷的制作、评审、记录工作。完成每年对麻醉科各级护理人员的操作培训与考核，制定培训实施方案，记录培训考核成绩。 　　7. 协助麻醉护士完成论文的撰写，提高麻醉护士论文写作水平。 　　8. 负责新进护士、进修护士、实习护士入室介绍及岗前培训工作。			
（三）工作关系			
岗位工作关系	内部关系	监督带教	麻醉护士、进修护士、实习护士、专科护士学员。
		请示上报	护士长、科室主任。
	外部关系	护理部、教育培训部。	
三、任职资格			
（一）基本要求			
教育要求	护理本科及以上学历。		

从业资格要求	执业资格：注册护士。主管护师技术职称，或经过省级卫生行政主管部门组织或委托的专科护士培训，考核合格，并具有省级卫生行政主管部门认可的专科护士资格证书。 工作经验：从事相应临床护理技术工作 10 年以上。

（二）基本素质要求

1. 掌握麻醉护理专业理论知识及麻醉护理技能，掌握麻醉科仪器设备的使用技能。
2. 掌握国内外麻醉护理专业发展趋势。
3. 经过护理师资培训及质量管理培训，掌握护理教育相关知识。
4. 熟悉相关人文学科知识及法律法规。
5. 有一定的外语基础。

（三）能力要求

1. 具有较强的组织管理、计划、执行能力及创新能力。
2. 具有良好的沟通协调能力。
3. 具有良好的语言、文字表达能力及教学能力，能胜任专业知识的理论授课和操作培训。
4. 熟练使用常用计算机软件和网络，具有较强的教学科研能力。
5. 熟练掌握本专业护理动态。

四、工作权限

1. 对本科室各项护理教学、科研及质量管理工作的建议权。
2. 协助护士长完成对教学、科研计划及管理制度执行情况的监督检查权。
3. 对护理教学工作改进及优化的建议权。

五、工作质量标准

1. 科室各项教学任务贯彻执行及时、有效。
2. 教学目标明确，教学方法科学，教学满意度≥90％。
3. 各层次教学计划健全，有落实措施，教学质量达标。
4. 按要求完成护理人员岗位培训及护理教学计划。
5. 各类教学培训资料记录和存档管理规范。
6. 教学工作积极、主动。

【思考题】

1. 麻醉科护理人员岗位设置应遵循的原则是什么？
2. 岗位分析解决的问题是什么？

（张平　刘敏）

第四章　麻醉科药品及物资管理

第一节　麻醉科总务护士工作流程

一、麻醉科早班总务护士工作流程

1. 麻醉药品、精神药品设立基数，双人双锁，两名总务护士同时在场方可打开专用保险柜，对里面的麻醉药品、精神药品按基数进行清点，确保药品数量、处方、空安瓿数量与基数一致。

2. 当天当班麻醉医师根据排班表领取相应手术间麻醉药盒，由一名总务护士与领取麻醉药盒的麻醉医师进行核对，双方确认无误后在领用登记本上签名。

3. 总务护士将整理好的前一日已记账的麻醉药品、精神药品处方及对应空安瓿交至药剂科，药剂科工作人员核对领药数量、空安瓿数量及红处方无错漏后，打印清单并发放麻醉药品、精神药品，双方确认后签字。

4. 从药剂科领回的麻醉药品、精神药品，由两名总务护士核对后放入专用保险柜，清点数量，检查药品质量，并登记在专用账册，锁好专用保险柜，双人分别保管账号及钥匙。

5. 总务护士按基数清点普通药品，对前一日手术用药量进行统计，差额补充。补充药品时应仔细核查，不得错发、漏发。

6. 药品发放完毕后，再次清点剩余麻醉药品、精神药品、高危药品及普通药品数量并在交接班本上登记。

7. 将前一日麻醉计费与电子处方进行核对。有收费疑问的，要与相应麻醉医师再次核对，保证收费准确性，防止出现错记、漏记、多记等。

8. 将药剂科发回的普通药品去掉外包装，按效期的远近，以左进右出的原则，摆放于相应基数药盒内；将需冷藏药品及时存入冰箱，以免影响药效。

9. 检查抢救车封条是否完好，检查冰箱内温湿度和药品准备间内温湿度是否适宜，并做好记录。

10. 检查所管区域手术间内纸质麻醉记录单、药品标签等，根据需要及时补充。

11. 随时保持所管区域药品准备间的整洁，每月清理所有药品效期。总务护士需双人交替用餐，保证药品准备间随时有总务护士在岗。

二、麻醉科晚班总务护士工作流程

根据医院情况安排上班时间，下班前须由两名或两名以上有执照的护士或者一名有执照的护士与一名麻醉医师进行药品的交接管理。

1. 与上一班总务护士在高清摄像头下进行麻醉药品、精神药品的交接班，包括清点药品数量、处方、空安瓿、专用登记账册等。交班护士与接班护士确认无误后签字。

2. 手术完毕的麻醉医师将所在手术间当日清晨领用的麻醉药盒归还至药品准备间，并与总务护士核对，保证使用数量与空安瓿数量一致，电子处方或纸质处方与实际用药数量一致。核对无误后双方在归还登记本上签字确认。

3. 核对手术完毕患者的麻醉纸质处方与电子处方是否一致，防止出现错记、漏记、多记等情况。

4. 补充麻醉药品、精神药品基数药盒时，需两名总务护士同时在场打开麻醉药品、精神药品专用保险柜，一人补充，一人核对，确保补充数量、种类与设定的基数一致，确定无误后，再放入存放麻醉药品、精神药品基数药盒的保险柜。

5. 如遇安瓿丢失，经寻找无果后，总务护士与麻醉医师当面核对，并书写所丢失安瓿名称、数量、时间、地点、原因等情况说明，并由该手术间麻醉二线医师确认签字，同时上报科室主任、护士长和药剂科。

6. 麻醉药盒补充完毕后，总务护士对保险柜内麻醉药品、精神药品按基数进行清点，确保剩余药品数量与处方数量相加等于基数，处方数量与空安瓿数量等同，确认无误后签字交接班。

7. 接班完毕锁好保险柜，总务护士妥善保管保险柜钥匙，以保证次日早班时能及时打开保险柜。麻醉药品、精神药品须严格管理，如因保管不善致药品流入社会，应承担相应的法律责任。

8. 麻醉药品、精神药品的使用，残余药品的销毁，由麻醉一线医师和麻醉二线医师进行，每台手术毕，未用完的麻醉药品、精神药品须当场销毁，由该手术间两名麻醉医师确认签字。

9. 每天早班、晚班检查抢救车封条是否完好，如使用，应及时补充，重新封存，并在抢救记录本上登记。每天两次检查冰箱内温湿度，药品准备间温湿度，并做好记录。

三、麻醉科深夜班总务护士工作流程

每个医院根据需要设置麻醉科深夜班总务护士工作流程。

1. 与上一班护士进行麻醉药品、精神药品的交接班，包括清点药品数量、处方、空安瓿、专用登记账册等。交班护士与接班护士确认无误后签字。

2. 手术结束后麻醉医师到药品准备间归还麻醉药品及空安瓿、处方，与总务护士共同在高清摄像头下当面点清药品及空安瓿，核对处方，并登记。

3. 所有手术间麻醉药盒归还至药品准备间后，总务护士需补充手术间麻醉药盒内麻醉药品。总务护士和麻醉住院总医师或麻醉二线医师各自保管药品保险柜钥匙一把，总务护士通知麻醉住院总医师或麻醉二线医师共同打开药品保险柜，总务护士补齐药品，麻醉住院总医师或麻醉二线医师确认无误后将其放入药品保险柜内。

4. 总务护士和麻醉住院总医师或麻醉二线医师共同清点保险柜内药品及空安瓿数量（之和等于基数），双人复核签名，双人双锁。

5. 总务护士打印药品汇总清单，与空安瓿数量核对，如不一致，积极寻找原因进行处理。

6. 次日晨深夜班总务护士与早班总务护士复核药品保险柜内手术间麻醉药盒、基数药品及空安瓿。

7. 深夜班总务护士与早班总务护士共同发放手术间麻醉药盒。

8. 手术间麻醉药盒发放完毕后，深夜班总务护士与早班总务护士共同清点保险柜内药品及空安瓿，再次进行交接班。

【思考题】

简述麻醉科总务护士交接第一类麻醉药品、精神药品的注意事项。

（殷小容　杨黎　吴书梅）

第二节　麻醉科基数药品管理制度

1. 根据《中华人民共和国药品管理法》《医疗机构药事管理规定》及医院药剂科的相关规定，加强科室基数药品管理，确保药品质量合格、用药安全和获得及时。

2. 基数药品是科室按医疗需要保存的一定数量的药品，便于及时取用。麻醉科基数药品包括抢救车内药品、手术间麻醉车柜内药品、麻醉科药品准备间内备用药品及麻醉药品、Ⅰ类精神药品等。

3. 根据手术需要确定基数药品的种类和数量。麻醉科基数药品主要用于每日麻醉，据使用情况及实际需求制定并列出基数药品目录清单。

4. 对麻醉科基数药品目录清单，经科室主任和护士长审核后签字，交护理部、药剂科备案。需变更基数药品种类或数量时应填写变更登记表，经科室主任和护士长审核签字后，到药剂科领药或退药，同时向护理部、药剂科备案。

5. 药品准备间内基数药品应定人保管，定位放置，按基数贮存，使用后及时根据处方领药补充。

6. 科室基数药品的交接记录应填写规范、完整。每日按药品种类、数量进行核对，做到日清日结，账物相符。

7. 保存的基数药品外观、性状应正常并在效期内。对除去外包装后存放在药品储存盒内的药品，应在储存盒上贴上原药品包装标签，以便区分，并标上药品名称、剂量、单位、基数量。

8. 贮存基数药品的房间应有温湿度记录，贮存条件符合说明书要求。定期检查药品的效期，防止积压、变质和失效，对于效期<6个月且科室使用量少的药品，应及时与药剂科更换。如发现药品有沉淀、变质、变色、过期、标签模糊等情况，严禁使用，

并报送药剂科处理。

9. 科室基数药品应分类、定位放置，将使用频率高的药品放在容易拿取的地方，并根据药品存放要求，如需冷藏、避光等保存。备用的麻醉药品、Ⅰ类精神药品等特殊药品及高危药品、易混淆药品均应有全院统一专用标识。随时保持药品贮存柜内整洁。

10. 加强药品的不良反应监测，麻醉护士注意观察药品不良反应，发现可疑药品不良反应时按规定及时处置并按流程上报，保证临床合理使用。

11. 药剂科定期对麻醉科基数药品进行检查，麻醉科管理人员应积极配合记录，处理相关问题，并将存在问题上报科室主任和护士长。

【思考题】

1. 麻醉科的基数药品管理根据哪些规定来执行？
2. 简述麻醉科药品效期管理原则。

（杨黎　殷小容）

第三节　麻醉科高危药品管理制度

1. 高危药品是指若使用不当会对患者造成严重伤害或者导致患者死亡的药物，具有高危害性。其差错可能并不常见，但一旦发生则后果非常严重。科室应加强高危药品的管理，保证临床用药安全。

2. 高危药品按药理作用分类放置，与普通药品分开放置，按说明书要求贮存。高危药品存放处应标识醒目，并设置全院统一的专用警示标识。

3. 使用高危药品前要进行安全性充分论证，有确切适应证时才能使用。医师在开具高危药品时，严格按照说明书的用法、用量开具，避免给药途径及给药剂量的开具错误。

4. 医院信息系统在显示高危药品时，应有文字或相应颜色提示，起到警示作用。

5. 使用高危药品时，严格执行查对制度，核对患者姓名、住院号、药品名称、药品浓度、药品剂量、给药时间、给药途径及药品效期。

6. 加强高危药品的效期管理，执行"左进右出，先进先出"的规定，并建立盘点和交接制度，做到班班交接及交接记录规范、完整。

7. 定期检查使用中与高危药品看似、形似、听似的药品，应采取预防措施，避免因药品外观相似或读音相似导致混淆错误的发生。

【思考题】

1. 简述高危药品的定义。
2. 简述高危药品的放置要求。

（杨黎　殷小容）

第四节　麻醉科易混淆药品管理制度

1. 易混淆药品是指容易相互混淆的一组药品，分为看似（内/外包装相似、名称相似）、听似（读音相似）、多规（一品多规、多剂型）三类。

2. 科室应加强易混淆药品管理，防止药品混淆、错发、错用，保证临床用药安全。

3. 科室易混淆基数药品，应分开放置，且存放位置有"易混淆药品"警示标识，提醒取用人员特别注意，确保易混淆药品的使用准确无误。

4. 药品管理人员应严格审核易混淆药品的储存和摆放，避免差错事故的发生。取用、发放时应仔细核对，确保取用药品与所需药品一致。

5. 药品管理人员应熟悉易混淆药品的名称、种类，按规定加强对易混淆药品的管理，严防纰漏、流失，规避医疗风险。

6. 由于工作疏忽、渎职造成医疗差错事故时，应追究当事者责任。

【思考题】

1. 简述易混淆药品分类。
2. 简述易混淆药品放置要求。

（毛永巧　殷小容）

第五节　麻醉科麻醉药品和Ⅰ类精神药品一般管理制度

1. 麻醉药品和精神药品是指列入国家麻醉药品目录、精神药品目录的药品和其他物质。精神药品分为Ⅰ类精神药品和Ⅱ类精神药品。

2. 科室应加强麻醉药品和精神药品的管理，保证麻醉药品和精神药品的合法、安全、有效使用。

3. 参与麻醉药品和Ⅰ类精神药品管理的人员应在科室主任和护士长的领导下工作，掌握与麻醉药品、精神药品管理相关的法律、法规，熟悉麻醉药品和Ⅰ类精神药品的使用和安全管理等工作。

4. 科室至少配备两名取得护士执照且工作责任心强、业务熟悉的护理人员负责麻醉药品和Ⅰ类精神药品的领用、发放、保存及管理工作，配备的护士应当相对固定。

5. 科室固定位置放置存放麻醉药品和Ⅰ类精神药品的保险柜，安装24小时运行的监控摄像设备，双人双锁管理，或一人管理钥匙、一人管理密码。

6. 科室设立麻醉药品和Ⅰ类精神药品的基数表，在药剂科、医务部、护理部备案，并严格按照基数管理。

7. 科室有完善的麻醉药品和Ⅰ类精神药品交接班制度，两位管理人员同时在场的情况下打开保险柜，对麻醉药品和Ⅰ类精神药品实行班班交接，保证所有交接内容都是双人核对和双人签字确认。

8. 凭麻醉药品和Ⅰ类精神药品红处方及空安瓿到药剂科领取麻醉药品和Ⅰ类精神药品，并填写空安瓿回收登记表。领药时与药剂科工作人员仔细核对，做到无错漏。

9. 在使用麻醉药品和Ⅰ类精神药品时，应对未用完的最小包装剩余药液进行销毁，销毁应有两人在场，并做好销毁记录。

10. 科室储存、保管麻醉药品和Ⅰ类精神药品过程中出现以下情况时，应当立即向医务部、护理部及保卫部报告。

（1）发现麻醉药品和Ⅰ类精神药品丢失或被盗、被抢。

（2）发现骗取或者冒领麻醉药品和Ⅰ类精神药品。

11. 麻醉药品和Ⅰ类精神药品应当由药剂科、医务部、护理部、保卫部、信息科等多个部门参与管理，各部门定期对麻醉科药品管理工作进行巡查，科室相关管理人员应积极配合。

麻醉药品和Ⅰ类精神药品管理流程如图4-5-1所示。

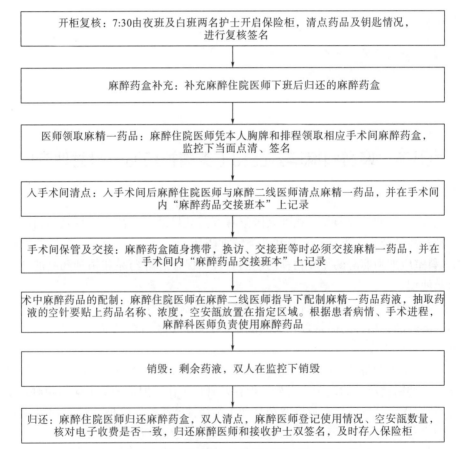

开柜复核：7:30由夜班及白班两名护士开启保险柜，清点药品及钥匙情况，进行复核签名

麻醉药盒补充：补充麻醉住院医师下班后归还的麻醉药盒

医师领取麻精一药品：麻醉住院医师凭本人胸牌和排程领取相应手术间麻醉药盒，监控下当面点清、签名

入手术间清点：入手术间后麻醉住院医师与麻醉二线医师清点麻精一药品，并在手术间内"麻醉药品交接班本"上记录

手术间保管及交接：麻醉药盒随身携带，换访、交接班等时必须交接麻精一药品，并在手术间内"麻醉药品交接班本"上记录

术中麻醉药品的配制：麻醉住院医师在麻醉二线医师指导下配制麻精一药品药液，抽取药液的空针要贴上药品名称、浓度，空安瓿放置在指定区域。根据患者病情、手术进程，麻醉科医师负责使用麻醉药品

销毁：剩余药液，双人在监控下销毁

归还：麻醉住院医师归还麻醉药盒，双人清点，麻醉医师登记使用情况、空安瓿数量，核对电子收费是否一致，归还麻醉医师和接收护士双签名，及时存入保险柜

图4-5-1　麻醉药品、Ⅰ类精神药品管理流程图

注：麻精一药品，麻醉药品、Ⅰ类精神药品的简称。

【思考题】

1. 麻醉药品和精神药品是指哪类药品？
2. 简述精神药品分类。

（杨黎　吴书梅　殷小容）

第六节　麻醉科麻醉药品和Ⅰ类精神药品信息化管理制度

1. 随着信息技术不断发展和应用，医疗信息化水平不断提高，HIS是医院现代化管理的重要工具和手段。药品信息化管理是HIS中临床医疗相关的子系统。

2. 药品信息化管理可优化工作流程，降低劳动强度，提高工作效率，使药品管理过程更加有序、规范、高效，给患者带来更完善的医疗服务。

3. 对麻醉药品和Ⅰ类精神药品实行药库、药剂科、临床科室的"三级"管理，建立麻醉药品和Ⅰ类精神药品库，实行专人负责、专柜加锁、专用账册、专册登记、专用处方的"五专"管理。

4. 手术麻醉系统将手术间麻醉记录数据与HIS联网，录入患者住院信息后，麻醉医师将麻醉过程中使用的药品录入手术麻醉系统，术毕审核记录后提交生成处方，直接记入HIS收费系统。

5. 药库与手术间的每个计算机系统联网，药品使用后由麻醉医师在手术间信息系统里登记确认，药库系统自动生成当日每个手术间的麻醉药品和Ⅰ类精神药品使用总量，监控麻醉药品和Ⅰ类精神药品的使用情况，防止药物私用和滥用。

6. 药品管理人员仔细核对各个手术间麻醉药品和Ⅰ类精神药品使用量，归还时核对使用量与电子处方是否一致，然后打印审核后的电子处方。根据打印的红色处方及对应的空安瓿到医院药剂科领取药品。

7. 管理人员在核对药品时只需从计算机内相关系统提取信息，汇总药品名称，并进行打印。

【思考题】

1. 麻醉药品和Ⅰ类精神药品的"五专"管理是什么？
2. 简述麻醉药品和Ⅰ类精神药品信息化管理的意义。

（杨黎　殷小容）

第七节 麻醉科近效期药品管理制度和
麻醉药品处方的审核流程

一、麻醉科近效期药品管理制度

1. 科室应加强近效期药品管理，防止药品过期失效，确保用药安全，减少药品浪费。

2. 科室应根据实际情况合理设置备用的基数药品数量，避免药品积压，增加药品过期失效的风险。

3. 药品存放时，须按药品效期先后次序、左进右出、先进先出、上近下远的原则放置。其中"先进先出"的原则是保证药品不会过期的重要措施。

4. 科室总务护士是药品质量管理责任人，每月对所管区域所有药品的效期进行检查。检查药品效期后，应填写药品效期检查记录表，并保存记录表备查。从药剂科领回药品和发放药品时应再次逐一检查效期，保证药品的有效性。

5. 如药品即将成为近效期药品，可与药剂科协商更换，不能更换者则应有明显的标识以提醒医护人员优先使用。

6. 对药剂科发回的效期不清晰的药品，应拒绝接收，及时与药剂科联系更换。

7. 对即将失效仍未使用的药品，应报告上级领导，科室总务护士向药剂科提出报损的书面申请，并由科室主任和护士长签字确认，将药品交回药剂科销毁，重新申领新的药品备用。

二、麻醉药品处方的审核流程

麻醉药品处方的审核流程如图 4-7-1 所示。

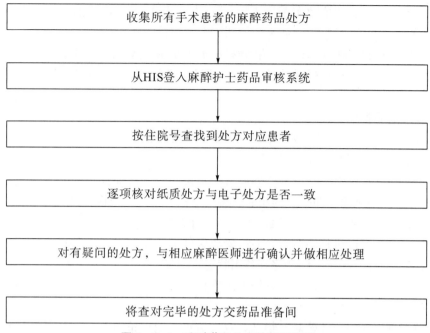

图 4-7-1　麻醉药品处方的审核流程

【思考题】

1. 近效期药品管理的目的是什么？
2. 即将失效但仍未使用的药品应如何处理？
3. 简述有疑问的处方的处理办法。
4. 简述查对后的药品处方的处理办法。

（杨黎　殷小容）

第八节　麻醉科抢救车管理制度

抢救车是存放抢救药品、物品的专用车，在危重患者抢救中发挥重要作用。麻醉科需准备的抢救药品、物品与普通病房不同，科室可根据实际情况经科室管理小组讨论决定抢救车内药品和物品，并上报医院护理部和医务部备案。医院管理部门同意后，麻醉科内所有区域的抢救车配备统一的抢救药品和物品。具体管理制度如下：

1. 抢救车内急救药品、物品只限抢救患者时使用，不得随意挪用。

2. 科室有专人负责抢救车的日常管理，定期保养，保持清洁、完好、适用、齐全。

3. 抢救车内各种抢救药品、物品分类存放，标识清晰，做到"四定"（定种类、定数量、定位放置、定人管理）、"三无"（无过期、无变质、无失效）、"三及时"（及时检查、及时维护、及时补充）。

4. 抢救车上需有"抢救车配置卡",卡上标明抢救车上各层抽屉内放置的抢救药品、物品名称、剂量(型号)、数量,做到"卡数相符"。

5. 为保证抢救工作顺利进行,麻醉科医护人员应熟悉抢救车位置,车内药品、物品的放置,熟练掌握抢救仪器的性能、使用方法,熟记常用抢救药品剂量、用法、药理作用、使用注意事项等。

6. 抢救药品管理。

1)抢救药品应当遵循基数药品管理制度进行管理。

2)高危药品应当有"高危药品"标识。

3)抢救药品按医院统一编号排列放置,定位存放。药品摆放原则上应按编号从左至右、从外至里的顺序,即拉开抽屉后,编号小的药盒应靠近医护人员。

4)抢救患者时所产生的空安瓿,须经双人核对无误后方可弃去。

7. 抢救车处于待机状态时,台面严禁放置任何非抢救药品、物品。使用后须及时整理、清洁、消毒、补充,保持完好备用状态。

8. 护士长定期组织培训,提升护士的抢救配合能力,确保护士能熟练使用抢救车。

9. 抢救车的封存。

1)使用频率低的抢救药品、物品,双人清点,确保抢救药品、物品适用后封存并签字确认。

2)抢救车封存时,应在抢救车药品、物品数量及性能处进行记录。

3)封条上应写明封存人、复核人、封存有效时段。

4)对于封存抢救车所用方法,应当确保不借助其他工具就能快速启封,切忌将抢救车锁死。

5)封存期间也需每班交接,检查封条是否完好。如果抢救车封条完好,则在交接班本上注明"封条完好";如有启用,物资不齐,应及时补充。当班不能及时补充时,在交接班本上注明需补齐物资名称及原因,并提醒接班人员及时补充及封存。

6)应确保抢救车上的所有药品、物品在封存时段内有效,一次封存最长不得超过30天。

10. 抢救车上配置的除颤仪,按照医院规定每天进行自检,并使其长期处于连接电源状态。

11. 使用抢救车后,认真填写抢救车上的抢救记录本,及时整理用物,补充备用。

12. 抢救车管理注意事项。

1)物品齐全并在效期内。

2)药品齐全并在效期内,药品名称及效期字迹清晰,相对应的标签粘贴正确。

3)每次接班检查封条是否完好,特别是检查未封存的抽屉和侧筐里药品、物品是否齐全。

4)应急灯每月至少充电一次并记录在交接班本上,每次接班要打开应急灯确认是否处于待机状态。

5)每班应检查抢救车内设备是否处于待机状态,并记录。

【思考题】

1. 抢救车的"四定管理"指什么？
2. 简述抢救车封存方法。

（杨黎 罗励莉 殷小容）

第九节 麻醉科耗材管理制度

1. 为保证医疗安全，预防和控制医院感染，麻醉科应加强气管插管导管、喉罩、注射器、无菌手套、输液器等耗材的管理。

2. 耗材管理人员在科室主任、护士长领导下工作，实行专人管理、专人负责。

3. 耗材供应计划实施月计划制，月末制订下个月耗材预订计划，与设备科协调，保证日常工作中的耗材供应。

4. 耗材的入库与验收。

1）耗材入库，仔细核对耗材的数量、规格、型号，核对无误后方可入库。

2）耗材到库后，应先放入待检区，经验收合格的物品才能放入规定区域，判定不合格的物品则需隔离堆放，放入退货区。

3）在验收过程中发现数量、规格、型号、质量及单据等不符合时，应拒收该批耗材，情节严重者向上级主管部门反映。

4）耗材入库前，去除外包装至最小包装，按照医院感染管理办法放至相应位置。

5）入库耗材的堆放必须符合先进先出（近效期先出）的原则。

6）耗材入库后，应及时办理入库手续。

7）做好出入库耗材登记，建立台账，高值耗材单独存放，专账管理。

5. 耗材的贮存。

1）绘制库房平面图，将耗材合理布局，合理存放，禁止混放、倒塌和包装破损，应妥善保管，拒绝积压，反对浪费。

2）温度 10~40℃，相对湿度低于 35%，堆放时应按技术部规定的堆放高度要求进行合理堆放。

3）库房保持干燥、清洁、安全，防尘和避光，防止耗材损坏。

4）领回耗材后检查外包装、效期，登记入库，按日期先后顺序、无菌程度要求自上而下置于柜内，如需接触血液的用物（如三通、穿刺针等物品）放置于高层。所有无菌耗材要求离地 20cm、离墙 5cm、离天花板 50cm。

5）耗材按品种、规格、型号，有序、定量码放。做好耗材的标识管理，包括产品标识、监视和测量状态标识，严防误用。

6）对于长期未用积压库存耗材，及时通知相关部门后方可进行报账及减账手续。

7）耗材存放按照"左进右出的原则"，每月清点效期并做好登记；对于失效期在 1

个月以内的耗材，加近效期标识，防止耗材过期。按近效期先用的原则使用耗材。禁止使用过期耗材。

　　8）对特殊材料的储存，应按技术部的相关规定执行。

　　6. 耗材的出库与发放。

　　1）耗材发放按照先进先出原则，按需发放，规范操作。

　　2）发放耗材时应有领用及出入库登记。

　　3）库存耗材不得私自带出或外借，外单位因公领用耗材，要有相关审批手续，否则不得出库。

　　4）对于急诊手术，抢救患者宜用一次性耗材，必须保证随时可以领取，保证医疗安全。

　　5）每月对耗材进行清查，做好物资盘点工作并登记。盘点表要及时上交主管部门。

　　7. 耗材库房安全管理。

　　1）库管员每天上下班前，应检查库房及其周围区域是否存在不安全因素，门窗、锁是否完好，如有异常应采取必要措施，并及时向上级主管汇报。

　　2）严禁火源进入库房及其周围区域。

　　3）库管员应保证消防设施完整适用，不得随意挪用，对库房及其周围区域内不安全作业行为有权制止。

　　4）库管员对库存耗材相关信息做好对外保密工作，无关人员不得随意进出库房。

　　5）库房要做好防火、防盗、防潮工作，并做好登记。

　　6）遇到紧急情况如失火及突发天灾时，应及时联络应急领导小组，及时采取相应措施。灭火使用泡沫及干粉灭火器（易燃物品需使用泡沫灭火器）。

　　8. 每月统计 1 次耗材的使用情况，做出入库小结。

　　9. 根据麻醉需要准备特殊麻醉用物。

　　10. 科室领导每月检查 1 次耗材的管理工作。

【思考题】

　　1. 简述耗材库房设置条件。
　　2. 简述无菌耗材的储存要求。

（杨黎　殷小容）

第十节　麻醉科仪器设备管理制度

　　麻醉科最常用的仪器设备不仅包括麻醉机和监护仪，还有辅助性检测设备和辅助性医疗设备，如血气分析仪、血糖仪、高流量加温输液泵、微量注射泵、自体血液回收机等。保证各种医疗仪器设备在麻醉、手术及急救中正常发挥效用，是麻醉科仪器设备管理工作的重要内容。掌握各类仪器设备运行及故障处理方法，也是麻醉科医护人员必备的技能。

一、麻醉机

（一）作用、特点及分类

1. 作用：通过机械回路将麻醉挥发药送入患者肺泡，形成麻醉药气体分压，麻醉挥发药弥散至血液后，对中枢神经系统直接产生抑制作用，同时提供呼吸支持保证患者在术中的安全。

2. 现代麻醉机的特点：有防止缺氧的安全装置、必要的报警系统、准确的气体流量、浓度精确的专用蒸发器、麻醉残气清除系统、符合国际标准的各连接部件和麻醉通气系统。

3. 分类。

1）按功能和结构特点，麻醉机可分为全能型麻醉机（即多功能麻醉机）、普及型麻醉机和轻便型麻醉机。

2）按照流量，麻醉机可分为高流量麻醉机和低流量麻醉机。

3）按患者年龄，麻醉机可分为成人麻醉机、小儿麻醉机及成人、小儿兼用麻醉机（成人麻醉机上配有小儿回路及小儿呼吸机风箱）。现代高级麻醉机既可用于成人，也可用于小儿，不需要更换风箱。

4）按风箱驱动方式，麻醉机可分为电动电控麻醉机和电动气控麻醉机。

5）按呼吸回路方式，麻醉机可分为紧闭式麻醉机、半紧闭式麻醉机、开放式麻醉机和半开放式麻醉机。现代麻醉机均采用循环紧闭式呼吸回路。

（二）使用前检查

麻醉机在使用前应进行严格的安全检查，避免因机器原因导致患者出现医疗风险。

1. 气源（高压系统）。

1）中心供氧系统：麻醉机管路与中心供氧系统正确连接，压力充足。

2）有氧气瓶供氧装置：氧气瓶氧气充足，氧气瓶开关处于关闭状态。

3）空气源：麻醉机管路与空气源正确连接，压力充足。

2. 低压系统。

1）麻醉机连接电源，启动开关，如有低氧压报警，检查中心供氧系统与麻醉机管路是否正确连接，打开中心供氧系统，低氧压报警应消失。

2）低压系统的初始状态：关闭流量控制阀和蒸发器；蒸发器内药液充足，旋紧加液帽。

3）测试流量计：气体流量开至最大，观察浮标的活动情况，升降灵活且稳定，流量玻璃管无破裂。

3. 压力限制阀（APL）、快速充氧阀和残气清除系统。

1）关闭 APL，用储气囊堵住呼吸螺纹管三叉接口，按动快速充氧阀，储气囊能快速膨胀，表明快速充气能输出高流量，功能良好。

2) 开放 APL 确定其压力降低。

3) 残气清除系统和残气负压吸引连接正确。

4) 全开放 APL，堵住 Y 形接管。

5) 氧流量很低或快速供氧时，环路内压力表仍显示为 0。

4. 麻醉机环路。

1) 安装呼吸回路辅助装置。

2) 设定手动呼吸模式，关闭所有气体流量表至"0"（或最低）。

3) 关闭 APL，堵住 Y 形接管。

4) 快速充氧，回路内压力至 30cmH$_2$O 左右。

5) 压力维持在 30cmH$_2$O 至少 10s。

6) 打开 APL，降低回路内压力至正常。

5. 手动和自动通气系统。

1) Y 形接管接上储气囊（模拟肺），手控储气囊，储气囊舒缩正常，阻力和顺应性无异常，手动通气系统正常。

2) 根据患者体重设定潮气量、每分通气量、气道压（30cmH$_2$O）报警上下限（一般为预定目标值的 ±30%）。

3) 选择通气模式（容量控制或压力控制）。

4) 氧流量降至最小，其他气流关闭至"0"。

5) 开关转向自动通气模式，启动麻醉机，快速充氧至折叠囊和储气囊内，证实吸气时折叠囊能输出正确的潮气量，呼气时折叠囊能完全充满。

6) 检查两个单向活瓣的活动，正常时应呈一闭一启的动作。

7) 呼吸回路的其他装置功能正常，无漏气。

8) 自动通气模式下通气参数能达到预设目标。

9) 移去 Y 形接管上的储气囊，手堵呼吸回路出口，自动通气模式下应有连续高压报警。

10) 放开呼吸回路出口后，自动通气模式下风箱上下空打，麻醉机应有脱机报警。

11) 连接好呼吸回路，麻醉机转至手动通气模式备用，选择与患者面部相匹配的面罩，并检查面罩气垫是否充气。

（三）常见故障

现代高级麻醉机在开机后会进行自检，若发现问题，会出现报警提示。

1. 漏气严重。

1) 钠石灰罐：安装不到位，双层罐之间没有放平，罐口上附着有钠石灰颗粒，排水旋钮未拧紧，排水旋钮橡胶密封圈老化。

2) 挥发罐：安装不到位，未水平放置，橡胶垫圈老化破损，加药口旋钮未旋转到位。

3) 风箱：呼吸皮囊安装不到位，长期使用使皮囊下方活瓣移位。

4) 流量传感器：断裂，引起回路漏气。

5）其他：气管导管放置不到位，套囊压力不够，呼气末采样管突发断裂等。

2. 监测不准。

1）流量传感器术中损坏或积水：患者呼出的气体冷凝后在膜或电阻丝上积成水。

2）潮气量补偿功能关闭：因回路漏气严重，呼吸机自动关闭潮气量补偿功能。

3）氧浓度传感器报警：麻醉机上氧电池的使用寿命在 1 年左右，耗完电后需更换。

4）监测值超出误差范围：观察风箱皮囊打气的程度。

5）麻醉机长时间使用：应及时通知相关工程师做进一步处理。

（四）维护和消毒

麻醉机是临床麻醉不可或缺的重要设备，要做好日常保养，定期维护，使麻醉机始终处于待机状态。

1. 麻醉机的维护、保养包括日常保养、清洁消毒、定期更换易损配件。

2. 麻醉机的清洁消毒。

1）表面清洁消毒：每台手术使用后都应用含氯的消毒软毛巾擦拭表面。

2）使用一次性的螺纹管回路、一次性的细菌病毒过滤器，避免对麻醉机造成污染。使用消毒剂消毒会使麻醉机内部垫圈及管路氧化、老化。

二、监护仪

麻醉手术中心一般使用多参数监护仪。多参数监护仪不仅可以监测心电、血氧和无创血压（NIBP），还可以连续监测有创血压、呼气末二氧化碳分压（$PetCO_2$）、麻醉气体浓度等。

（一）组成

监护仪主要由采集信号、模拟处理、数字处理、信息输出四部分组成。

1. 采集信号：通过电极、传感器采集人体生理信号并转为电信号。

2. 模拟处理：通过模拟电路对采集的电信号进行过滤、放大处理。

3. 数字处理：将模拟信号转为数字信号，经过中央处理器（CPU）运算、分析、存储，并控制输出。

4. 信息输出：显示数字、波形、图形、文字等信息，并启动报警和打印记录等功能。

（二）监测的主要参数

1. 呼吸（Resp）：呼吸反映了患者的呼吸肌和肺的力量与效率。在手术间，由于使用的是抗干扰的心电导联线，过滤了呼吸波，所以一般监测不到呼吸参数。

2. 心电图（ECG）：心肌细胞生物电的变化是心电图的来源。静息状态下，由于心脏各部位心肌细胞都处于极化状态，所以无电位差，电位曲线平直即为体表心电图的等电位线。心肌细胞受到一定强度的刺激会发生除极，除极过程中电流记录仪描记的因电位变化出现的电位变化曲线称为除极波，即体表心电图上心房的 P 波和心室的 QRS

波。细胞在除极完成后恢复到原来的极化状态，此过程称为复极，其电位变化曲线称为复极波。由于复极过程相对缓慢，复极波较除极波低。心房的复极波低且埋于心室的除极波中，体表心电图上不易辨认。心室的复极波在体表心电图上表现为 T 波。整个心肌细胞全部复极后，再次恢复极化状态，各部位心肌细胞间无电位差，体表心电图记录到等电位线。

3. NIBP：NIBP 监测又称间接血压监测，分为人工测量血压（听诊法）和电子自动血压监测。监护仪采用电子自动血压监测。NIBP 的监测是间断性的。

4. 有创血压：有创血压监测又称直接血压监测，通过置入导管，将压力传感器与血液直接耦合进行测量。有创血压监测能够连续监测某一点的血压动态变化，是目前最准的血压测量方法。

5. 脉搏氧饱和度（SpO_2）：SpO_2 监测采用连续、无创的脉搏血氧定量法，在显示 SpO_2 时，可同时显示脉搏容积图，脉搏容积波形提示外周血管的灌注情况和血管的舒缩状态。

6. 温度（Temp）：温度传感器是热敏电阻，通过电阻变化间接测量传感器表面的温度。

7. $PetCO_2$：最常用的 $PetCO_2$ 监测仪器是根据红外线吸收光谱的原理设计的。监测 $PetCO_2$ 对监测通气功能、维持正常通气量、确定气管导管的位置、及时发现呼吸机的机械故障等具有重要意义。

1）正常呼吸的 $PetCO_2$ 波形（图 4-10-1）：可分为 4 相，Ⅰ相为呼气开始，应处于零位，基本上不含二氧化碳（CO_2）；Ⅱ相为呼气上升支，较陡直，为肺泡和无效腔的混合气；Ⅲ相为呼气平台，水平或微向上倾斜，平台终点为呼气末气流；Ⅳ相为吸气下降支。

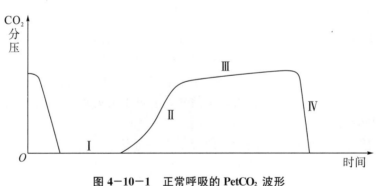

图 4-10-1　正常呼吸的 $PetCO_2$ 波形

2）异常呼吸的 $PetCO_2$ 波形：上升段延长，平台倾斜度增加（一般情况下为气道梗阻的表现）；吸气基线显著抬高，CO_2 浓度异常增高（回路 CO_2 蓄积，CO_2 吸收剂失效或呼气活瓣失灵）；波形突然消失（回路断开）；呼气平台突然降低（气管导管滑出）；$PetCO_2$ 增高，峰相变长（肌肉松弛残留）；$PetCO_2$ 过低，峰相变长（低温，患者苏醒延迟）。

8. 脑电双频指数（Bispectral Index，BIS）：传感器放置在患者的前额上捕获脑电图（EEG）信号，使用非线性相位锁定原理对脑电图波形进行回归处理。BIS 值反映了患者的意识清醒水平，BIS 值从 100（全清醒）到 0（抑制，无脑电活动）。术中全身麻醉患者的 BIS 值一般在 40~60 为宜。

（三）心电监测

1. 使用。

（1）一般电极的意义：3 导联可观察到Ⅰ、Ⅱ、Ⅲ导联；5 导联可观察到Ⅰ、Ⅱ、Ⅲ、aVR、aVL、aVF、Ⅴ和 MCL 导联。Ⅱ导联是手术中较常用的导联模式，Ⅴ导联常用于心脏手术中的监测。

（2）选择导联模式进行术中监测：一般肢体 3 导联选择Ⅱ导联模式，心脏手术一般采用肢体 5 导联模式。

（3）调整波幅：根据需要调整波幅，一般选择自动调整。

（4）对于起搏的患者须打开起搏脉冲排斥功能，方法是将"起搏"设定为"是"。

（5）设置滤波（手术）方式。

2. 故障。

1）无心电波形。

（1）心电导联线未连接或与电缆线断开（重新连接）。

（2）心电模块故障（更换新的模块）。

（3）心电导联选择不正确（标准 3 导联选成 5 导联，应重新选择）。

（4）心电导联线断裂（更换新的心电导联线）。

2）心电波形受干扰大，基线不稳。

（1）电极片与患者皮肤接触不良：患者皮肤干燥或角质层多（可用生理盐水擦拭患者皮肤，待干，再重新贴电极片，改善电极片粘贴部位的传导性。不要使用消毒乙醇，它们会使皮肤干燥而增加电阻）。

（2）心电导联线患者端与电极片接触不良。

（3）未正确选择监护仪监测模式：监护仪监测模式一般包括监护模式、滤波模式和诊断模式（术中监测一般应设置为滤波模式）。

（4）未使用抗干扰的心电导联线：手术间干扰信号多（如电刀的干扰），术中监测都应使用抗干扰的心电导联线。

（5）电极片粘贴部位不正确（应重新正确粘贴）。

（6）心率呈双倍：接触不良，导致 T 波也被计算在内。

（四）NIBP 监测

1. 使用。

（1）正确设置患者类型，选择测量模式：快速连续测量、手动测量、自动测量（定时测量患者血压）、序列测量（根据患者不同时间段的需要设定四个测量周期进行个性化血压监测）。

（2）使用与患者相适应的袖带，其捆绑松紧合适，能上下拉动，容两指宽度。尽量避开在输液穿刺肢体、行腋窝淋巴清扫术患肢侧捆绑袖带测血压。

2. 故障。

1）血压值测不出。

（1）未正确选择患者类型（正确选择患者类型，如成人、儿童、新生儿）。

（2）患者自身原因或给药造成血管痉挛。

（3）袖带破损，打气回路泄漏，出现反复的充气、放气现象。

（4）设备原因：NIBP 模块充气泵损坏。

2）测量不准：给药造成患者血管痉挛、未正确选择患者类型及 NIBP 模块的问题都会造成血压测量不准。特别是未正确选择患者类型，容易导致成人血压测不出，而儿童则容易因袖带挤压造成淤血。

（五）SpO$_2$ 监测

1. 使用：检查患者指甲循环情况，是否涂抹指甲油，确保红外光能够穿透甲床。给患者戴上血氧指套，让红外光从指甲上方（发光面正对）照射指甲。

2. 故障及处理：患者涂抹指甲油及弱灌注等因素都会对 SpO$_2$ 监测造成影响。患者血管搏动弱、皮肤体温低也可能影响 SpO$_2$ 监测。若出现 SpO$_2$ 故障报警，应关注患者生命体征并更换新的血氧指套；若显示 SpO$_2$ 模块故障，需要更换血氧测量模块。血氧指套的电缆线很脆弱，容易断裂，在使用时不要用力拉扯。两节式血氧指套患者端和机器端的中间结合部要防止进水，避免短路。

（六）有创血压监测

1. 使用。

（1）传感器用肝素生理盐水冲洗、排气。

（2）传感器和电缆线连接并置于心脏同一水平位置，大约位于腋中线水平。

（3）选择相应的有创监测类型。

（4）校零完成后关闭传感器通向大气阀门，接通向患者的阀门。使用新的传感器、重新连接传感器及电缆线或怀疑压力读数不正确时均应重新校零。

2. 故障及处理。

（1）基线飘移，不能校零：提示传感器与电缆线接触不良（更换传感器或电缆线）。

（2）错误的压力监测值：传感器有问题或管道系统中有气泡，均会导致测量不准〔更换压力传感器，再次冲洗系统（排气，重新校零）〕。

（七）PetCO$_2$ 监测

1. 使用：连接采样管患者端于回路中，原则上置于过滤器后，可防止冷凝水进入采样管及监测模块，避免阻塞，造成测量数据不准确。

2. 故障：一般是气路阻塞造成的。大部分监护仪采用的是旁路式采样，患者呼出的气体冷凝后容易造成采样管阻塞，更严重的是冷凝水进入气体监测模块造成内部管路阻塞，首先表现为监测呼气末二氧化碳数据失败，随之波形也无法显示。

（八）温度监测

温度探头分为体表探头和体腔探头。体表温度受外界干扰大，无法反映核心温度的变化，故术中一般使用体腔探头来监测患者的核心温度。

（九）BIS 监测

1. 使用：监护仪存在延迟效应，即患者已清醒却未及时发现，从而发生术中知晓。对麻醉深度的监测可明显降低患者术中知晓的风险。目前，麻醉深度监测有 BIS 监测、熵指数监测、听觉诱发电位监测等方法，常用 BIS 监测。BIS 监测分为两种，一种为 BIS 模块（图 4-10-2），一种为 BIS 测量仪（图 4-10-3）。在监测时要确认患者皮肤干燥，保证电极片与患者头部皮肤接触良好。

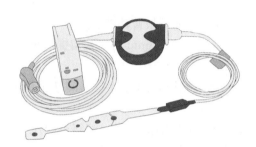

图 4-10-2 BIS 模块

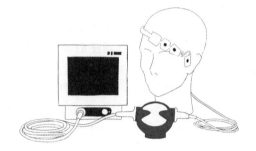

图 4-10-3 BIS 测量仪

BIS 使用步骤如下：
（1）粘贴（清洁、干燥，每个环圈均稍用力按压）。
（2）连线。
（3）开启自动阻抗检查。
2. 故障及处理。
（1）BIS 监测阻抗检测不通过：提示电极片与患者皮肤接触不良（清洁皮肤，重新粘贴电极片，直至阻抗检测通过）。
（2）连接故障：患者端电缆线损坏，使用过期、失效的电极片（及时更换）。

（十）呼吸监测

由于术中使用抗干扰心电导联线，所以一般监测不到呼吸参数。

（十一）保养和清洁

1. 使用制造商允许使用的稀释清洁液和杀菌液。
2. 禁止液体进入监护仪。
3. 禁止监护仪的任何部位或任何附件浸入液体中。
4. 禁止使用摩擦性材料（如钢丝绒或银抛光剂）清洁监护仪。
5. 禁止使用漂白粉、丙酮或三氯乙烯类强溶剂消毒监护仪。

6. 建议使用无绒布，用非腐蚀性去污剂、表面活性剂或含乙醇的清洁剂蘸湿擦拭监护仪。

三、医用输注设备

医用输注设备是一种由电脑控制、自动推动液体进入血管的电子机械装置，分为医用注射泵和医用输液泵。常规较大量的液体输注治疗应使用医用输液泵，而输注麻醉药物和其他特殊药物时，由于要求剂量必须精确，一般使用医用注射泵给药。

（一）医用注射泵

医用注射泵又称微量注射泵，能够定时、定量、匀速输入药液并及时调整浓度及给药量。医用注射泵有单通道泵、双通道泵及多通道泵，单通道泵可以叠加在一起组成多通道泵来使用。

1. 为保证注射过程的安全、可靠，医用注射泵设有如下报警功能。

1) 残留提示报警：当注射泵中药液长度仅剩 5.0mm±0.8mm 时，残留提示报警灯闪烁并发出报警声。

2) 注射完毕报警：当药液即将注射完毕时，注射完毕灯闪烁并发出间断报警声，此时泵进入保持静脉开放的最低流速注射模式。

3) 管路堵塞报警：当针头堵塞或输液管路打折等造成输液不畅，液路系统压力达到设定阈值时，管路堵塞灯闪烁并发出间断报警声。所有注射泵管路堵塞报警从完全堵塞到报警都有一个过程，随着泵输出量的增加，系统压力逐渐升高，当压力达到设定值时，堵塞报警启动。

4) 针筒未夹住或夹错报警：正常注射过程中，如拉起针筒卡扣，则泵会发出间断报警声，指示灯闪烁，泵停止工作。

5) 注射器推杆安装错误报警：注射器推杆如没有卡入推头与卡爪之间，或卡爪未收拢，启动注射后，泵会发出间断报警声，指示灯闪烁，泵不能进入注射状态。

6) 速率超范围提示报警：当设置速率超过 10mL、20mL、50mL 注射器的最大流速时，按启动键，泵不能启动，发光二极管（LED）数字显示器上交替显示速率设置值和 10CC、20CC、30CC 字样，并发出间断报警声。

7) 注射量等于限制量提示报警：当泵注射药量达到所设定的限制量时，泵发出间断报警声，停止注射，并交替显示速率数值和限制量数值。

8) 电源线脱落报警：没有接上交流电源时，开机，电池指示灯会闪烁，泵发出报警声。

9) 电池电压报警：当电池电压不足时，电量指示灯闪烁，泵发出间断报警声。

10) 电池电量耗尽报警：当电池电量耗尽时，泵停止工作，指示灯闪烁并发出连续报警声。

11) 系统出错报警：泵的驱动程序出错，会显示"ER"并伴间断声光报警，关机重启，仍有出错报警，需要维修。

12) 遗忘操作报警：待机状态下，2min 内未进行任何操作，泵会发出间断报警声，同时显示"NOOP"。

2. 使用操作。

1）开机：接上交流电源，交流电源指示灯亮，按电源开关1~2s后，开机，系统自检。

2）注射器安装。

（1）将推杆向右拉出至末端。

（2）提起针筒卡扣并向左（或向右）旋转90°，将装满药液并排尽空气的注射器装入注射器座，并将针筒卡扣旋回原位（注射器安装前必须排尽空气，以免空气栓塞）。

（3）张开爪扣，向左移动推杆，使爪扣卡住活塞尾部，松开拨钮。

3）连接延长管，排气（按快进键至延长管端排出药液为止），再连接患者端三通。

4）使用设置：用上下键进行速率设置。设置只能在停机状态下进行，可设置一次输入的限制量。堵塞报警阈值有H、C、L三种，默认为C，可根据注射药物的黏度进行调整。当泵显示"OCCL"时即可调整。

5）按启动键，泵即开始推注药液。

3. 故障及处理：在启用前，泵显示的注射器规格和实际使用的注射器规格要一致，以免影响注射速率和注射残留量。

1）速率不准：注射器圈边没有插入注射器座的槽口，注射器不配套（重新正确装夹，选用已标定的针筒）。

2）电池欠压报警：泵前一次使用后没有充电或充完电放置时间太久，没有正确使用内置电池，或电池已损坏（关机充电，更换电池）。

3）开始输液有回血：针头插入静脉前没有按快进键取消机构间隙，注射器圈边没有插入注射器圈边固定槽中（确定输液管内无空气，可按快进键，将血液推入静脉即可，重新正确安装注射器）。

4）推头移动不畅：泵推杆上有药液黏住（用乙醇擦去）。

4. 维护保养。

1）及时用干净的湿布加适量的清洁剂擦拭泵表面，再用干净湿布擦拭，最后用干净的干布擦干。

2）及时用乙醇擦去推杆上的药液。

3）电池欠压，应及时充电；电池耗尽，请立即关机，重新接通交流电源后再使用。充电方法：在关机状态下，将泵接通交流电源，连续充电1h。应每3个月充电一次，以免内置电池自动放电而报废。

4）若泵长期不用，在使用前应对电池做充放电检查，避免在没有交流电情况下无法使用内置电池工作。若发现电池已不能正常充放电，则需要更换电池。

5）定期校正。

5. 靶控泵。

1）工作原理：靶浓度控制注射泵简称靶控泵，是医用注射泵的一种特殊类型，在临床使用中只需输入特定的药物名称、目标浓度、患者体重等参数即可。泵每工作一个时间段后，微处理器依据注入药物的药代动力学参数进行药代动力学模型的实时模拟，即给出血浆或效应部位浓度的即时预测浓度，并将即时预测浓度与设定浓度进行比较，计算出两者的差别，然后再计算出要达到设定浓度所需要的药物剂量，从而确定注射泵的注射速率并传送给 CPU，改变电机的转速使其产生一个新的注射速率，使药物浓度达到设定值。

2）使用操作：开机自检→安装注射器并确认→选择注射模式→设置参数→按下"开始"按钮。

3）故障及处理：常见的故障有注射器安装不正确、加载注射器提示、注射器识别码未对准、卡扣、活塞推杆未卡好。对策：正确安装注射器。

4）维护保养。

（1）初次使用应对注射器进行校正。

（2）用湿布进行表面清洁。

（二）医用输液泵

静脉输液是一种常用的临床治疗方法，临床上应根据药物和患者情况的不同配以适当的输液速率。使用医用输液泵能精确控制药液输送的流速和流量，并能自动监测报警，切断输液通道。

1. 使用操作及报警提示。

1）使用操作。

（1）使用前检查外观。

（2）打开泵门，自上而下安装输液导管，排气，关闭泵门，开机自检。

（3）设定输液速率：按"VOL"键设定液体总量、输入所需时间，按"RATE"键输入输液速率。

（4）输液导管与穿刺针相连。

（5）按"START"键开始输液。

（6）输液完毕，按"STOP"键停机，再关机。

（7）打开泵门取出输液导管，切断电源。

2）报警提示。

（1）溶液和压力报警：从完全堵塞到报警有一个过程，压力升高到设定值时，堵塞报警。

（2）空气报警：传感器监测到气泡（完全排出管路系统中的气泡）。

（3）电池报警：电池充满电，可使用约 3h，电压不足发出声光报警后，一般可工作 30min（连接交流电源）。

2. 故障及处理。

1）速率不准：没有正确安装输液器（重装）、输液器不配套（使用推荐的品牌并正确输入名称或序号）。

2）停机状态下管路滴液：压板调节螺钉松动（重新调节压板位置）。

3）电池欠压报警：未充电或放置太久（重新关机充电）、电池损坏（更换电池）。

3. 维护保养。

1）定期检查：检查外观，开机自检，检查各种报警功能。

2）清洁：使用含氯消毒液进行清洁消毒。

四、除颤仪

除颤仪又名电复律机，是一种重要的急救设备，通过电击来抢救和治疗心律失常的患者。病房一般配备自动休外除颤仪（AED），高危科室则配备多功能除颤仪。

（一）工作原理及结构

除颤仪能在短时间内将高电压、适当强度的电流通过心脏，使心肌各部分在瞬间同时除极，消除心肌细胞电活动的散乱状态或打断折返环，使异位心律暂时消除，让心脏起搏系统中具有最高自律性的窦房结恢复主导功能，控制心搏。

除颤分为心内除颤和胸外除颤。心内除颤是指做心脏开胸手术时，患者发生心律失常时，医师使用心内除颤电极板直接对心脏放电，而胸外除颤则是指使用胸外除颤电极板通过患者胸壁对心脏放电。

根据电流脉冲通过心脏的方向，除颤可分为单向波除颤和双向波除颤。单向波即电流只在电极之间流动，而双向波则是电流先单向流动，然后逆转流向另一方。双向波除颤电流低、对心肌损伤小、成功率高。现在的除颤仪基本上采用双向波除颤，即以最低的能量产生最合适的除颤电流，达到最好的除颤效果和最小的心肌损伤。

按放电顺序除颤分为同步除颤和非同步除颤。同步除颤由 R 波触发而放电，必须将电流放在患者 QRS 波群 R 波降支或 R 波开始后 30ms 以内的心室绝对不应期，才能达到心肌整体除极的目的。非同步除颤不考虑患者的自主节律，可以随时放电，与 R 波触发无关，处于非同步状态（心室颤动、心室扑动、部分室性心动过速）。

除颤仪主要由蓄电部分、放电部分、监测装置部分（显示和打印记录，及时检查除颤的进行和除颤效果）、心电监护部分、系统控制部分、电极板部分组成，电极板分为成人电极板与儿童电极板，将成人电极板拉开为儿童电极板，电极板上方有接触指示器。

（二）胸外除颤操作流程

1. 体位：患者平卧，解开胸前衣物及挪开其他物品。

2. 电极板准备：涂抹导电膏或者使用盐水纱布，检查除颤手柄是否与患者皮肤接触良好（手柄上有柱状显示），电极板分别放于右锁骨中线第 2 肋间及左乳头外侧腋中线第 5 肋间，电极板与患者皮肤紧密接触，两电极板距离>10cm。

3. 手动除颤三部曲。

1）能量选择：转动旋钮选择能量，单向波 360J，双向波 150～200J，成人除颤能量按每次 150J 递增；儿童除颤建议按 1～2J/kg、2～6J/kg、3～4J/kg 递增，最高不超过 9J/kg 以及成人能量 150J。

2）充电：两种方式，分别为面板按钮充电及手柄按钮（黄色按钮）充电。在此过程中清场。

3）放电：放电时，必须同时按动两个手柄上的橙色按钮（面板上的 3 号按钮只适用于多功能电极片时的放电操作，如 AED 放电）。

（三）故障及处理

常见故障：黑屏，不能除颤，不能记录，电池不能充电或失效等。若出现问题，一般由专业工程技术人员维修。

（四）维护保养、消毒

1. 自检：按照制造商的规定定时自检。
2. 电池维护：始终接入交流电源，定期检查电池容量，定期更换电池。
3. 检查记录纸，及时添加。
4. 电极板表面清洁：每次除颤后，应将电极板导电膏清洁干净，以免影响导电性能。心内除颤电极板送清毒供应室灭菌。

五、保温设备

术中、术后的大量输血、输液及肢体暴露会使患者体温降低，低体温会给患者带来很多危害。保持围手术期患者体温的稳定对降低手术风险，提高术后的恢复质量具有重要意义。围手术期保温设备的使用有利于患者体温的恢复。保温设备是利用产热装置及热交换部件将热能传输给手术患者，以补偿其热量损失，维持患者的正常体温。通常术中保温设备有血液/液体升温仪、温毯机等。

（一）血液/液体升温仪

1. 原理及结构：将输血管、输液管路置于血液/液体升温仪中，使输入患者体内的血液或液体的温度达到 37℃ 以上。血液/液体升温仪一般包括加热袋（换热器）、配管、钉子、注射口、接头、流量调节器和夹子。加热袋只能单向插入血液/液体升温仪的插槽中。加热袋与患者输液管连接。血液或液体流经加热袋时被加热。

2. 使用操作：将血液/液体升温仪固定在静脉输液支架上→将加热袋按照指示的方向正确插入血液/液体升温仪的插槽内→安装一次性管路→在承接器内装入除泡器→接交流电源并开机〔2min 内升温至预设温度（41℃）并显示温度〕→开始输液→输液完毕，关闭加热袋旁的入口夹并打开加热袋末端的全部夹子，拆除一次性耗材。

3. 故障。

1）升温仪面板不亮：未开机或未接交流电源。

2）报警指示灯亮，温度显示 43℃ 或"HI（高）"：流速发生了极大改变；在加热袋插入前就开机，且温度升至预设温度；血液或液体在通过血液/液体升温仪前就被预先加热至 42℃ 及以上。

3）接电源后不久血液/液体升温仪提示升级：血液/液体升温仪底部的测试螺杆松动或丢失，应确保测试螺杆完全扭紧。

4）血液/液体升温仪已关机，仍有提示声响起：独立后备安全系统已被启动，此时拔掉电源插头即可。

5）无法取出加热袋：加热袋内血液或液体过多，血液或液体仍处在输液状态或加热袋旁边的夹子被打开；血液/液体升温仪放置位置低于患者的水平高度，产生过大背压。

6）报警指示灯亮且提示声响起，温度显示为33℃或"LO（低）"：使用太冷的液体、有问题的加热袋及继电器。当温度升至33℃以上时提示声停止。

7）显示"Er 4、5（错误4、5）""Open（裸线）"：电气干扰，需维修。

4．日常维护保养。

1）用温和消毒剂湿润的软布擦拭血液/液体升温仪的外表。

2）使用配置的专用工具清洁血液/液体升温仪的内部加热盘。

3）应注意防水。

（二）温毯机

1．原理及结构：温毯机是危重患者及术中、术后患者的常用保温设备。温毯机包括主机、送风管、保温毯、控制系统。将保温毯覆盖在患者躯体、肢体上，暖风经导气管道输入保温毯，再经内层小孔流出，在患者体表形成暖流达到保暖的目的。温毯机的出风口有温度传感器和自动过温保护器，以监测输出空气的实际温度，控制输出空气的温度在设定的范围内。加热温度通过面板控制，通常分为低温、中温、高温。保温毯按手术部位分为上身毯、下身毯、躯干毯、全身毯，不同规格的保温毯与送风管的接口是一样的。

禁忌证：在主动脉夹闭期间不得对患者下肢进行加热。如果对缺血肢体加热，可能会导致热损伤。

2．使用操作。

1）温毯机应固定在支架上或放置在平坦、坚硬的干燥表面（离地面应有一定的距离）。

2）将温毯机软管一端插入保温毯的软管接口，扭动管子端头确保插紧。

3）接交流电源，待机指示灯亮，此时处于待机模式。

4）按相应的按钮选择需要的温度。此时温毯机将启动风机和加热器。当达到选定的温度时，限内温度指示灯将亮起。

5）可随时按下相应的按钮，改变风扇转速的设置。

6）治疗完成时，按下待机按钮，拔下交流电源插头并丢弃一次性耗材。

7）出现温度过高状况，红色超温指示灯将闪烁并发出提示声，温毯机将自动关闭加热器、风机，此时请终止一切温度管理治疗。

3．故障及处理：故障指示灯闪烁，并发出报警提示声，控制面板对指令无应答，此时按任何按钮均可中止提示声。使用者可拔下温毯机电源插头，等待5min后重新将温毯机接至有接地的电源，重新选择温度设置。

4．日常维护保养：清洁前请断开温毯机电源，然后用微湿软布和柔性洗涤剂或抗菌喷雾剂擦拭机箱及软管的外表面，并用单独的软布擦干。

六、床旁检验设备

（一）血气分析仪

人体各部分体液处于动态平衡，都具有相对稳定的电解质含量和酸碱度，从而构成了人体正常新陈代谢所必需的内环境。在病理状态下，机体内环境的稳定和平衡常常遭到破坏，威胁患者的生命安全。床旁血气检查有助于及时发现并纠正异常，保证患者术中安全，既快捷又方便。

1. 测量内容：血液 pH、血气和电解质是临床上十分常用的床旁检测项目，通过对人体 pH、二氧化碳分压（PCO_2）、氧分压（PO_2）、血细胞比容（HCT）及钾、钠、钙等电解质的分析和测量，提供诊断和治疗的依据。现在的血气分析仪不仅能测血气，同时还能测量电解质的含量。

2. 干式血气分析仪的使用和维护。

1）使用操作。

（1）开机，出现检测菜单。

（2）选择卡片：输入操作者姓名、患者 ID 号或按"ENT"键忽略。

（3）按"扫描"键，扫描测试片批号条码。

（4）出现"请插入测试片"的图示，注入样本至测试片并将测试片水平插入。

（5）按键输入血液类型。

（6）2min 后显示结果，并可打印。

2）结果查看。

（1）开机，出现检测菜单。

（2）按菜单切换键，出现主菜单。

（3）选择菜单中的"数据回顾"，点击查看列表即可显示所有结果记录。

（4）翻页，选择要查看的结果。

（5）回顾最后一次检测结果。

3）日常维护保养及注意事项。

（1）配有充电镍氢电池，每次充电务必充 14~16h。

（2）操作时务必将分析器放在桌面上，水平插入模拟器或测试片。

（3）测试片保存温度为 2~8℃。

（4）测试片恢复室温后可保证 2 个月内有效（一旦从冰箱取出，不要再放回）。单片测试片从冰箱取出 5min 后即可检测，整盒测试片从冰箱取出 1h 后即可检测。

（5）手持测试片时，切勿用力挤压测试片中央，以免弄破定标液袋及气囊。

（6）模拟器或测试片插入主机，屏幕显示锁定图标后，一定不能拔出。如果插入后屏幕出现"黑屏"，则表示电池电压不足，须更换电池，锁定图标消失后方可拔出。

（7）分析器及模拟器用后保存在盒内，保持清洁、干燥，切勿跌落、撞击和被污染。

（8）电池电压如低于 6V，需更换电池后使用。

（9）切勿用手触摸模拟器的电极排，以防污染。

（10）绝对避免将纤维、液体或血液等由模拟器或测试片带入分析器内，测试片在插入主机之前要保证表面无任何液体等污染物。

3. 湿式血气分析仪的使用和维护。

1）使用操作。

（1）该仪器正常待机界面如图 4-10-4：仪器状态良好，所有参数颜色均为绿色。

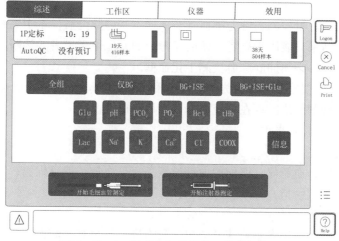

图 4-10-4　湿式血气分析仪正常待机界面

（2）选择合适的动脉采血针采血并充分混合血样：让血样与抗凝剂充分混合。

（3）排除注射器顶端血。注射器顶端血易凝结，不能代表样本。

（4）输入样本 ID、患者体温及吸氧状况。

（5）在"综述"屏幕上，选择/取消所需的参数或参数组合。

（6）点击血气分析仪屏幕下方的"开始注射器测定"图标。

（7）在仪器自动打开进样口、灯亮时，将注射器插入红色进样口，并按"是"，等待样本吸入（图 4-10-5）。

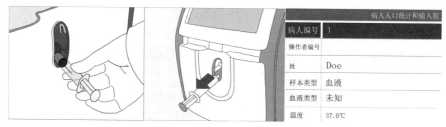

图 4-10-5　样本吸入、拔出注射器及输入患者编号

（8）当出现"移除注射器"提示后，拔出注射器并按下"是"。

（9）开始测定。

（10）输入患者编号，等待结果打印。

2）日常维护保养及注意事项。

（1）血气标本：1 支肝素加入 100mL 去离子水，冰箱冷藏。干净注射器抽吸 2 次后，采血待用，建议使用动脉采血针。

（2）动脉采血后，立即排除注射器内空气，并密封处理，混匀标本。

（3）标本上机检测时，需要充分混匀标本。按照操作流程检测标本。

（4）输入所有的输入值。必须输入正确的样本类型，以免产生错误值。

（二）血糖仪

血糖仪可用于定量检测新鲜毛细血管全血样本和静脉全血样本中葡萄糖的含量。血糖仪检测的血糖结果只能用于患者疗效的参考，而不能用于患者的诊断。当检测结果与临床表现不一致时，必须抽静脉血检测生化血糖。

1．原理：血糖仪检测方法分为电化学法和光化学法，一般采用电化学法，主要是葡萄糖氧化酶电极测量法。现在主流血糖仪采用吸血式。

2．使用操作及注意事项。

1）使用操作。

（1）准备用物：血糖仪、匹配的血糖试纸条、采血针、消毒棉签、75％消毒乙醇。

（2）检查和消毒手指，待干。

（3）插入试纸条开机。

（4）用采血针刺破患者手指使其流出适量血样，弃去第一滴血。

（5）血糖仪屏幕显示采血时，使试纸条测试区接触血样，试纸条自动吸血，计算和显示血糖值。

（6）用消毒棉签按压患者针刺部位 1～2min 止血。

（7）记录血糖值和监测时间。

（8）取下用过的试纸条弃于医疗垃圾袋，将用过的采血针放入锐器盒。

2）注意事项。

（1）测血糖前，确认血糖仪上的批号与试纸条批号一致，试纸条在效期内。

（2）确认消毒部位消毒液干透后实施采血，让血液自然流出，取血过程中勿过分按摩和用力挤压。

（3）勿触碰试纸的测试区，避免试纸条被污染。

3．影响血糖准确性的因素。

1）贫血患者用血糖仪测定血糖时，结果偏高；红细胞增多症、脱水或高原地区人群用血糖仪测定血糖时，结果则会偏低。

2）消毒后手指未干进行测量，残余消毒液会影响测定值。

3）患者过度紧张会使血糖升高。

4）患者使用的某些药物会对测定结果有影响，如大量的维生素 C、谷胱甘肽等会使结果偏低，静脉滴注葡萄糖会使结果偏高，大量输液也会影响测定结果。

4．日常维护保养。

1）血糖仪测试区内不能有血渍、灰尘等污染物。宜用软布蘸清水轻轻擦拭，不用清洁剂或乙醇等有机溶剂清洁。

2）血糖仪的校准。

（1）血糖仪在下述情况下应校准：第一次使用时；使用新一瓶试纸条时；怀疑血糖仪或试纸条出现问题时；血糖仪跌落后。使用校准液进行校准，校准液在开瓶后3个月内有效。

（2）质量控制：每月进行血糖仪校准一次，每6个月与实验医学科进行生化比对，以评估血糖仪检测结果的准确性。记录每台血糖仪的质量控制结果，包括测试时间、仪器的校准、试纸条批号及效期、仪器编号及质量控制结果。如果质量控制结果超出范围，则不能使用，应查找原因并及时纠正，重新进行质量控制测定，直至获得正确结果。

（三）自体血液回收机

自体血液回收是将患者术中的出血进行回收、过滤、分离、清洗、净化后再进行回输。自体血液回收可以有效降低异体输血的并发症，缓解血源紧张，为患者节约医疗费用。

1. 工作原理及结构：自体血液回收机通过负压吸引将患者创伤或术中的失血收集到一次性使用的血液收集装置内，在吸引过程中血液与适当剂量的抗凝剂混合，经多层过滤后再利用离心原理将血液回收罐内的血细胞分离出来，把废液、破碎细胞及抗凝剂等排入废液袋中。期间用生理盐水或复方林格液对血细胞进行清洗、净化、浓缩，然后再将纯净、浓缩的血细胞保存在血液成分收集袋中并回输给患者。（图4-10-6）

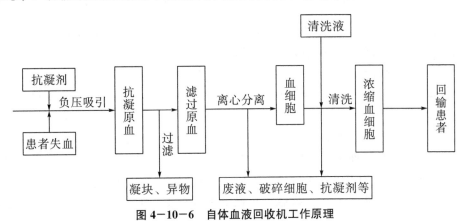

图4-10-6　自体血液回收机工作原理

自体血液回收机主要由离心杯、离心机舱、离心机、空气探测器、泵、管路和阀门、储血器、称重传感器、控制面板、显示屏等组成。

2. 适应证和禁忌证。

1）适应证。

（1）创伤、外伤、战伤出血，如大血管损伤、肝脾破裂大出血抢救。

（2）心血管手术。

（3）骨科手术（全髋关节置换、脊柱手术等）。

（4）脑外科手术（脑膜瘤、动脉瘤等）。

（5）妇科手术（异位妊娠破裂大出血等）。

（6）腹部外科手术（门静脉高压分流术）。

（7）器官移植手术（心脏、肝）。

（8）泌尿外科手术。

（9）回收术后无污染的引流液。

2）禁忌证。

（1）被细菌等严重污染的血液。

（2）败血症。

（3）被恶性肿瘤细胞严重污染的血液。

（4）开放性创伤超过 6h。

3. 使用操作：主要过程可分为收集（抗凝）、进血、清洗、排空、浓缩、回输。

1）主要物品准备。

（1）一次性血液回收装置。

（2）一次性血液收集管路。

（3）一次性血液收集装置。

（4）生理盐水。

（5）肝素（25000U）。

（6）注射器。

（7）消毒用品。

（8）止血钳。

2）设备检查：将自体血液回收机放置在合适位置，刹车制动，接通电源，检查设备是否处于良好工作状态。按松夹键，关闭电源。

3）安装一次性耗材。

（1）配制抗凝剂：500mL 生理盐水＋12500U 肝素 2 支，混合均匀并注明肝素，置于设备挂钩上备用。

（2）一次性血液收集装置（储血器）：吸引、储存、过滤原血的装置，容量有 2000mL 和 3000mL 两种。在打开外包装之前，须检查外包装有无破损、消毒日期、灭菌标志，检查无误后打开。将其放置在托架上，其上有吸血管接口和负压吸引接口，内部有多层过滤装置。将三通与血液收集装置出血口相连（注意无菌操作），关闭止通夹备用。

（3）检查一次性血液收集管路的消毒日期、灭菌标志及外包装有无破损。检查无误后，以无菌方式打开，取出负压吸引管路，一端与储血器的负压吸引接口相连，另一端与负压吸引器或中心负压吸引相连（负压最好控制在 150mmHg 左右，确保吸引管路畅通）。

（4）当手术台上铺好无菌单后，将一次性血液收集管路（含吸血管、输液针头）递给台上医务人员，台上人员将血液收集管路一端连接至吸引头，另一端则由台下人员将管路上的吸血管与储血器相连，输液针头则插入抗凝剂中，打开输液管路调速器，吸入 50～100mL 抗凝剂，对管路进行预冲，防止储血器滤网内发生凝血，预冲好后将抗凝剂调节为 15～20 滴/分备用，并根据吸入原血的量、浓度及速度随时调节抗凝剂滴速，抗凝剂与原血比例为 1：（5～7）。每隔 5～10min 轻摇一次储血器，使抗凝剂与血液混合均匀，防止凝血。

（5）检查一次性血液回收装置的消毒日期、灭菌标志及外包装有无破损，检查无误后方可使用。

（6）打开机器离心井盖、固定臂及泵盖，开始安装，流程如下：

①将废液袋挂在机器一侧的挂钩上备用。

②血液回收罐（离心杯）是分离、清洗、净化、浓缩血液的核心装置，安装时左手按压立杆固定离心底盘，右手握住血液回收罐罐体，将罐底外侧壁三个卡槽对准离心底盘上的三个卡柱顺时针转动，听到响声后确定安装到位。在固定壁的一侧装有血层探头装置，用来感知血层。注意进出液管位置（高进低出），锁紧固定壁，推紧进出液管（消毒时处于松弛状态）。将出液管与废液袋相连，将进血管卡入卡槽，装入气泡探头，检查管路是否顺畅、安装是否到位，盖好离心井盖。

③安装泵管，固定一端，顺时针转动泵体，将泵管转入液体滚压泵，适当拉紧，盖好泵盖。

④将黄色（进血管）管道、绿色（清洗管）管道、红色（排空管）管道分别装入相应色标的管道夹内。

⑤将进血管与储血器下端的三通接头相连，将清洗管与清洗液相连，将排空管与收集袋连接，确保连接紧密。

⑥上述安装操作如图 4-10-7，安装完毕，注意检查管路是否有打折、扭曲，无误后进行下一步操作。

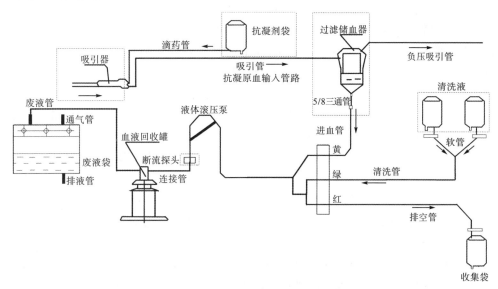

图 4-10-7 血液回收管路连接示意图

⑦当血液收集装置内存有 600～800mL 抗凝原血时，可以处理。当血液较稀释时可达到 1000mL 再处理。

4) 设备操作。自体血液回收机控制面板如图 4-10-8。

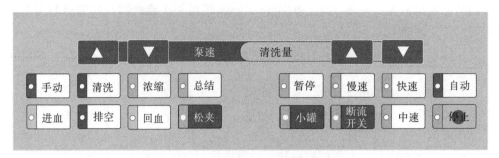

图 4-10-8　自体血液回收机控制面板

（1）开机，屏幕显示型号及提示界面。按"手动"键，选择手动程序。

（2）取下止血钳，打开各管路止通夹。按"进血"键，离心机转动，离心转速为 0~5600 转/分，回收血液时用 5600 转/分、分离血小板时用 2400 转/分。当离心转速上升为 5600 转/分时，进血夹打开，液体滚压泵以 500mL/min 的恒定速度将血液收集袋内的抗凝原血转到血液回收罐内，对血液进行分离。当血层达到一定厚度后被血层探头感知，显示屏上会显示"探到血层"图标，此时血球压积大于 50% 的，可以进行下一程序"清洗"。

（3）按"清洗"键，清洗夹打开，液体滚压泵以 500mL/min 的恒定速度将清洗液转到离心杯内，对血细胞进行清洗，其中肝素清洗率为 98%，游离血红蛋白为 98%。每按一下泵速增减键增加或减少 50mL/min，当出液管路与进液管路相比，颜色清亮不带有血色且清洗量在 1000mL 以上时，就可以进行下一程序"排空"（骨科和脑外科的手术对血细胞破损比较严重，清洗量应追加到 1500~2000mL）。

（4）按"排空"键之前一定要先确保排空管路的止通夹处于打开状态，避免崩血。离心速度下降为 0 时，液体滚压泵反转将血细胞排到收集袋内。每罐血细胞容量是 250mL，如未排净可重复按"排空"键直至排净。

（5）当储血器内血液进入血液回收罐，血球压积较低，收集袋内有处理好的血细胞时，按"浓缩"键，收集袋内的血细胞返回到血液回收罐内，感知到后再清洗。

（6）当储血器内血液进入血液回收罐，血球压积较低，但是收集袋内没有处理好的血细胞时，按"回血"键，将血液回收罐内的血液转回血液收集装置，等待更多的血液一起处理。

（7）自体血液回收机手动和自动程序可以相互转换，按"自动"键进入自动操作界面。自动操作有快速、中速、慢速三个速度选择，快速主要用于大出血手术，中速主要用于心血管等常规外科手术，慢速主要用于骨科及脑外科手术。

按"快速"键离心速度开始上升，当达到 5600 转/分时，液体滚压泵以 600mL/min 的速度，将储血器内的抗凝原血转到血液回收罐内，当血层探头感知到血层后自动进入清洗程序，每按一下泵速增减键增加或减少 100mL/min；如血层探头感知不到血层，可以转换到手动清洗程序，直接按"清洗"键进入清洗程序，完成回收全过程。按"暂停"键，泵速降为 0 但是离心速度不变，重复按"暂停"键机器恢复原工作状态，在更换清洗液时也按此键。按"停止"键，泵速及离心速度全部降为 0，三个管道夹原位不动，所以当出现任何紧急情况时，按"停止"键。

（8）部分自体血液回收机增加了小罐功能，小罐的容积是每罐 125mL，在一些出血量较少或儿童手术中，可以选择小罐功能。在进入手动或自动界面时按"小罐"键，显示屏显示"小罐"字样。小罐程序处理过程与大罐相同，速度变化为手动操作时进血 200mL/min、清洗 150mL/min、排空 500mL/min，自动操作时进血、清洗不变，排空分别为 600mL/min、500mL/min、300mL/min。如果要恢复大罐程序必须关机重启。如果安装小罐但未选择小罐程序，则易导致血球压积低于 50%，肝素清洗率及游离血红蛋白大于 98%，部分红细胞流失。

（9）按"总结"键，显示屏上会显示当前各程序总数据，仅供参考。按"松夹"键，并在松夹状态下关机，便于下次安装。

4. 注意事项。

1）操作未完成勿按"松夹"键。

2）遇到紧急情况按"停止"键。

3）通常情况下不关闭报警功能。

4）当术中遇到血液污染时停止吸血。

5）如吸入原血较多（大出血），应及时增加抗凝剂滴速。

6）自体血液回收机有泵保护功能，当因管路安装不当而发生碾管现象时，液体滚压泵停止转动，恢复正常后泵不能恢复工作状态，应关机重启。

5. 清洁消毒与日常维护保养。

1）清洁消毒：使用医院规定的清洁剂进行去污及日常清洁。

2）日常维护保养。

（1）定期检查，确保机器功能良好。

（2）专人管理，做好使用维护记录。

【思考题】

1. 麻醉科最常用的仪器设备有哪些？

2. 简述除颤仪的维护与保养。

（聂伟　殷小容）

第五章 麻醉科医院感染预防与控制

医院感染管理是医院管理的重点内容，是保证患者医疗安全的重要举措之一。管理上的疏漏不仅严重威胁患者的身心健康，也会造成现有卫生资源的浪费。麻醉科作为医院的一个重要临床科室，针对术中患者感染的危险因素，有效践行国家医院感染相关管理规范、医院的相关管理制度，并将操作规程贯穿于患者围手术期诊疗护理全过程，对预防和控制医院感染、提高医疗质量和促进健康具有十分重要的意义。

第一节 麻醉科医院感染管理制度

一、组织管理与岗位职责

（一）成立感染控制管理小组

根据等级医院评审标准和医院感染管理组织体系建设要求，麻醉科成立感染控制管理小组，由科室主任、护士长和专职的医院感染监控人员组成，设科室兼职感染控制医师和护士，科室主任和护士长为感染控制管理的第一负责人。

（二）感染控制管理小组职责

1. 认真落实医院感染预防与控制、传染病管理的相关法律法规、规章制度和标准，并根据本科室的特点，制定科室医院感染管理制度、消毒管理措施等，并组织落实。

2. 在医院感染控制管理部指导下，对科室医院感染及其相关危险因素进行监测（包括目标性监测）和分析，针对问题提出预防和控制措施，降低医院感染发生率，严防医院感染暴发流行。

3. 负责监督检查本科室抗菌药物使用情况，定期总结分析，不断提高合理使用抗菌药物水平和微生物学检查比例。

4. 定期督查本科室医护人员手卫生、无菌操作技术、消毒隔离、职业安全防护、多重耐药菌医院感染控制、医疗废物管理等工作情况，总结分析与持续改进。

5. 组织开展本科室医院感染病例、法定传染病的报告工作，发现特殊传染病患者或疑似特殊传染病患者时，立即报告医院感染管理部和医疗质量管理部。

6. 当发现本科室有医院感染暴发趋势时，立即报告医院感染管理部，并积极协助调查和落实各项控制措施。

7. 定期组织科室医护人员开展医院感染相关知识和技能的培训与考核工作。

8. 加强对保洁员、转运工勤人员等卫生、消毒隔离基本知识和防护方法的教育培训。

（三）兼职感染控制医师职责

1. 在科室主任和专职医院感染监控人员的指导下，负责本科室医院感染监控和法定传染病疫情的报告管理，并负责相关资料的收集与上报工作。

2. 督促检查本科室医师对医院感染预防与控制制度的落实情况，积极预防与控制因手卫生、无菌操作技术、消毒隔离、抗菌药物使用、诊疗方案等不当造成的医院感染，严防医院感染暴发流行。

3. 督促本科室医师经常了解患者的病情变化，遇疑似医院感染病例时，及时采集送检标本进行细菌培养、药敏试验等相关检测，确诊后及时填写医院感染个案调查表，总结分析科室医院感染情况并向科室主任汇报。

4. 发现医院感染暴发流行或多重耐药菌医院感染病例时，应立即向科室主任及医院感染管理部汇报，积极协助专职医院感染监控人员查找医院感染发生的原因，提出有效控制措施，并积极投入感染控制与患者救治工作。

5. 督促本科室医师严格按照国家要求做好法定传染病疫情的报告与管理工作。

6. 积极配合专职医院感染监控人员开展医院感染危险因素等相关调查及相关科研工作。

7. 积极开展或配合医院感染管理部开展临床重点环节、重点人群、重点部位医院感染目标监测工作。

8. 协助科室主任做好医院感染预防与控制相关法律法规与规章制度的培训工作，做好培训学习记录。

（四）兼职感染控制护士职责

1. 在护士长领导和科室感染控制管理小组组长的指导下，做好本科室医院感染预防与控制工作。

2. 督促检查本科室护士对医院感染预防与控制制度的落实情况，积极预防与控制因手卫生、无菌操作技术、消毒隔离、护理措施等不当造成的医院感染，严防医院感染暴发流行。

3. 督促本科室医护人员、保洁员认真践行《医疗废物管理条例》，严防医疗废物流失、泄漏、扩散等意外事件发生。

4. 对确诊的医院感染病例，督促主管医师按时填报医院感染个案调查表，并积极采取相关感染预防与控制措施；积极配合专职医院感染监控人员开展医院感染危险因素等相关调查及相关科研工作。

5. 积极开展或配合医院感染管理部开展重点环节、重点人群、重点部位医院感染目标监测工作。

6. 协助护士长做好科室医院感染管理相关法律法规、规章制度及消毒隔离措施的培训工作，并做好培训学习记录。

二、手术间人员管理制度

1. 麻醉科工作人员应遵守手术间医院感染管理相关规定和制度。

2. 进入手术间工作的麻醉科工作人员应严格按要求着装。

1）按要求更换手术间专用洁净工作服，保持工作服清洁干燥，一旦污染应及时更换。

2）帽子应当完全遮盖头发，口罩遮盖口鼻。

3）不应佩戴不能被工作服遮盖的首饰（戒指、手表、手镯、耳环、珠状项链），上班时间不可美甲。

4）工作中，因需要外出手术间时，应按要求着手术间外出衣和鞋。

5）手术结束按管理要求归还手术间洁净工作服和手术拖鞋。

3. 进入洁净区的非麻醉科工作人员（麻醉参观人员、工作检查人员、设备维修人员等）须严格按照手术间管理要求更换手术间专用隔离衣、拖鞋并规范佩戴口罩、帽子。

4. 遇有特殊感染患者手术时，麻醉科工作人员应按要求严格落实相关消毒隔离措施。

5. 有明显皮肤感染或患有流行性感冒等气道疾病，以及携带或感染多重耐药菌的医护人员，在未治愈前不应参加手术麻醉。

三、消毒隔离制度

1. 麻醉科环境与布局：手术区分区明确、布局合理、标识清楚、洁污分流，人流通道和物流通道合理。PACU分区明确（治疗区、监护区、污物处置区），监护区床与床间距至少达1.2m，以方便抢救和工作人员进行操作，管理流程符合规范要求。

2. 严格按照无菌原则合理安排手术，无菌手术和污染手术应分室进行，如必须在同一手术间进行，应先做无菌手术，后做污染手术。特殊感染手术须注明感染情况，严格按照感染管理规范和操作规程进行麻醉与管理。

3. 药品、无菌物品管理。

1）应专室或专柜存放，分区分类管理，标识醒目。

2）无菌物品及药品库房存储环境管理要求。

（1）环境的温度、相对湿度管理：符合《医院消毒供应中心　第1部分：管理规范》（WS 310.1—2016）的规定，室内温度低于24℃，相对湿度低于70%。

（2）物体表面清洁与消毒管理：室内物体表面湿式卫生，每日清洁与消毒1~2次，保持存储环境清洁，并做好相关记录。物体表面细菌菌落总数≤5CFU/cm^2。

（3）空气消毒管理：每日定时消毒，采用洁净技术的空气洁净度应达到洁净用房Ⅳ级要求，空气平均菌落数≤6CFU/30min，Φ90 皿；采用非洁净技术的空气平均菌落数

≤4CFU/15min，Φ90 皿。

3）无菌物品存放架或柜距地面≥20cm，距墙≥5cm，距天花板>50cm。

4）麻醉药品、无菌物品设专人管理，入库前应拆卸外包装，并按灭菌日期顺序存放，接触无菌物品前应洗手或手消毒，并遵循先进先出的使用原则做好效期管理。一次性使用无菌物品严禁重复使用。

5）无菌物品存放效期管理。

（1）使用普通棉布材料包装的无菌物品，效期宜为 14 天。

（2）一次性纸袋包装的无菌物品，效期宜为 30 天；一次性医用皱纹纸、医用无纺布包装的无菌物品，效期宜为 180 天；一次性纸塑袋包装的无菌物品，效期宜为 180 天。

（3）硬质容器包装的无菌物品，效期宜为 180 天。

4. 麻醉操作、麻醉维持及麻醉复苏过程中，认真落实标准预防，严格遵守无菌技术操作规范，防止交叉污染和医院感染发生。

5. 麻醉监测系统、麻醉机及其他相关设备的表面应保持清洁。所有设备使用一次后，须按规定进行清洗、消毒或灭菌。

6. 行椎管内麻醉、气管插管全身麻醉、深静脉穿刺术、动脉穿刺术及吸痰术等有创操作时应严格执行无菌技术操作规范，以上所用医疗用品必须做到一人一用一灭菌。

7. 接送患者的手术平车或转运床按要求定时清洁与消毒，直接接触患者的床上用品（如床单、被套、枕套等）须一用一换，间接接触患者的床上用品（如被芯、枕芯、褥子等）应定期清洗与消毒，遇污染须及时更换。

8. 每位患者麻醉结束后，所用一次性医疗用品如吸痰管、气管导管、牙垫、面罩、螺纹管等均严格按照医疗废物管理规范进行分类处置，所有可重复使用的麻醉器具按要求送消毒供应中心进行清洗、消毒或灭菌。

9. PACU 的环境卫生学要求：环境物体表面菌落数≤5CFU/cm²；采用洁净技术的空气洁净度应达到洁净用房 Ⅳ级要求，空气平均菌落数≤6CFU/30min，Φ90 皿；采用非洁净技术的空气平均菌落数≤4CFU/15min，Φ90 皿。

10. 特殊感染麻醉手术后，手术间地面、物体表面、空气和手术用品必须根据感染类别按要求严格进行清洁、消毒处理。

11. 定期组织开展科室医护人员医院感染相关知识和技能的培训与考核工作。

12. 加强对科室保洁员、转运工勤人员等卫生、消毒隔离基本知识和防护方法的教育培训。

13. 麻醉医护人员应加强自身的防护，正确佩戴防护用品，如为特殊感染患者实施麻醉或护理过程中可能遇飞溅、雾化、喷雾等情况，需佩戴防护眼镜、防护面罩，防止职业暴露的发生。

14. 根据医院感染管理要求，科室建立有效的手术感染监测网络，及时发现、及时上报，并采取有效的感染预防与控制措施，预防医院感染的暴发，保障患者医疗安全和医护人员健康。

第二节　麻醉科纤维支气管镜的消毒与处理制度

　　纤维支气管镜是透光度高的玻璃或光学纤维组成的导光束，适用于临床困难气道的经口/经鼻气管插管引导定位或支气管检查的软式内镜。纤维支气管镜的使用应严格按照《软式内镜清洗消毒技术规范》（WS/T 507—2016）相关要求进行，以确保使用安全和避免医院感染的发生。

一、管理要求

　　1. 有条件的医院的纤维支气管镜的清洗、消毒可由内镜诊疗中心（室）和消毒供应中心负责。

　　2. 麻醉医师进行纤维支气管镜操作时，应按照标准预防原则和《医院隔离技术规范》（WS/T 311—2009）的要求做好个人防护，穿戴必要的防护用品。

　　3. 纤维支气管镜的数量应与诊疗工作量相匹配。

　　4. 纤维支气管镜的运送容器内表面应光滑、无缝隙，便于清洁和消毒。

　　5. 麻醉科使用后的纤维支气管镜应进行高水平消毒。

二、清洗消毒流程

　　纤维支气管镜清洗消毒流程图如图 5-2-1。

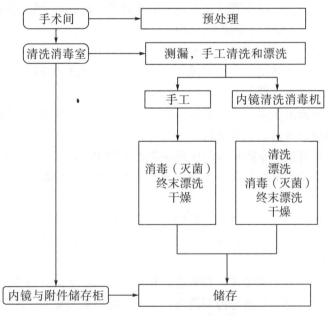

图 5-2-1　纤维支气管镜清洗消毒流程图

（一）预处理

1. 纤维支气管镜从患者体内取出后，在与光源、视频处理器拆离之前，应立即用含有清洗液的湿巾或湿纱布擦去外表面污物，擦拭用品应一次性使用。

2. 反复送气与送水至少10s。

3. 将纤维支气管镜的先端置入装有清洗液的容器中，启动吸引功能，抽吸清洗液直至其流入吸引管。

4. 盖好纤维支气管镜防水盖。

5. 放入运送容器，送至负责清洗消毒的部门。

（二）测漏

1. 取下各类按钮和阀门。

2. 连接好测漏装置，并注入压力。

3. 将纤维支气管镜全浸没于水中，使用注射器向各个管道注水，以排出管道内气体。

4. 首先向各个方向弯曲纤维支气管镜先端，观察有无气泡冒出；再观察插入部、操作部、连接部等部分是否有气泡冒出。

5. 如发现渗漏，应及时报修送检。

6. 测漏情况应有记录。

也可采用其他有效的测漏方法。

（三）清洗

1. 在清洗槽内配制清洗液，将纤维支气管镜、按钮和阀门完全浸没于清洗液中。

2. 用擦拭布反复擦洗镜身，应重点擦洗插入部和操作部，擦拭布应一用一更换。

3. 刷洗纤维支气管镜的所有管道，刷洗时应两头见刷头，并洗净刷头上的污物。反复刷洗至没有可见污物。

4. 连接全管道灌流器，使用动力泵或注射器将各管道内充满清洗液，浸泡时间应遵循产品说明书。

5. 刷洗按钮和阀门，适合超声清洗的按钮和阀门遵循生产厂家的使用说明进行超声清洗。

6. 每清洗1个纤维支气管镜后应更换清洗液。

7. 将清洗刷清洗干净，高水平消毒后备用。

（四）漂洗

1. 将纤维支气管镜连同全管道灌流器、按钮、阀门一起移入漂洗槽。

2. 用动力泵或压力水枪充分冲洗纤维支气管镜各管道至无清洗液残留。

3. 用流动水冲洗纤维支气管镜的外表面、按钮和阀门。

4. 用动力泵或压力气枪向各管道充气至少30s，去除管道内的水分。

5. 用擦拭布擦干纤维支气管镜外表面、按钮和阀门，擦拭布应一用一更换。

（五）消毒

1. 将纤维支气管镜连同全管道灌流器、按钮、阀门一起移入消毒槽，全部浸没于消毒液中。

2. 用动力泵或注射器，将各管道内充满消毒液，消毒方式和时间应遵循产品说明书。

3. 更换手套，向各管道至少充气 30s，去除管道内的消毒液。

（六）终末漂洗

1. 将纤维支气管镜连同全管道灌流器、按钮、阀门一起移入终末漂洗槽。

2. 用动力泵或压力水枪取纯化水或无菌水冲洗内镜各管道至少 2min，直至无消毒液残留。

3. 用纯化水或无菌水冲洗纤维支气管镜的外表面、按钮和阀门。

4. 采用浸泡灭菌的纤维支气管镜应在专用终末漂洗槽内使用无菌水进行终末漂洗。

5. 取下全管道灌流器。

（七）干燥

1. 将纤维支气管镜、按钮和阀门放在铺设无菌巾的专用干燥台，无菌巾应每 4h 更换一次。

2. 用 75％～95％乙醇或异丙醇灌注所有管道。

3. 用压力气枪取洁净压缩空气向所有管道充气至少 30s，至其完全干燥。

4. 用无菌擦拭布、压力气枪干燥纤维支气管镜外表面、按钮和阀门。

5. 安装按钮和阀门。

三、质量控制过程的记录与可追溯要求

1. 应记录每个纤维支气管镜的使用及清洗消毒情况，包括诊疗日期、患者标识、纤维支气管镜编号（均应具唯一性），清洗消毒的起止时间及操作人员姓名等。

2. 记录应具有可追溯性，消毒液浓度监测记录的保存期应≥6 个月，其他监测资料的保存期应≥3 年。

四、监测要求及方法

（一）清洗质量监测

1. 应采用目测方法对每个纤维支气管镜进行检查。纤维支气管镜表面应清洁、无污渍。清洗质量不合格的，应重新处理。

2. 可采用蛋白残留测定、三磷酸腺苷（ATP）生物荧光测定等方法，定期监测纤维支气管镜的清洗效果。

（二）消毒质量监测

1. 消毒纤维支气管镜应每季度进行一次生物学监测。监测采用轮换抽检的方式，每次按 25% 的比例抽检。纤维支气管镜数量不超过 5 个的，应每次全部监测；多于 5 个的，每次监测数量应不低于 5 个。

2. 监测方法应遵循《医院消毒卫生标准》（GB 15982—2012）的规定，消毒合格标准：菌落总数≤20CFU/件，不得检出致病性微生物。

3. 当怀疑医院感染与纤维支气管镜诊疗操作相关时，应进行致病性微生物检测，方法应遵循《医院消毒卫生标准》（GB 15982—2012）的规定。

（三）其他

1. 采样时间：在消毒或灭菌处理后存放效期内采样。

2. 采样监测方法：取清洗消毒后纤维支气管镜，采用无菌注射器抽取 50mL 含相应中和剂的洗脱液，从活检口注入冲洗纤维支气管镜管路，并全量收集（可使用蠕动泵）送检。将洗脱液充分混匀，取洗脱液 1.0mL 接种于每皿倾注 15～20mL 冷至 40～45℃的熔化营养琼脂培养基的平皿，于 36℃±1℃恒温箱培养 48h，计数菌落数（CFU/件）。将剩余洗脱液在无菌条件下采用滤膜（0.45μm）过滤浓缩，然后将滤膜接种于凝固的营养琼脂培养基上（注意不要产生气泡），于 36℃±1℃恒温箱培养 48h，计数菌落数。

第三节 麻醉机和麻醉用具的消毒灭菌管理

麻醉机和麻醉用具的使用应根据国家《医疗机构消毒技术规范》（WS/T 367—2012）和《医院感染管理办法》管理要求进行，科室需建立完善的麻醉机和麻醉用具的感染预防与控制管理制度和操作规程，并严格实施，以保证使用安全。

一、麻醉机的消毒灭菌管理

麻醉机是向呼吸系统分配并输送各类医用麻醉气体及蒸气的设备，是常规医疗设备。麻醉机主要组成部分有气体供给和控制回路系统、呼吸和通气回路系统、CO_2 吸收系统、监护和报警系统。

（一）管理要求

1. 麻醉机消毒方法应符合《医院消毒卫生标准》（GB 15982—2012）的规定，可参照《呼吸机临床应用》（WS 392—2012）和《医疗机构消毒技术规范》（WS/T 367—2012）的规定。

2. 麻醉机消毒后的菌落总数应达到《医院消毒卫生标准》（GB 15982—2012）的

要求，合格标准：菌落总数≤20CFU/件，不得检出致病性微生物。

（二）清洗消毒

1. 基本要求。

1）麻醉科应当加强使用后麻醉机清洗消毒的质量监督检查工作，有效控制麻醉机相关感染的发生。

2）为保证患者安全，应当结合医院的实际情况制定切实可行的麻醉机及管路清洗消毒管理制度。

3）从事麻醉机清洗消毒工作的人员，应当具备麻醉机清洗消毒方面的知识，接受相关的医院感染管理知识培训，严格遵守有关规章制度。

4）工作人员清洗消毒麻醉机时应穿戴防护用品，包括工作服、口罩、帽子、手套等。

5）麻醉科需要配备专用麻醉机清洗消毒机，暂时无专用清洗消毒机的医院可设置专门区域对麻醉机及管路进行清洗消毒。

6）根据工作需要，推荐配备相应的清洗消毒设备和用具：清洗消毒机、清洗消毒槽、干燥设备、通风设施、操作台、适用于清洗麻醉机螺旋管路的刷子等。

2. 原则。

1）麻醉机外置回路及附件应一人一用一消毒或灭菌。

2）麻醉机内呼吸回路采用麻醉机回路消毒机进行消毒，也可将内呼吸回路送往消毒供应中心进行清洗、消毒、灭菌处理。

3）重复使用的麻醉机外置回路，消毒前应进行彻底清洁，尽可能将连接部分彻底拆卸，拆卸后应立即清洗、消毒。一次性外置回路使用后按照医疗废物管理规范要求处理。

4）麻醉机内呼吸回路消毒后，其各部件应彻底干燥之后备用。

5）手工清洗消毒时，在保证工作人员安全和环境安全的前提下，应遵循先彻底清洁再进行消毒或灭菌的程序。

6）特殊感染〔包括结核分枝杆菌、人类免疫缺陷病毒（HIV）、乙型肝炎病毒、耐甲氧西林金黄色葡萄球菌（MRSA）、耐甲氧西林表皮葡萄球菌（MRSE）等耐药菌群感染等〕患者使用的麻醉机应清空和更换钠石灰罐，麻醉机管路应单独进行清洗消毒。

7）如临床疑似手术患者感染与使用麻醉机的管路相关，应及时采样抽检，并对麻醉机及其辅助装置进行彻底清洗消毒，检测合格后备用。

8）消毒处理过程中应避免物品再次污染，用化学消毒剂消毒后的麻醉机管路在使用前应用无菌蒸馏水彻底冲洗干净，彻底干燥后保存备用。

3. 方法。

1）麻醉机的外表面（包括界面、键盘、支臂架、电源线、高压气源、管路等）用湿润的纱布擦拭即可（每日1次）。污染严重和麻醉机用毕消毒时，需用75%医用乙醇擦拭，触摸屏式操作面板用湿润的纱布擦拭即可（每日1次），切勿使液体进入麻醉机内部。

2）麻醉机外置回路的清洗消毒。

（1）采用清洗消毒机消毒。

①医护人员在清洗消毒前应穿戴必要的防护用品，如口罩、帽子、防护镜、手套等。

②将麻醉机外置回路的部件完全拆卸，各部件按清洗消毒机生产厂商操作说明所述方法放置，若麻醉机外置回路上有血液、痰痂等污物，可预先加酶液浸泡再清洗。

③正确放置麻醉机外置回路后，按照清洗消毒机生产厂商的说明选择适宜的程序进行清洗消毒。清洗消毒机的最低温度至少应达到 85～90℃，维持时间至少 5min。

④麻醉机外置回路清洗、消毒、烘干自动完成后，装入清洁袋内干燥保存备用。

（2）采用手工清洗消毒。

①医护人员在清洗消毒前应穿戴必要的防护用品，如口罩、帽子、手套、防溅屏、防护镜等。

②彻底拆卸麻醉机外置回路的各处连接，仔细检查管道内有无痰痂、血渍及其他污物残留。

③管路消毒前应按要求清洗干净，管路中如有痰痂或血渍等污物，需在专用的水槽中用含酶液浸泡后使用专用刷彻底清洁干净。

④将洗净的管路及附件采用含氯消毒液浸泡，浸泡时要全部浸泡在消毒液中，管路避免成角，浸泡消毒的中空物品腔内避免有气泡存在。清洗、干燥后的管路也可单独封装进行环氧乙烷消毒灭菌。

⑤消毒方法或消毒液应根据相关规范和各医院的具体情况选择，消毒液的浸泡时间和浓度参照说明书执行。

麻醉机外置回路消毒完成后，干燥保存备用。保存时间根据消毒方法而定。传染病患者及特殊感染患者尽量选用一次性麻醉机外置回路管。

3）麻醉机内呼吸回路的消毒与灭菌：麻醉机使用过程中，通过内呼吸回路向患者提供麻醉混合气体，而患者也通过此系统完成 O_2 和 CO_2 交换。麻醉机内呼吸回路是一个密闭湿热环境，易受到患者唾液和痰液的污染，微生物易生长繁殖，因此加强麻醉机内呼吸回路的消毒、灭菌管理是预防麻醉相关因素导致医院感染的一项重要措施。

（1）消毒：麻醉机内呼吸回路采用专用麻醉机回路消毒机进行消毒。目前，根据麻醉机回路消毒机所使用消毒剂的成分不同，麻醉机回路消毒机主要分为臭氧消毒机和复合醇消毒机。

臭氧消毒机使用的消毒剂为臭氧混合过氧化氢，其虽然对细菌芽孢及霉菌有非常好的杀灭效果，但对回路内铜、铝、橡胶等材质部件有明显腐蚀作用，因此不推荐使用该消毒机。

复合醇消毒机使用的消毒剂为乙醇混合氯己定，将乙醇与氯己定混合，使其以气压式等离子雾化方式分布于麻醉机内呼吸回路。使用时将麻醉机内呼吸回路与消毒机回路通过螺纹枪管进行对接，无需拆卸麻醉机。雾化消毒 10min，解析干燥 20min，即可完成消毒。其主要特点及注意事项：①对麻醉机内呼吸回路和部件无腐蚀性，使用方便；②能达到中水平、高水平消毒效果；③禁止在易燃易爆场合使用；④建议消毒前仔细阅读麻醉机说明书，或请麻醉机生产厂家技术人员指导。

消毒频率：①对无传染病患者使用麻醉机后，建议采用复合醇消毒机对内呼吸回路进行消毒，每7日消毒1次；②对空气传播的传染病（如开放性/活动性肺结核、麻疹、风疹、水痘、肺鼠疫、肺性出血热、H7N9型禽流感等）患者使用麻醉机后，须采用复合醇消毒机对内呼吸回路进行消毒，每例消毒1次；③对非空气传播的传染病患者（如艾滋病、梅毒、肝炎、多重耐药菌感染等）使用麻醉机后，亦建议采用复合醇消毒机对内呼吸回路进行消毒，每例消毒1次。

（2）灭菌：对朊病毒感染的手术患者使用麻醉机后，必须拆卸，将麻醉机内呼吸回路的各部件拆卸后，送医院消毒供应中心进行灭菌。此外，建议医疗机构对使用中的麻醉机，每年至少进行2次拆卸，将内呼吸回路部件送消毒供应中心进行灭菌。灭菌方法的选择按照生产厂家麻醉机使用说明书的要求进行。

4）其他特殊部件的清洗消毒。

（1）麻醉机主机或空气压缩机的空气过滤网：需定期清洗以防灰尘堆积造成细菌繁殖。

（2）麻醉机内部可拆卸的呼气管路、可拆卸麻醉机的流量传感器，应根据各生产厂家提供的方法进行清洗消毒。

（3）麻醉机吸入端或呼出端的细菌过滤器、供气模块滤网、冷却风扇过滤器、防尘网等部件可根据使用要求进行清洗更换。

4. 效果监测。

1）采用化学浸泡消毒的必须每日监测消毒剂浓度，并做好记录，以保证消毒效果。消毒剂使用的时间不得超过产品说明书所规定的期限。

2）消毒后的麻醉机应当至少每3个月监测一次，并做好监测记录。消毒后的麻醉机合格标准参考值为菌落总数≤20CFU/件；如高度怀疑医院感染暴发与麻醉机使用相关，建议检测采样部位，包括外表板、外管路、湿化罐、集水杯、流量传感器、吸入端和呼出端细菌过滤器、麻醉机内部可拆卸的呼气管路等。

二、麻醉用具的消毒灭菌管理

（一）麻醉用具的分类

根据使用过程中造成感染的危险程度，麻醉用具分为高度危险性物品、中度危险性物品和低度危险性物品。

1. 高度危险性物品：进入人体无菌组织、器官、脉管系统或有无菌体液从中流过的物品或接触破损皮肤、破损黏膜的物品，一旦被微生物污染，具有极高感染危险，如硬膜外导管及连接器、麻醉穿刺包、动静脉穿刺针、中心静脉导管等。

2. 中度危险性物品：与完整黏膜相接触而不进入人体无菌组织、器官和血液，也不接触破损皮肤、破损黏膜的物品，如喉镜、气管插管、吸痰管、牙垫、鼻咽通气管、口咽通气管、面罩、麻醉机管道、氧气湿化瓶等。

3. 低度危险性物品：与完整皮肤接触而不与黏膜接触的器材，如听诊器、血压计、袖带、体温计、被褥等。

（二）消毒灭菌管理要求

1）按照《医疗机构消毒技术规范》（WS/T 367—2012）的要求，可重复使用麻醉用具的清洗消毒应由消毒供应中心集中处理。

2）根据麻醉用具使用污染后导致感染的风险高低选择相应的消毒或灭菌方法。

（三）消毒灭菌方法的选择

1. 根据麻醉用具使用污染后导致感染的风险高低选择相应的消毒或灭菌方法。

1）高度危险性物品，应采用灭菌方法。

2）中度危险性物品，应采用达到中水平消毒及以上效果的消毒方法。

3）低度危险性物品，宜采用低水平消毒方法，或做清洁处理；遇有微生物污染时，针对污染微生物的种类选择有效的消毒方法。

2. 根据麻醉用具上污染微生物的种类、数量选择消毒或灭菌方法。

1）对受到致病菌芽孢、真菌孢子、分枝杆菌和经血传播病原体（乙型肝炎病毒、丙型肝炎病毒、HIV 等）污染的麻醉用具，应采用高水平消毒或灭菌。

2）对受到真菌、亲水病毒、螺旋体、支原体、衣原体等微生物污染的麻醉用具，应采用中水平消毒及以上的方法。

3）对受到一般细菌和亲脂病毒等污染的麻醉用具，应采用中水平消毒或低水平消毒的方法。

4）杀灭被有机物保护的微生物时，应加大消毒剂的使用剂量和（或）延长消毒时间。

5）麻醉用具上微生物污染严重时，应加大消毒剂的使用剂量和（或）延长消毒时间。

（四）常用麻醉用具的消毒灭菌管理

1. 麻醉喉镜：麻醉喉镜是临床上进行气管插管时使用的辅助医疗器械。麻醉喉镜由喉镜柄、喉镜片组成，喉镜片分为重复使用喉镜片和一次性使用喉镜片。特殊感染患者宜选用一次性使用喉镜片。

1）喉镜柄和重复使用的喉镜片为直接接触黏膜的中度危险性物品，使用前应选择高水平消毒或中水平消毒方法。有条件的医院，重复使用的喉镜片也可采用低温灭菌。

2）在使用麻醉喉镜过程中，遇困难气管插管暴露声门或操作不当导致患者咽喉部黏膜损伤出血等情况时，使用后的喉镜属于高度危险性物品，重复使用的喉镜片和喉镜柄应进行消毒灭菌，一次性使用喉镜片应使用后按照感染性废物处理。

3）重复使用喉镜清洗消毒流程。

（1）预处理：用流动水初步冲洗，除去血液、黏液等污染物。

（2）拆卸：分离喉镜柄和喉镜片。

（3）清洗：使用拧干水的清洁软布擦拭喉镜柄外表面；清洗喉镜片时，镜片尖端向下，使用流动水向下刷洗镜片，避免灯泡接头处进水。

（4）干燥：使用风干机完全干燥。

（5）消毒：采用中水平及以上消毒剂擦拭消毒，如75％乙醇、季铵盐类化合物的复方消毒剂等。擦拭部位包括喉镜柄和喉镜片，擦拭2遍，待干。

（6）包装与保存：包装前检查喉镜结构与性能，采用一次性塑封包装，按要求注明消毒日期和使用效期、消毒人。

2. 插管钳：插管钳为可重复使用器械，使用后按要求预处理，再送消毒供应中心进行清洗、消毒、灭菌。

3. 插管导丝：可重复使用的插管导丝，使用后送消毒供应中心清洗、消毒、灭菌；一次性使用的插管导丝，按医疗废物分类处理。

4. 钠石灰罐：钠石灰是CO_2吸收剂，没有化学活性时应废弃。钠石灰罐定期浸泡消毒。呼吸系统传染病患者使用麻醉机后，需立即更换钠石灰及清洁消毒简易人工呼吸器、钠石灰罐。

5. 简易人工呼吸器：简易人工呼吸器使用后先拆卸至最小单位，流动水下冲洗，初步去除污染物，再送消毒供应中心清洁消毒后备用。

6. 一次性麻醉器具：气管插管、吸痰管、牙垫、鼻咽通气管、口咽通气管、面罩等，应做到一人一用，使用后按照医疗废物分类管理要求处理。

7. 特殊器材：液体加温仪、血液回收机、心电监护仪、神经肌电刺激仪、除颤仪等特殊仪器使用后可用消毒湿巾擦拭。如有血液污染应及时清除，擦洗干净后再用75％乙醇或500mg/L含氯消毒液擦拭消毒，30min后用清水擦拭。

第四节　麻醉过程中的感染控制措施

在麻醉实施过程中，涉及较多的侵入性治疗等操作，如各种注射、穿刺、插管、监测等及相关器具的使用，加强对麻醉周边设备、麻醉操作等的消毒隔离管理，对有效防止麻醉相关感染因素引起的医院感染十分重要。

一、手卫生感染控制措施

（一）洗手和卫生手消毒设施

麻醉科应配置满足工作需要的流动水洗手和卫生手消毒设施，以便医护人员使用，从而提高医护人员手卫生依从性，预防与控制污染导致的医院感染。

（二）洗手与卫生手消毒指征

1. 根据《医务人员手卫生规范》（WS/T 313—2019）的要求，洗手与卫生手消毒指征如下：

1）接触患者前。

2）清洁、无菌操作前，包括进行侵入性操作前。

3）出现暴露患者体液风险后，包括接触患者黏膜、破损皮肤或伤口、血液、体液、分泌物、排泄物、伤口敷料等之后。

4）接触患者后。

5）接触患者周围环境后，包括接触患者周围的医疗相关器械、用具等物体表面后。

2. 在麻醉实施过程中，以下情况下须进行手卫生：无菌操作（如中心静脉置管术、动脉置管术、静脉输液、打开静脉输液袋）前，摘下手套后，手弄脏或污染后，接触麻醉车内物品前，离开手术间时。

（三）手套的使用

1. 麻醉医护人员在接触患者的血液、体液、分泌物、呕吐物时应戴清洁手套。

2. 气道管理和气管插管时，麻醉医师双手可能会被上气道分泌物污染，且在操作期间无法进行手卫生，这可能使麻醉工作区出现交叉污染。为降低气道感染风险，麻醉医师应考虑在气道管理过程中戴双层清洁手套，并于气管插管后摘除外层手套，操作结束后应尽快脱下内层手套并实施手卫生，以减少交叉感染的发生。

3. 戴手套不能代替手卫生。

（四）手卫生的监测

1. 医疗机构应定期进行医护人员手卫生依从性的监测与反馈，依从性的监测用手卫生依从率表示。手卫生依从率的计算方法：

$$手卫生依从率 = \frac{手卫生执行时机数}{应执行手卫生时机数} \times 100\%。$$

2. 医疗机构应每季度对手术部（间）、内镜中心（室）等部门医护人员进行手卫生消毒效果的监测。当怀疑医院感染暴发与医护人员手卫生有关时，应及时进行监测，并进行相应病原微生物的检测，工作中随机采样，按《医院消毒卫生标准》（GB 15982—2012）的要求进行。

3. 手卫生消毒效果应达到的卫生学标准：手卫生消毒后，监测的细菌菌落总数应≤10CFU/cm²。

二、麻醉工作区环境表面感染控制措施

医护人员双手和周围环境是造成细菌传播的因素，麻醉医师手部污染是麻醉工作区肠球菌和葡萄球菌传播的主要来源。麻醉工作区内仪器设备多，物理结构复杂，不易进行彻底清洁，加上连台手术接台间隙较短（10～15min），进一步影响物体表面清洁消毒工作的落实。

（一）麻醉机

麻醉机表面可考虑使用一次性防护罩，以减少污染和方便术后麻醉机的清洁与

消毒。

（二）麻醉治疗车

在手术接台间隙，应将可触及的麻醉治疗车外表面擦拭干净。为防止物品受污染，麻醉医师打开麻醉治疗车抽屉或麻醉箱前，严格执行手卫生，避免麻醉治疗车内清洁用品被污染。定期对麻醉治疗车内部进行清洁。

（三）麻醉工作高频接触物体表面

1. 常用物品表面：如血压袖带、脉搏血氧探头、心电图导联、肌肉松弛监测导线和传感器，以及麻醉机操作台表面、流量计、APL、静脉输液架和液体加热器等，应在手术接台间隙对其进行表面清洁和消毒。应参照生产厂家的使用说明选择适宜的消毒剂进行消毒。

2. 麻醉工作区鼠标/键盘和触摸屏/显示器：麻醉工作区的鼠标/键盘和触摸屏/显示器是手术中污染最严重的物品表面之一。潮湿的表面，会增加表皮葡萄球菌在接触表面传播的风险。完成每例麻醉后，应使用符合医院和设备生产厂家建议的消毒剂对鼠标/键盘和触摸屏/显示器进行清洁和消毒。目视存在明显污物或污染时，应立即清洁和消毒。建议使用塑料键盘防护罩、密封的医用键盘或可清洗的键盘和触摸屏，以便清洁消毒与保洁。

三、麻醉用药过程感染控制措施

1. 麻醉药品尽量选择使用单剂量的药瓶或包装。
2. 每次抽吸药液前，麻醉医师应对麻醉药瓶橡皮塞和安瓿颈部进行消毒，并按无菌技术操作要求抽取药液。
3. 给患者注射部分药物后，剩余药液在确保无污染情况下只能用于同一患者。
4. 对同一患者进行多次给药时，给药前认真执行手卫生，并按照无菌技术操作要求进行抽药和注射。抽出的无菌药液放置时间不应超过 2h。
5. 无菌药液应现配现用，配制好的静脉输注用无菌药液的放置时间不应超过 2h。
6. 启封抽吸的各种溶媒在未被污染的情况下放置时间不应超过 24h。
7. 注射器和针头须一次性使用，使用后的注射器和针头按照医疗废物分类处理。

四、有创血管置管操作感染控制措施

1. 麻醉医师在实施中心静脉置管术、腋动脉置管术、股动脉置管术、桡动脉穿刺、肱动脉穿刺及足背动脉穿刺等操作时，严格按照无菌技术操作规范进行，使用最大化无菌屏障。最大化无菌屏障应包括佩戴口罩、帽子和戴无菌手套，并在置管时使用无菌单。
2. 在更换导管过程中，操作者也应遵循上述管理要求。

五、医疗废物感染控制措施

医疗废物的规范管理能有效保障环境安全和预防疾病的传播。

(一) 分类收集要求

按照《医疗卫生机构医疗废物管理办法》《医疗废物专用包装物、容器和警示标志标准》和《医疗废物转运车技术要求（试行）》的规定，应采用专用容器和转运车进行医疗废物收集，全部为黄色，并标有醒目的"医疗废物"标志。

1. 感染性废物：包括被患者血液、体液、排泄物污染的物品，如硬膜外导管、螺纹管、面罩、牙垫、吸痰管、一次性喉镜片等，传染病患者或者疑似传染病患者产生的生活垃圾，各种废弃的医学标本，都应放在黄色医疗废物垃圾袋内，若是特殊感染手术废物应套双层黄色医疗废物垃圾袋并注明"××感染"字样，少量的药物性废物可以混入感染性废物，但应当在标签上注明。

2. 病理性废物：包括手术及其他诊疗过程中产生的废弃的人体组织、器官，按要求放在黄色医疗废物垃圾袋内，送相关部门统一处置。

3. 损伤性废物：包括各类医用锐器，如医用针头、穿刺针、玻璃安瓿等。每个手术间配备锐器盒，使用后的锐器直接丢弃于锐器盒内。

4. 药物性废物：包括废弃的一般性药品，药剂部门统一回收，集中处置。废弃的麻醉药品、精神药品、毒性药品等及其相关的废物管理，依照有关法律、行政法规和国家有关规定、标准执行。

5. 化学性废物：包括废弃的过氧乙酸、戊二醛等化学消毒剂等，应用密闭容器收集，交由专门机构处置。

(二) 注意事项

1. 医疗废物不可混入生活垃圾。

2. 隔离的传染病患者或者疑似传染病患者产生的具有传染性的排泄物，应当按照国家规定严格消毒，达到国家规定的排放标准后方可排入污水处理系统。

3. 隔离的传染病患者或者疑似传染病患者产生的医疗废物使用双层包装物，并及时密封。

4. 盛装的医疗废物达到包装物或者容器的 3/4 时，应当使用有效的封口方式，使包装物或者容器的封口紧实、严密。

5. 包装物或者容器的外表面被感染性废物污染时，应当对被污染处进行消毒处理或者增加一层包装。

6. 盛装医疗废物的每个包装物、容器外表面应当有警示标识，在每个包装物、容器上应当贴中文标签，中文标签的内容应当包括医疗废物产生单位、产生日期、类别及需要的特别说明等。

7. 医疗废物交医院废物处置部门回收、登记。登记资料至少保存 3 年。

第五节　特殊感染患者的消毒隔离管理

麻醉科常见特殊感染包括气性坏疽和结核、乙肝、艾滋病、新型冠状病毒感染等传染病，对其感染的预防与控制提出了更高的要求，也增加了医护人员潜在感染的风险。因此，麻醉操作中应严格遵照执行标准预防原则，并根据致病微生物的传播途径采取相应的隔离措施，预防与控制医院感染。

一、消毒隔离一般原则

1. 根据疾病的传播途径（接触传播、飞沫传播、空气传播和其他途径传播），按照相关的规定和制度，采取相应的隔离与预防措施。

2. 参与麻醉的人员严格做好个人防护。

3. 将经气道传播的传染病患者安置在负压手术间，将经接触传播的安置在正压手术间，手术结束后应进行终末消毒处理。

4. 手术间门口应有隔离标志，最大限度减少人员的出入。

5. 转运患者的推床采用一次性防渗漏床单或床罩，一人一用。

6. 麻醉后的物品和环境严格消毒。

7. 严格按照相关规定处理麻醉相关医疗废物。

二、乙型病毒性肝炎、丙型病毒性肝炎、艾滋病、梅毒患者麻醉的消毒隔离措施

乙型病毒性肝炎（以下简称乙肝）、丙型病毒性肝炎（以下简称丙肝）、艾滋病、梅毒均是法定乙类传染病，其病原体通过接触患者的血液和体液传播，也可通过手、媒介物直接接触或间接接触传播。

（一）麻醉前准备

1. 该类手术安排在正压手术间。

2. 手术间门口放置"隔离手术"牌，手术间门上应标识醒目的红色"××感染，谢绝参观"字样。

3. 麻醉工作区的鼠标/键盘和麻醉机因结构复杂，不易进行彻底清理，也是麻醉工作中高频接触的物体表面，建议考虑使用防护罩，以便彻底清洁消毒。

4. 手术间准备：术前了解患者病情，根据麻醉方式做好必须用的麻醉设备和相关物品准备，减少进出手术间的次数，并将与本手术无关的麻醉物品移至手术间外，条件允许时可使用一次性麻醉器具和一次性麻醉机管路。

5. 人员安排：根据手术患者病情和科室人力资源情况合理安排参与麻醉的医师和护士，尽可能精简人员。

6. 麻醉医护人员的防护用品穿戴要求：为乙肝、丙肝患者麻醉应戴一次性手术帽、一次性外科口罩和手套；为梅毒、艾滋病患者麻醉应戴一次性手术帽、一次性外科口罩、一次性隔离衣和手套；进行有可能发生血液、体液喷溅的麻醉操作可佩戴防护面屏、鞋套。

（二）麻醉中隔离防护

1. 静脉注射、动静脉穿刺和术中抽药、给药等应遵循安全注射的原则，避免发生针刺伤。锐器放锐器盒内，避免发生锐器伤。发生职业暴露后应立即按照医院规定的流程上报和处置。

2. 操作中手套发生破损应及时更换。

3. 麻醉医师为全身麻醉患者进行气管插管时，可能接触患者的血液和分泌物，应戴清洁手套，如插管遇患者黏膜有破损情况，应戴无菌手套。操作结束立即脱掉手套，用洗手液清洁双手。

4. 麻醉医护人员接触麻醉车抽屉或麻醉箱前，应严格执行手卫生，避免麻醉车内清洁用品被污染。

5. 麻醉工作区的环境和物体表面一旦被污染应随时处理。对于少量污染物，可用一次性吸水材料（如消毒湿巾）清除，再用含有效氯 2000mg/L 消毒液进行擦拭。对于大量污染物，应使用一次性吸水材料完全覆盖后再将含有效氯 2000mg/L 消毒液倒在吸水材料上，作用 30min 以上，然后清除干净。

（三）麻醉后隔离防护

1. 患者转运与交接注意事项。

1）乙肝、丙肝、梅毒、艾滋病患者术毕应在原手术间内进行麻醉复苏，送入接收病房时应交接患者感染疾病类型，并做好消毒隔离措施。

2）需带回病房的病历、医疗用品、患者个人用品分别使用干净的塑料保护套保护后跟随患者转运。

3）转运时使用一次性清洁大单覆盖患者全身，减少对其他患者、医护人员和环境表面的污染。转运途中备用或使用的监测设备或抢救器材避免被血液、体液、分泌物污染，需要时可用塑料保护套对其进行保护。转运结束后对监测设备、器材进行常规消毒处理。

2. 麻醉医护人员防护用品的脱卸：麻醉医护人员出手术间前，将一次性隔离衣、手套、鞋套、防护面屏等防护用品脱于手术间内，在流动水下洗手，再卫生手消毒，然后才能离开。

3. 重复使用的麻醉器材的处理：重复使用的麻醉器材应预处理后密闭转运到消毒供应中心集中处理，并注意包装转运中外层包装物不被患者血液、体液污染，以免污染周围环境。对受到乙肝、丙肝、梅毒、艾滋病患者污染的纤维支气管镜、（可视）喉镜、简易呼吸囊、储气囊等重复使用的麻醉器材，应根据物品性质采用高水平消毒或灭菌。

4. 医疗废物的处置。

1) 感染性废物：麻醉中所产生的废弃物（包括医疗废物、一次性麻醉器具或耗材、一次性无菌物品外包装等）均应按照感染性废物进行处理，放入双层黄色医疗废物垃圾袋中（确保外层垃圾袋不被患者血液、体液污染，以免污染周围环境），采用鹅颈结式封口，分层封扎，如医疗废物中包含大量血液、组织液等液体，可额外增加黄色医疗废物垃圾袋层数，防止医疗废物泄漏。同时，黄色医疗废物垃圾袋外标签上除常规信息外还应有"××感染"标识。

2) 损伤性废物：空针头、安瓿等放在锐器盒中，术毕将锐器盒封闭，出手术间时外面再增加一层黄色医疗废物垃圾袋（确保外层垃圾袋不被患者血液、体液污染，以免污染周围环境），垃圾袋外标注"××感染"。

3) 盛装医疗废物的垃圾袋的外表面被感染性废物污染时，应增加一层医疗废物垃圾袋。

5. 终末消毒。

1) 对于麻醉工作区物体包括麻醉机、麻醉治疗车、监护仪及连接线缆、肌肉松弛监测导线、流量计、APL、静脉输液架和液体加热器等表面，应在患者出室后使用含有效氯 2000~5000mg/L 消毒液擦拭，作用 30min 以上再用清水擦拭。

2) 对于麻醉相关精密设备，保洁员应参照设备生产厂家的清洁消毒使用说明，并在麻醉护士指导下选择适宜的方法进行设备表面的清洁消毒。

三、气性坏疽患者麻醉的消毒隔离措施

气性坏疽是由产生气体的梭状芽孢杆菌属细菌引起的急性特异性软组织感染疾病。梭状芽孢杆菌属细菌在人体中生长繁殖需要具备缺氧环境，多继发于开放性伤口，少数为自发性，经过土壤、飞沫、直接接触传播。飞沫传播的范围仅限于患者周围的密切接触者，往往为带有病原微生物的飞沫核（直径>5μm）在空气中短距离（1m内）移动到易感人群的口鼻黏膜、眼结膜等导致的传播。直接接触传播是通过手、媒介物直接接触导致的传播。

（一）麻醉前准备

1. 气性坏疽患者手术安排在负压手术间。

2. 手术间门口放置"隔离手术"牌，手术间门上应标识醒目的红色"气性坏疽感染，谢绝参观"字样。

3. 麻醉机工作区的鼠标/键盘和麻醉机因结构复杂，不易进行彻底清理，也是麻醉工作中高频接触的物体表面，建议考虑使用防护罩，以便彻底清洁消毒。

4. 术前了解患者病情，根据麻醉方式做好充分的麻醉设备和物品准备，将与本手术无关的麻醉物品移至手术间外，条件允许时可使用一次性麻醉器具和一次性麻醉机管路。

5. 麻醉医护人员的防护用品穿戴要求：为气性坏疽患者实施麻醉应戴一次性手术帽、一次性外科口罩、一次性手套、一次性隔离衣和一次性防水鞋套。进行气管插管等可能发生分泌物喷溅的操作时，可配备防护面屏。

（二）麻醉中隔离防护

1. 手术间麻醉医护人员双手不得有破口。

2. 操作中手套发生破损应及时更换。

3. 麻醉医护人员为患者实施麻醉应按要求穿戴好个人防护用品，为全身麻醉患者进行气管插管时应戴手套和面屏，以防气道分泌物喷溅造成污染。在插管成功后、实施有创操作后、手术结束后均应立即脱掉手套，用洗手液清洁双手。

4. 麻醉医师接触麻醉药品柜、耗材柜或麻醉箱前，应严格执行手卫生，避免清洁用品被污染。

5. 麻醉工作区的环境和物体表面一旦被污染应随时处理。对于少量污染物，可用一次性吸水材料（如消毒湿巾）清除，再用含有效氯 1000mg/L 消毒液进行擦拭。对于大量污染物，应使用一次性吸水材料完全覆盖后再将含有效氯 1000mg/L 消毒液倒在吸水材料上，作用 30min 以上，再清除干净。

（三）麻醉后隔离防护

1. 患者转运与交接注意事项。

1）气性坏疽患者术毕在原手术间进行麻醉复苏，送入接收病房时应交接患者感染疾病类型，并做好消毒隔离措施。

2）需带回病房的病历、医疗用品、患者个人用品分别使用清洁塑料保护套保护后跟随患者转运。

3）转运时使用一次性清洁大单覆盖患者全身，减少对其他患者、医护人员和环境表面的污染。转运途中备用或使用的监测设备或抢救器材避免被血液、体液、分泌物污染，需要时可用塑料保护套对其进行保护，转运结束后对监测设备、器材进行常规消毒处理。

2. 麻醉医护人员防护用品的脱卸：麻醉医护人员出手术间前，将一次性隔离衣、手套、鞋套、防护面屏等防护用品脱于手术间，在流动水下洗手，再卫生手消毒，然后才能离开。

3. 重复使用的麻醉器材的处理：重复使用的麻醉器材应预处理后密闭转运（确保外层包装物不被患者血液、体液污染，以免污染周围环境）到消毒供应中心集中处理。对受到患者污染的纤维支气管镜、（可视）喉镜、简易人工呼吸囊、储气囊等可重复使用的麻醉器材，均应先消毒后清洗，再高水平消毒或灭菌后备用。消毒可采用含有效氯 1000～2000mg/L 消毒液，浸泡消毒 30～45min。有明显污染物时应采用含有效氯 5000～10000mg/L 消毒液，至少浸泡消毒 30min。然后按规定清洗、灭菌。

4. 医疗废物的处置。

1）感染性废物：麻醉中所产生的废弃物（包括医疗废物、一次性麻醉器具或耗材、一次性无菌物品外包装）均应按照感染性废物进行处理。放入双层黄色医疗废物垃圾袋中（确保外层垃圾袋不被患者血液、体液污染，以免污染周围环境），采用鹅颈结式封口，分层封扎，如医疗废物中包含大量血液、组织液等液体，可额外增加黄色医疗废物垃圾袋层数，防止医疗废物泄漏。同时，医疗废物垃圾袋外标签上除常规信息外还应有"气性坏疽感染"标识。

2）损伤性废物：空针头、安瓿、西林瓶放在锐器盒中，术毕将锐器盒封闭，出手术间时外面再增加一层医疗废物垃圾袋（确保外层垃圾袋不被患者血液、体液污染，以免污染周围环境），垃圾袋外标注"气性坏疽感染"。

3）装医疗废物的垃圾袋外表面被感染性废物污染时，应增加一层医疗废物垃圾袋。

5. 终末消毒。

1）麻醉工作区物体表面的消毒。

（1）麻醉工作区麻醉机、麻醉治疗车、监护仪及连接线缆、肌肉松弛监测导线、流量计、APL、静脉输液架和液体加热器等物品表面，应在患者出室后使用含有效氯500mg/L消毒液擦拭，作用30min以上，再用清水擦拭。

（2）麻醉精密设备表面的消毒，保洁员应参照设备生产厂家的清洁消毒使用说明，并在麻醉护士指导下选择适宜的方法进行。

2）麻醉机呼吸回路的消毒：一次性麻醉机外置回路按照感染性废物处理，麻醉机内呼吸回路采用专用麻醉回路消毒机处理。对麻醉机内呼吸回路消毒应严格遵照麻醉机和消毒机生产厂家有关消毒使用说明进行。每例手术结束后应消毒1次。

四、肺结核患者麻醉的消毒隔离措施

肺结核分五型：原发性肺结核、血行播散型肺结核、浸润型肺结核、慢性纤维空洞型肺结核、结核性胸膜炎。肺结核患者未治愈前原则上都是具有传染性的，主要经过空气和飞沫传播。

（一）麻醉前准备

1. 肺结核患者的手术安排在负压手术间。

2. 手术间门口放置"隔离手术"牌，手术间门上有醒目的红色"肺结核，谢绝参观"字样。

3. 麻醉工作区的鼠标/键盘和麻醉机因结构复杂，不易进行彻底清理，也是麻醉工作中高频接触的物体表面，建议考虑使用防护罩，以便彻底清洁消毒。

4. 术前了解患者病情，根据麻醉方式做好充分的麻醉设备和物品的准备，以减少进出手术间的次数，并将与本手术无关的麻醉物品移至手术间外。条件允许时可使用一次性麻醉器具和一次性麻醉机管路。

5. 宜在麻醉机呼出端安装过滤器。

6. 麻醉医护人员的防护用品穿戴要求：应戴一次性手术帽、一次性N95防护口罩、一次性手套、一次性隔离衣，必要时戴全面型防护面屏。

7. 患者入手术间时，病情允许时应戴外科口罩。

（二）麻醉中隔离防护

1. 局部麻醉或椎管内麻醉患者手术中，病情允许时，患者宜戴外科口罩。

2. 麻醉医护人员为肺结核患者实施麻醉应穿戴一次性隔离衣、一次性手术帽、一次性 N95 防护口罩、一次性手套。为全身麻醉患者进行气管插管时，必要时戴全面型防护面屏，以防插管时患者气道分泌物喷溅导致污染/感染。

3. 操作中手套发生破损应及时更换。操作结束后立即脱掉手套，快速手消毒后更换手套，取下被污染的防护面屏。

4. 麻醉医护人员禁止随意出入手术间，以保证手术间密闭，处于负压状态。

5. 麻醉医护人员打开麻醉药品柜、耗材柜或麻醉箱前，应严格执行手卫生，避免清洁用品被污染。

6. 麻醉工作区的环境和物体表面一旦被污染应随时处理。对于少量污染物，可用一次性吸水材料（如消毒湿巾）清除，再用含有效氯 2000mg/L 消毒液进行擦拭。对于大量污染物，应使用一次性吸水材料完全覆盖后，再将含有效氯 2000mg/L 消毒液倒在吸水材料上，作用 30min 以上，然后清除干净。

（三）麻醉后隔离防护

1. 术毕应在原手术间进行麻醉复苏，送入接收病房时应交接患者感染疾病类型，并做好消毒隔离措施。

2. 麻醉医护人员防护用品的脱卸：麻醉医护人员出手术间前，将一次性隔离衣、手套、鞋套、全面型防护面屏、一次性 N95 防护口罩等防护用品脱于手术间，在流动水下洗手，再卫生手消毒，然后才能离开。

3. 患者转运注意事项。

1）当患者病情允许时，转运过程中患者宜戴外科口罩。

2）转运途中用一次性清洁大单覆盖患者全身；途中备用或使用的监测设备或抢救器具可用塑料保护套保护，避免被引流液体、血液等污染。

3）转运结束后对监测设备、器具、接触患者的推床及时进行常规终末消毒处理。

4. 重复使用的麻醉器材的处理：重复使用的麻醉器材应预处理后密闭转运到消毒供应中心集中处理，并注意包装转运中外层包装物不被患者血液、体液污染，以免污染周围环境。对受到患者污染的纤维支气管镜、（可视）喉镜、简易呼吸囊、储气囊等重复使用的麻醉器材，应根据物品性质先消毒后清洗，再高水平消毒灭菌后备用。消毒可采用含有效氯 2000mg/L 消毒液浸泡消毒 30min 以上，再按规定进行清洗和消毒灭菌。

5. 医疗废物的处置。

1）感染性废物：麻醉中产生的废弃物（包括一般医疗废物、一次性麻醉器具或耗材、一次性无菌物品外包装）均应按照感染性废物进行处理，并放入双层黄色医疗废物垃圾袋（确保外层垃圾袋不被患者血液、体液污染，以免污染周围环境），采用鹅颈结式封口，分层封扎。如医疗废物中包含大量血液、组织液等液体，可额外增加黄色医疗废物垃圾袋层数，防止医疗废物泄漏。同时，医疗废物垃圾袋外标签上除常规信息外，还应有"肺结核感染"标识。

2）损伤性废物：如注射器针头、安瓿、一次性椎管内穿刺针等应放入锐器盒，术毕将锐器盒封闭，移出手术间时，在其外面再增加一层医疗废物垃圾袋，垃圾袋外标注

"肺结核感染"。

3）盛装医疗废物的医疗废物垃圾袋的外表面被感染性废物污染时，应增加一层医疗废物垃圾袋。

6. 终末消毒。

1）麻醉工作区物体表面的消毒。

（1）麻醉工作区麻醉机、麻醉治疗车、监护仪及连接线缆、肌肉松弛监测导线、流量计、APL、静脉输液架和液体加热器等物品表面，应在患者出室后使用含有效氯2000mg/L消毒液擦拭，作用30min以上，再用清水擦拭。

（2）麻醉精密设备或仪器表面的清洁消毒：保洁员参照生产厂家的清洁消毒使用说明，在麻醉护士的指导下采取适宜方法进行。

2）麻醉机呼吸回路的处理：一次性麻醉机外置回路按照感染性废物处理，麻醉机内呼吸回路采用专用麻醉回路消毒机消毒，对麻醉机内呼吸回路消毒应严格遵照麻醉机和消毒机生产厂家有关消毒使用说明进行。每例手术结束后应消毒1次。

五、新型冠状病毒感染患者麻醉的消毒隔离措施

新型冠状病毒属于β属冠状病毒，对紫外线和热敏感，乙醚、75％乙醇、含氯消毒剂、过氧乙酸和氯仿等脂溶剂均可有效灭活该病毒。新型冠状病毒主要经呼吸道飞沫和密切接触传播，在相对封闭的环境中可经气溶胶传播，接触被病毒污染的物品后也可能被感染。新型冠状病毒感染患者手术时，应选择恰当的麻醉方式，尽量采用局部或区域麻醉，主要是基于以下考虑：①避免气管插管，减少医护人员暴露风险。②避免新型冠状病毒通过呼吸机等导致其他患者交叉感染的风险。③避免术后无法拔管、需呼吸机支持等风险。

（一）麻醉前准备

1. 新型冠状病毒感染者手术应排在未感染者之后。

2. 条件允许时可使用一次性麻醉器具和一次性麻醉机管路。

3. 宜在麻醉机呼出端安装过滤器。

4. 麻醉操作者有被感染者体液和分泌物等喷溅的风险，应采用医用防护口罩、护目镜、面屏、隔离衣、手套等必要的防护用品以避免交叉感染。

（二）麻醉中隔离防护

1. 麻醉医护人员打开麻醉药品柜、耗材柜或麻醉箱前，应严格执行手卫生，避免清洁用品被污染。

2. 麻醉工作区的环境和物体表面一旦被污染应随时处理。对于少量污染物，可先用一次性吸水材料（如消毒湿巾）清除，再用含有效氯500mg/L的消毒液进行擦拭。对于大量污染物，应用一次性吸水材料完全覆盖后，再将含有效氯500mg/L的消毒液倒在一次性吸水材料上，作用30min以上，然后清除干净。

（三）麻醉后隔离防护

1. 术毕患者应在原手术间进行麻醉复苏，送入接收病房时应交接患者感染疾病类型，并做好消毒隔离措施。

2. 麻醉医护人员防护用品的脱卸：麻醉医护人员出手术间前，将医用防护口罩、护目镜、面屏、隔离衣、手套等防护用品脱于手术间，在流动水下洗手，再进行卫生手消毒，然后才能离开。

3. 患者转运结束后对监测设备、器具、接触患者的推床及时进行常规终末消毒处理。

4. 重复使用的血压计、听诊器、体温计、心电监护仪、呼吸机、输液泵、除颤仪等仪器设备表面使用含有效氯 500mg/L 的消毒液擦拭消毒，至少作用 30min，再使用清水擦拭去除残留的消毒液；复用麻醉机管路、湿化瓶、氧气加湿器、简易呼吸器、纤维支气管镜等统一送消毒供应中心集中处理。

5. 医疗废物的处置：手术结束后，医疗废物做好消毒和无害化处置等。

6. 终末消毒：为避免物体表面及环境空气污染造成新型冠状病毒传播，医疗机构应加强终末消毒。

1）地表和物体表面：使用含有效氯 500mg/L 的消毒液消毒；难以清洁消毒的物品可放置于通风处静置 7 天后再整理。

2）空气消毒：使用 1‰～3‰过氧化氢进行超低容量喷雾消毒，有条件的医院可使用过氧化氢机器人，消毒结束后由专人更换过滤器。

（张代英　杨晓莹　梁静　刘青焱　先会）

第六节　麻醉恢复室患者感染控制措施

一、空气与物体表面清洁消毒

1. 环境温度维持在 22～25℃，相对湿度为 40‰～60‰。

2. 对于 PACU 患者，在标准预防的基础上，采取相应的隔离与预防措施。

3. 物体表面的清洁消毒：各种设备如监护仪、麻醉机、除颤仪等定期擦拭，保持清洁，遇无明显污染的物体表面使用含有效氯 500mg/L 消毒液，清洁消毒≥2 次/日；遇有明显污染的物体表面，随时去污，并使用含有效氯 500mg/L 消毒液擦拭；每日终末消毒；每周大扫除。

4. 地表的清洁消毒：对无明显污染的地表使用含有效氯 500mg/L 消毒液地巾湿式消毒，消毒≥2 次/日；遇有明显污染，随时去污，使用含有效氯 500mg/L 消毒液地巾湿式清洁消毒；每日终末消毒；每周大扫除。

5. 转运车的清洁消毒：对无明显污染的转运车使用含有效氯 500mg/L 消毒液清洁消毒，≥2 次/日；遇有明显污染，随时去污，再使用含有效氯 500mg/L 消毒液擦拭。

6. 空气、物体表面的卫生学标准：采用洁净技术的空气洁净度应达到洁净用房Ⅳ级要求，对空气使用沉降法时细菌最大平均浓度≤6CFU/30min，Φ90 皿，物体表面平均菌落数≤5CFU/cm^2；采用非洁净技术的空气使用沉降法时细菌最大平均浓度≤4CFU/15min，Φ90 平皿，物体表面平均菌落数≤5CFU/cm^2。

二、物品消毒管理

1. 麻醉机螺纹管、麻醉面罩、吸氧面罩、吸痰管及氧气湿化瓶等应一人一用一更换。上述物品如为一次性使用医疗用品，用后按医疗废物规范处理；上述物品如为重复使用的医疗用品，用后送消毒供应中心集中清洗消毒或灭菌处理。

2. 吸痰时严格遵守操作规程，重复使用的吸引瓶、连接管每日宜采用高水平消毒剂浸泡消毒。

3. 对细菌繁殖体污染物品的消毒，使用含有效氯 400～700mg/L 消毒液浸泡 10min 以上；对分枝杆菌、细菌芽孢污染物品的消毒，使用含有效氯 2000～5000mg/L 消毒液浸泡 30min 以上。

（张代英　杨晓莹　梁静　刘青焱　先会）

第六章　麻醉护理质量管理

质量管理是指应用各种科学原理以保证、提高产品质量的管理。随着现代麻醉学的发展，麻醉护理工作范畴不断延伸，包括临床麻醉、疼痛管理、麻醉复苏、急救复苏等。麻醉科的护理质量管理对麻醉护理工作规范和质量控制具有重要意义，基于麻醉科护理特色及其管理的特殊性，其护理质量评价不能沿用普通病房的质量评价指标，需要采用适合麻醉科护理特色的指标，从而更好地进行麻醉护理质量管理。

麻醉护理管理组织体系是麻醉护理质量管理体系的重要组成部分，建立和完善麻醉护理管理组织体系是实施麻醉护理质量管理的基本内容。2017 年，国家卫生计生委办公厅发布的《关于医疗机构麻醉科门诊和护理单元设置管理工作的通知》提出，医院麻醉科及护理部要加强麻醉护理工作的组织管理，麻醉护士由科室主任和护士长统一领导。麻醉科与手术间合并设置的医院，可分设麻醉科、手术间护士长，由麻醉手术中心总护士长统一管理，以利于相关护理工作的统筹协调。设置麻醉护理单元的医疗机构对麻醉护理实行分级管理体系，即麻醉科室主任—麻醉科护士长—麻醉护理组长。

第一节　麻醉护理质量评价指标的构建

一、麻醉护理三维质量评价指标的构建

1969 年，美国学者 Donabedian 提出了"结构质量—过程质量—结果质量"三维质量评价理论。该理论在护理质量评价中得到大量应用，其对护理结构质量、护理过程质量和护理结果质量三个方面进行评估。近年来，国内麻醉护理专家在此基础上构建了关于麻醉护理质量评价相关指标，建立了具有麻醉护理特色的质量评价体系。

（一）结构质量指标

结构质量指标指用于对某一结构状况的物理性质参数，或对硬件设施、人力资源、行政管理等进行评价的指标。结构指相对稳定的医疗支持环境及资源，医疗服务的基础、规模及医疗服务质量被其配置和投入状况直接或间接反映。结构质量会对过程质量产生一定的影响。在麻醉护理体系中，结构包括麻醉科的布局与设备、PACU 的环境卫生监管、麻醉护士的培训与教育、麻醉药品与物品的管理、麻醉护士的配备、麻醉护

理相关核心制度等。

（二）过程质量指标

过程质量指标指基于护理和管理患者的目的，用于对护理过程中医护人员的行为活动进行评价的指标。临床上过程质量控制是保证护理质量的重要措施。在患者手术麻醉过程中，麻醉护理过程质量控制包括正确识别麻醉患者身份；确保麻醉药品安全使用；严格执行患者进入与转出PACU的标准；严格执行患者全身麻醉苏醒情况下气管拔插的标准，确保患者输液通道及引流通道安全，监测患者复苏过程中各项生命指标；确保转运与交接患者过程中的安全，预防患者坠床及压力性损伤；严格执行手卫生，预防医院感染；正确及时处置各种麻醉护理中的紧急事件；进行麻醉护理的评估及健康宣教；正确保养及使用麻醉及急救设备；正确书写相关麻醉护理记录等。

（三）结果质量指标

结果质量指标指用于评价患者接受医疗护理后所发生的预期或非预期效果的指标。在麻醉护理过程中，充分准备结构质量指标和有效控制过程质量指标才能得到理想的结果质量指标。

二、麻醉护理相关质量评价指标

目前麻醉护理相关质量评价指标主要参照《三级综合医院评审标准（2022年版）》《综合医院分级管理标准》《护理专业医疗质量控制指标（2020年版）》和国际医疗卫生机构认证联合委员会（JCI）医院评审标准等确定。为实现麻醉护理工作的规范化及同质化，以下主要介绍反映麻醉护理质量的重要结构质量指标、过程质量指标和结果质量指标的相关内容。

（一）与麻醉护理相关的结构质量指标

1. 麻醉科医护比。

1）定义：麻醉科护士人数与麻醉医师人数之比。

2）计算公式：$麻醉科医护比 = \dfrac{麻醉科护士人数}{麻醉科医师人数}$。

说明：麻醉科护士人数中，不包括由麻醉科统一管理的手术间护士。

3）意义：反映医疗机构麻醉科质量控制对人员配备要求的重要结构质量指标。

2. PACU工作开展情况。

1）定义：单位时间内PACU所监护患者总例数。

2）意义：麻醉科建设的重要一环，是反映麻醉科结构质量的重要指标。

3. 麻醉重症监护室（AICU）工作开展情况。

1）定义：单位时间内麻醉重症监护室收治的患者总例数。

2）意义：麻醉科建设的重要一环，是反映麻醉科结构质量的重要指标。

4. 麻醉科电子病历信息化系统建设情况。

1）定义：启用麻醉科电子病历信息化系统情况，已电子化的麻醉科记录单包括麻醉记录单、术前访视记录单、术后随访记录单、麻醉后恢复室记录单。

2）意义：麻醉科建设的重要一环，反映了麻醉科质量管理的硬件基础。

5. 麻醉科药品管理智能系统建设情况。

1）定义：智能药品、彩色药品标签等设备添加情况。

2）意义：麻醉科建设的重要一环，反映了麻醉科质量管理的硬件基础。

6. 麻醉科医院感染控制体系建设情况。

1）定义：麻醉科专用麻醉回路消毒机数量情况。

2）意义：麻醉科建设的重要一环，反映了麻醉科质量管理的硬件基础。

（二）与麻醉护理相关的过程质量指标

1. 住院患者身体约束率。

1）定义：单位时间内住院患者身体约束天数占同期住院患者实际占用床天数的比例。

2）计算公式：住院患者身体约束率 $=\dfrac{\text{住院患者身体约束天数}}{\text{同期住院患者实际占用床天数}}\times100\%$。

3）意义：身体约束以避免自我伤害、非计划拔管、坠床等，从而保障患者安全为目的，是医疗机构部分领域经常采取的护理行为。通过对住院患者身体约束率的监测，医疗机构或护理部门能够及时获得住院患者身体约束率、约束导致的不良事件和约束的其他相关信息。

2. 麻醉科术后镇痛率。

1）定义：麻醉科术后镇痛是指由麻醉科为患者提供的术后针对手术引起的急性疼痛的诊疗服务。麻醉科术后镇痛率是指接受麻醉科术后镇痛患者数占同期术后疼痛高危患者总数的比例。

2）计算公式：麻醉科术后镇痛率 $=\dfrac{\text{接受麻醉科术后镇痛患者数}}{\text{同期术后疼痛高危患者总数}}\times100\%$。

说明：麻醉科术后镇痛包括各种类型的患者自控镇痛（PCA）、椎管内阿片类药物镇痛、术后连续或重复阻滞镇痛。同期术后疼痛高危患者不包括胃肠镜、纤维支气管镜、膀胱镜、宫腔镜、眼科等无皮肤手术切口的手术患者。

3）意义：反映医疗机构围手术期急性疼痛服务的重要过程质量指标。

3. 麻醉后 PACU 转出延迟发生率。

1）定义：单位时间内入 PACU 超过 2 小时的患者数占同期入 PACU 患者总数的比例。

2）计算公式：麻醉后 PACU 转出延迟发生率 $=\dfrac{\text{入 PACU 超过 2 小时的患者数}}{\text{同期入 PACU 患者总数}}\times100\%$。

3）意义：体现手术和麻醉管理水平，反映医疗机构麻醉质量。

4. 麻醉护理记录单书写合格率。

1）定义：单位时间内麻醉护理记录单合格例数占同期麻醉护理记录单总数的比例。

2）计算公式：麻醉护理记录单书写合格率＝$\dfrac{麻醉护理记录单合格例数}{同期麻醉护理记录单总数}\times100\%$。

说明：麻醉护理记录单的书写包括麻醉复苏记录单、交接转运单等的书写。

3）意义：反映麻醉护理工作质量、麻醉护士工作态度及专业水平的重要指标。

（三）与麻醉护理相关的结果质量指标

1. 手术麻醉期间低体温发生率。

1）定义：单位时间内手术麻醉期间低体温（医疗目的的控制性降温除外）患者数占同期接受体温监测的麻醉患者总数的比例。

2）计算公式：手术麻醉期间低体温发生率＝

$\dfrac{手术麻醉期间低体温（医疗目的的控制性降温除外）患者数}{同期接受体温监测的麻醉患者总数}\times100\%$。

说明：手术麻醉期间低体温是指患者进入手术间开始至患者自手术间或 PACU 返回病房前核心体温低于 36℃（连续监测低体温持续≥30min 或间断监测，连续两次低体温且间隔时间≥30min）。

3）意义：反映医疗机构麻醉质量。

2. 置管患者非计划拔管率。

1）定义：非计划拔管又称意外拔管，是指住院患者有意造成或任何意外所致的拔管，即非诊疗计划范畴内的拔管。某类导管非计划拔管率指单位时间内住院患者发生某类导管非计划拔管的例次数与同期该类导管留置总天数的千分比。

2）计算公式：

某类导管非计划拔管率＝$\dfrac{某类导管非计划拔管例次数}{同期某类导管留置总天数}\times1000‰$。

说明：某类导管非计划拔管例次数指单位时间内留置某类导管的住院患者发生该类导管非计划拔管的例次数。同一住院患者在单位时间内发生的非计划拔管例次数按实际发生频次计算，包含患者自行拔除的导管、各种原因导致的导管滑脱、因导管质量问题及导管堵塞等情况需要提前拔除的导管、因导管相关感染需提前拔除的导管。

3）意义：有助于及时发现非计划拔管的现状、趋势、特征及危险因素，为其预防、控制和制定质量改进目标提供科学依据，提升医护团队服务的规范性、专业性。

3. 术后镇痛随访者中重度疼痛发生率。

1）定义：术后 24h 内进行镇痛随访患者中，中重度疼痛［视觉模拟评分（VAS）＞3 分］患者数占同期术后镇痛随访患者总数的比例。

2）计算公式：术后镇痛随访者中重度疼痛发生率＝

$\dfrac{术后 24h 内镇痛随访者中中重度疼痛（VAS＞3 分）患者数}{同期术后镇痛随访患者总数}\times100\%$。

3）意义：反映医疗机构围手术期急性疼痛服务需求。

4. 术后镇痛满意率。

1）定义：单位时间内麻醉科术后镇痛随访患者中 VAS≤3 分患者数占同期麻醉科术后镇痛随访患者总数的比例。

2）计算公式：

$$术后镇痛满意率 = \frac{麻醉科术后镇痛随访患者中 VAS \leqslant 3 分患者数}{同期麻醉科术后镇痛随访患者总数} \times 100\%。$$

3）意义：反映医疗机构围手术期急性疼痛服务质量。

【思考题】

简述麻醉护理三维质量评价指标的基本内容。

第二节　麻醉用品管理及麻醉后质量管理相关专家共识

一、麻醉科基础设备的配备

1. PACU 基础设备：麻醉机或呼吸机（至少一台）、吸引器、急救车、气道管理工具、简易人工呼吸器、除颤仪等。每张 PACU 床位须配备吸氧装置和监护仪。

2. 急救设备（必备项目）：每个麻醉治疗区域均应配备急救设备并保证功能完好，包括抢救车、困难气道处理工具、除颤仪等。

3. 专用设备：根据开展临床麻醉的特色、特殊手术和患者病情的实际情况，可选择配置下列专用设备，有创血流动力学监测仪、心排血量监测仪、呼吸功能监测仪、体温监测及保温设备、肌肉松弛监测仪、麻醉深度监测仪、麻醉气体监测仪、血气分析仪、自体血液回收机、凝血功能监测仪、血细胞比容或血红蛋白测定仪、渗透压监测仪、血糖监测仪、超声定位引导装置、经食管心脏超声检查设备、神经刺激器、纤维支气管镜、可视喉镜、困难气道处理装置、转运危重患者用的转运呼吸机和监护仪、麻醉机专用消毒机等。

二、麻醉耗材及药品管理要求

1. 建立麻醉耗材管理制度，并指定专人负责。

2. 麻醉药品管理。

1）建立麻醉药品管理制度，实行基数管理，对药品领用、存储、标识、发放、回收实施监管。药品管理应有医院职能部门的督导、检查、总结、反馈记录，并有改进措施。

2）建立新药使用管理制度。

3）抢救药品应由专人负责，所有药品要定期清查效期，随时进行补充和更换。

4）建立药品安全性监测制度，发现严重、群发不良事件应及时报告并记录。

三、麻醉后质量管理

1. 恢复场所的选择。

1）所有患者均应在适当场所进行麻醉后恢复。

2）危重患者或术后需要较长时间连续监测生命体征的患者应转送至重症监护室进行恢复。

3）其他患者麻醉后应在PACU进行恢复。

4）部分非全身麻醉患者，手术结束后即达到出PACU标准，可直接送返病房观察。

2. PACU管理。

1）应按床位数配备有资质的麻醉医师和经过专业培训的麻醉护士。

2）建立健全PACU各项规章制度，应有患者转入、转出标准与流程。

3）由负责麻醉的医师向PACU人员交班，并对患者入室情况进行共同评估。交接内容涉及生命体征（血压、心率、脉搏、血氧饱和度、呼吸、意识等）、术中情况（手术方式、术中失血及补液情况、术中特殊情况处理及术中用药等）、术后可能出现的问题与注意事项等。

4）PACU医师和护士继续对患者进行生命体征监测。观察患者，预防和处理相关并发症，如意识和精神障碍、呼吸抑制、循环波动、体温波动、疼痛、恶心呕吐、伤口出血等。如需专科医师协助，可根据情况通知术者或请专科医师会诊。

5）患者在离开PACU前，应由麻醉医师进行评估，符合离开PACU或离院条件的，由麻醉相关人员负责送离PACU，或由陪护人员陪同离院。

6）记录患者在术后恢复阶段的生命体征、阶段性评估情况及患者进出PACU的时间，并作为病历的一部分，与病历一同保存。

3. 患者转入重症监护室注意事项。

1）手术结束前，由麻醉医师根据患者情况与手术医师协商决定是否转入ICU。

2）转入重症监护室的患者由麻醉医师、外科医师、手术间护士共同转运。转运途中应连续监测生命体征，一旦出现意外情况，由转运医护人员共同负责处理。

3）患者平稳转运至重症监护室后继续监测生命体征，由麻醉医师、外科医师和手术间护士分别向重症监护室医师和护士交班后，由重症监护室医护人员负责患者的后续治疗与恢复。

4. 术后随访。

1）麻醉医师根据不同情况对患者进行术后随访。

2）术后随访应重点关注麻醉恢复情况、镇痛效果和并发症。

3）若术后出现并发症，应及时有效处理，并执行上报制度。

4）填写术后访视单，包括生命体征、麻醉恢复情况、镇痛效果、并发症及处理情况。

5. 术后镇痛管理。

1）建立术后镇痛管理相关制度和规范。

2）应有专人或实施术后镇痛的麻醉科医师进行管理。

3）术后镇痛随访重点为镇痛效果及相关并发症。应及时调整药物剂量，在确保镇痛效果的同时预防和处理相关并发症。

【思考题】

简述患者转入重症监护室的注意事项。

第三节 麻醉护理质量管理工具及方法

一、常用质量管理工具及方法

（一）头脑风暴法

该方法是主要由相关人员在正常融洽和不受任何限制的气氛中以会议形式进行讨论、座谈，打破常规，积极思考，畅所欲言，充分发表看法的集体讨论方法。作用是产生许许多多主意和一长串创造性解决办法，从中选出有希望的方案，克服创造性思考时受到的限制（图6-3-1）。其主要用于因果表制定时预估可能的原因，产生可能的解决问题的方法（常用于解决问题树中的某一个节点问题），预测实施解决问题方案时可能遇到的阻碍。

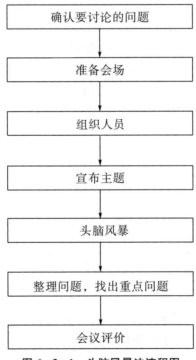

图6-3-1 头脑风暴法流程图

（二）亲和图

亲和图是将由事实、观点、直觉、经验组成的文字资料组织到一个自然组里，从中判断所研究问题的内在结构（图6-3-2）。通常亲和图的输入内容就是头脑风暴会议的结果。亲和图的主要作用是明确应有的状态和根本的问题，整理思绪，预测未来的状况，强化解决问题的方向。

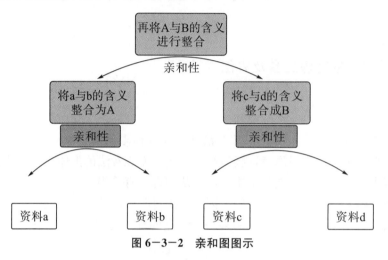

图 6-3-2 亲和图图示

（三）分层法

分层法又称分类法，是把收集来的原始数据按照一定的目的和要求加以分类、整理，以便分析质量问题及其影响因素的一种方法。分层法的作用是将多种多样的数据按应用目的分成不同的"类别"，使之方便以后的分析。分层法不是单独使用，而是结合直方图、排列图和控制图一起使用。

分层法流程如下：

1. 确定分析研究的目的与对象。
2. 收集有关质量方面的数据。
3. 根据分析研究的目的不同，选择分层的标志。
4. 按分层标志对数据资料进行分层。
5. 画出分层归类图（或表）。
6. 根据分层结果，找出主要问题产生的主要原因，制定改进措施。

（四）排列图

排列图又叫帕累托图，是将所讨论的因素从最重要到最次要进行排列而采用的一种图示技术。排列图由1个横轴、2个纵轴、几个按高低顺序排列的直方柱和一条累计频数折线组成，包括分析现象用的排列图（与不良结果有关）和分析原因用的排列图（与不良过程有关）。

排列图制作流程如下：

1. 选择分析的项目。

2. 确定分类。

3. 按分类收集、统计数据。

4. 制作排列图用数据表。

5. 将分类项目按频数从大到小排列。

6. 画 2 个纵轴、1 个横轴,在横轴上按频数绘制直方柱。

7. 在直方柱上方标注频数,并按照累计频数描点连线。

(五)因果图

因果图也叫特性因素图、鱼骨图、石川图,是整理和分析影响质量(结果)的各因素的一种工具,由特性、原因、枝干三部分构成。首先找出影响质量问题的大原因,然后寻找到大原因背后的中原因,再从中原因找到小原因和更小的原因,最终查明主要的直接原因。

因果图制作流程如下:

1. 明确调查问题的特性。

2. 由左向右画一宽箭头,指向质量问题。

3. 分析造成质量问题的可能主要原因。

4. 在主要原因基础上分析第二、三层原因。

5. 检查各个原因是否有错误。

6. 标明各个原因的重要程度。

(六)树图

树图是以问题为着眼点做分支式的思考以得到问题的解决方案,并明确改善对象内容的一种工具(图6-3-3),主要有方案展开型和构成要素展开型两种。

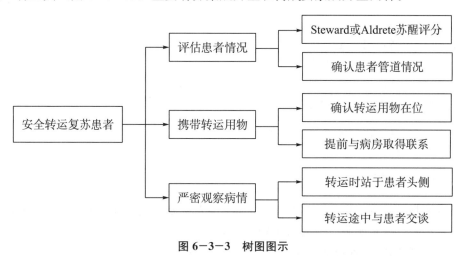

图6-3-3 树图图示

树图制作流程如下:

1. 决定主题(设定目标)。

2. 提出手段或策略（一次手段），并记录在卡片上。

3. 将一次手段作为目的找到二次手段，再将二次手段作为目的找到三次手段，依此类推，直到找到可实际操作的手段为止。

4. 确认树图，以补遗、查漏、去重。

5. 评价手段的重要性与先后顺序。

（七）检查表

检查表主要是通过系统搜集和整理质量原始数据，找到原因、帮助解决问题的一种表格，是利用统计表来进行数据整理和粗略分析的一种工具，也称调查表和统计分析表（表6-3-1）。检查表是最为基本的质量原因分析工具，也是最为常用的工具。

表6-3-1　检查表

项目		内容
到达PACU即刻评估	意识状态	□麻醉状态；□嗜睡；□清醒；□躁动
	呼吸	□自主呼吸；□辅助呼吸；□留置气管导管；□气管切开
	末梢循环	□红润；□苍白；□发绀
	切口敷料	□干燥；□渗血
	术后镇痛	□PCEA；□PCIA；□无
	皮肤	□完好；□受损；□压力性损伤
静脉通路管理		输血：□续输带入血液　mL；□输入红细胞　U；□输入血浆　mL；□其他
		输液：□续输带入液体　mL；□输入液体　mL；□其他
交接物品		□病历；□X光片　张；□CT片　张；□衣服　件；□其他

检查表制作流程如下：

1. 制作表格，决定记录形式。

2. 将检查项目、频次列出。

3. 检查并制作好眉栏记录（包括场所、项目、日期等）。

4. 做好异常事故的处理及记录。

二、其他质量管理工具及方法

（一）职责清晰的6W1H法

职责清晰是管理工作的基本准则，任何管理都是从管理职位开始的，其基本的要求就是职责清晰，权责明确。所谓的6W1H，即：

1W：工作的责任者是谁（Who）？

2W：工作的服务和汇报对象是谁（For whom）？

3W：为什么要做该项工作（Why）？

4W：工作是什么（What）？

5W：工作的地点在哪里（Where）？

6W：在什么时候做（When）？

1H：完成工作所使用的方法和程序是什么（How）？

（二）目标管理的 SMART 法

目标管理是使管理者的工作变被动为主动的一个很好的手段，实施目标管理不但有利于员工更加明确高效地工作，更是为工作的绩效考核制定了目标和标准，使考核更加科学化、规范化，更能保证考核的公开、公平与公正。所谓的 SMART 原则，即：

1. S：目标必须是具体的（Specific）。

2. M：目标必须是可以衡量的（Measurable）。

3. A：目标必须是可以达到的（Attainable）。

4. R：目标必须和岗位职责具有相关性（Relevant）。

5. T：目标必须具有明确的截止期限（Time－based）。

（三）有效管理的 PDCA 循环

PDCA 循环是质量控制的一个原则，但是它不仅仅能控制质量管理的过程，同样可以有效控制工作质量和管理质量。所谓 PDCA，即计划（Plan）、实施（Do）、检查（Check）、调整（Adjustment）。无论哪一项工作都离不开 PDCA 循环。

【思考题】

1. 简述 PDCA 循环管理步骤与方法。

2. 护理质量持续改进时，常用的质量管理工具有哪些？

3. 简述因果图制作流程。

第四节　麻醉护理质量管理的实施及持续改进

一、麻醉护理质量管理的实施

麻醉护理质量管理的实施步骤如下：

1. 由护理部牵头每年实施专人专项质量管理；每季度片区进行质量管理；每月质量管理中心有检查重点，并对质量控制结果进行 PDCA 循环反馈分析，对有问题的项目进行追踪，以达到持续改进的目的。

2. 运用麻醉科质量评价指标改进护理质量。

3. 每月病区组织一次多种形式的护理安全事件讨论会，有效控制护理不良事件的发生。

4. 每季度针对护理不良事件进行一次根本原因分析，深入查找系统和流程等原因，进行一次护理质量及安全事件讲评，最大限度防范同类事件的发生，提出整改措施并反馈。

5. 每月进行一次麻醉护理专科质量督导检查，如核实患者身份、压力性损伤、跌倒、管路滑脱、环境管理、培训管理、手卫生、药品管理等情况。

6. 每月开展一次质量专项培训及专科理论知识学习。

7. 每月开展一次专科操作技能考核。

8. 每季度开展一次危重患者查房、疑难病例讨论。

9. 每年举行一次品管圈活动成效报告会。

10. 多渠道征求患者意见和建议，对转出患者进行回访，对患者反映的问题进行整改并反馈。

二、麻醉护理质量的持续改进

（一）特点

1. 目的性：持续的质量改进是以患者为中心，以满足患者一切必要、合理的需求为目的。

2. 持续性：持续的质量改进是一种不间断的活动过程，只有起点没有终点。只有不断创新，才能为患者提供更优质的护理。

3. 主动性：持续的质量改进是要在工作中找问题，而不是让问题等改进。

4. 全过程性：持续质量改进注重过程管理，环节质量控制，从输入到输出，要全过程满足患者的需求。

5. 竞争性：改进就是竞争，只有不断改进，才能保持竞争优势。

6. 创新性：改进不等于创新，但改进是创新的基础。

7. 效益性：持续的质量改进的最终衡量标准是效益，看是否实现了高医疗质量、高患者满意率、高经济效益。

（二）内容

1. 质量管理体系：质量管理体系的改进是麻醉护理质量改进的重点，要随着客观需求的变化不断健全、完善和改进质量管理体系。

2. 服务质量：如何实现优质的护理服务，是麻醉护理质量持续改进的核心。

3. 护理安全：麻醉护理的服务对象是人，护理安全是关键。减少护理质量缺陷，杜绝不良事件，追求护理质量零缺陷，确保护理安全，是护理质量持续改进的永恒目标。

4. 护理人员职业素质：坚持不断地提高护理人员的职业道德素质和业务素质，是进行持续质量改进的重要保证。

（三）方法

1. 搜集信息：信息是持续质量改进的基础和源泉。通过护理部及片区的检查、考核、评审的结果，患者满意度调查、护理不良事件、患者的投诉等获得信息，为持续的质量改进提供依据。

2. 适合本行业特点和需要的质量改进技术。

1）PDCA 循环：是质量改进中最通用、最有效的方法。

2）作业流程重组：表现在质量、成本、效率和服务四个方面，对医疗和服务等过程的改进是持续质量改进的重点。

3）风险管理和护理缺陷管理：就是排查风险和缺陷，通过持续质量改进，把护理风险（潜在的不安全因素）和医疗缺陷降低到最低限度。

4）临床路径：是不断改进、优化护理服务以提高患者满意度的一种方法。

5）满意度调查：是现代医学模式转变过程中一种新的护理质量评价方法，是护理质量管理的重要环节。满意度调查能够帮助医护人员发现工作中的不足，找出与服务对象需要的差距，从而提高服务对象的满意度，进而提升护理服务质量。

6）整体护理：是通过护理程序对患者进行评估、诊断和计划、实施、评价、改进，既是整体护理模式，也是持续进行护理质量改进的模式。

7）统计技术：是质量管理的工具，是促进质量持续改进的有力武器。

麻醉护理工作有其独有的专科特点，在高强度、高风险的压力下，要做到麻醉护理过程中零差错、零并发症，必须强化护理安全的教育和认知，麻醉护理管理者和质量管理小组要及时对存在的问题进行反馈讨论，分析原因，运用管理工具提出整改方案并进行效果跟踪，形成持续质量改进模式；麻醉护士需参照护理质量管理标准，明确自身职责，把每项工作落到实处，不断提高麻醉护理质量，形成护士安全、患者安全、医院安全的质量管理理念。

【思考题】

1. 简述麻醉护理质量管理的实施步骤。

2. 持续质量改进的特点是什么？

3. 简述麻醉护理质量改进技术。

（张平 刘敏）

第三篇 麻醉护理基础知识

第七章　常用麻醉方法

第一节　全身麻醉

全身麻醉是指麻醉药经气道吸入或经静脉、肌内注射进入体内，抑制中枢神经系统，使机体出现意识消失、镇痛、遗忘、反射抑制和肌肉松弛等表现的麻醉方法。

一、吸入麻醉

（一）相关概念

1. 吸入麻醉是指患者通过气道将麻醉药吸收入血，通过抑制中枢神经系统使意识消失而不产生疼痛的麻醉方法。

2. 最低肺泡有效浓度（Minimum Alveolar Concentration，MAC）是指在一个大气压下，能使50%的受试者对切皮刺激不发生体动反应时肺泡气中吸入麻醉药浓度，能够直接反映吸入麻醉药量效关系。每类吸入麻醉药针对不同年龄段的患者都有其特定的 MAC 值，数值越小，效价强度越强，反之则越弱。

（二）吸入麻醉药的摄取

1. 肺对麻醉药的摄取：在肺泡膜无病变且通气正常的情况下，肺对麻醉药的摄取主要受三个因素的影响，即药物的溶解度、心排血量、肺泡与静脉血药物的分压差。

2. 组织对麻醉药的摄取：身体各组织器官对麻醉药均有不同程度的摄取，血流丰富的组织，如脑、心脏、内脏血管床等，会在麻醉诱导期摄取大量的麻醉药。

（三）吸入麻醉的准备与实施

1. 吸入麻醉的准备：吸入麻醉除了需做好患者、麻醉机、监护仪等常规麻醉准备，还需做好吸入麻醉药及挥发罐的准备。临床中使用的吸入麻醉药通常为挥发性液体麻醉药，因其具有较强挥发性，在常温下暴露于空气中较易挥发，故通过加药器将其添加至挥发罐中使用。麻醉机上均可配置挥发罐，每种挥发罐只能对应添加一种吸入麻醉药。同一麻醉机上，当一种挥发罐被开启时，另一种挥发罐将被制动锁住，不能开启。仅当开启的挥发罐关闭时，另一挥发罐才能开启。

2. 吸入麻醉的实施：在诱导阶段可使用吸入麻醉诱导方法，该诱导方法常用于儿童。在患者清醒状态下行静脉穿刺，患者会产生疼痛、恐惧，而使用吸入麻醉药使患者意识消失便于静脉穿刺。行吸入麻醉诱导时可根据患者实际情况采用浓度递增法或肺活量法（高浓度快速诱导法）。浓度递增法为开始吸入低浓度麻醉药，患者每3~5次呼吸后增加一次吸入麻醉药浓度，直至达到可行气管插管的麻醉深度。该诱导方法较平稳，但诱导时间的延长增加了患者兴奋期出现意外的可能。肺活量法则为吸入高浓度麻醉药，如8%七氟烷，嘱患者深呼吸1~2次，患者在20~40s内意识消失，随后降低吸入麻醉药浓度，继续辅助或控制通气，直至可行气管插管的麻醉深度。在麻醉维持期间，使用吸入麻醉时，可使用脑电监测，以维持适宜的麻醉深度。

（四）吸入麻醉的监测与护理

1. 吸入麻醉期间护士做好患者生命体征的监测，并客观记录。

2. 吸入麻醉诱导前，告知患者，做好健康指导、心理护理及保护性约束，诱导时可通过患者呼吸频率、呼吸幅度、气道压力、$PetCO_2$ 等进行麻醉深度的评估。

3. 手术过程中动态观察患者手术进程及临床体征，在麻醉医师指导下及时调整吸入麻醉药浓度，避免患者体动或术中知晓的发生。

4. 使用吸入麻醉时，有吸入麻醉药被泄漏至手术间空气中的可能，故应及时检查麻醉机废气排放系统，避免空气污染。

5. 吸入麻醉后患者苏醒时需将吸入麻醉药从体内经气道排至体外，其药代动力学与吸入麻醉诱导和加深的过程相反。患者苏醒速度的快慢取决于血/气分配系数、心排血量、脑血流量、新鲜气体流量、肺泡通气量及吸入麻醉维持时间等。可采用浓度递减洗出法或低流量洗出法进行苏醒。

二、静脉麻醉

（一）基本概念

静脉麻醉是指麻醉药通过静脉注射的方式进入体内，经血液循环产生中枢神经系统抑制作用，满足手术需要的无痛、无意识、反射抑制和肌肉松弛等条件的麻醉方式。

（二）适用范围

1. 全身麻醉诱导。

2. 门诊短小手术及操作，如无痛胃肠镜、无痛人流手术等。

3. 控制痉挛、癫痫等发作，以减少大脑耗氧量。

4. 配合低温进行脑保护，用于颅脑手术的麻醉。

5. 其他适用的麻醉。

（三）优点与不足

1. 优点：静脉麻醉具有剂量可控、起效迅速等特点，且与吸入麻醉相比，静脉麻醉无废气排放、不易燃烧、不易爆炸，且静脉药物无挥发性，可避免吸入麻醉药的毒性摄入。

2. 不足：抽吸静脉麻醉药时，有用药错误或药液污染的可能；部分静脉麻醉药刺激性大，外渗时易造成皮肤坏死；对循环有抑制作用；静脉麻醉药需经肝肾代谢，对患者肝肾功能要求较高；单一麻醉药不能满足全身麻醉及手术需要。

（四）准备与实施

1. 准备：除常规做好麻醉机、监护仪、负压吸引装置、抢救药品等准备外，静脉麻醉诱导前，需根据患者病情和手术需要，建立一条或多条静脉通路，确保静脉麻醉药的安全使用。根据患者病情、麻醉医师计划给药方式准备微量泵、靶控输注泵、肌肉松弛监测仪、脑电监测仪等。常用静脉麻醉药详见第八章第一节。

2. 实施：静脉麻醉诱导开始前，可经面罩吸入 6~8L/min 的纯氧，以提高患者氧储备；静脉麻醉药从静脉缓慢推注，推注过程中监测患者的意识、循环和呼吸的变化，当患者意识消失、呼吸停止时，开放患者气道，应用麻醉面罩进行加压给氧通气，待麻醉深度适宜后建立人工气道，使用麻醉机控制患者呼吸。静脉麻醉药给药方法分单次注入法、分次注入法和连续注入法三种。麻醉医师常根据手术需要和不同药物的药理特点来选择给药方式。靶浓度控制输注法（Target-Controlled Infusion，TCI）在临床中应用广泛，该法可根据手术刺激强度和患者的反应进行动态调节，维持稳定的、符合临床要求的血药浓度或效应室浓度，药物剂量精准，易于计算和调控。

（五）监测与护理

1. 监测和记录患者的生命体征，确保患者生命体征平稳，满足手术操作要求，且患者能顺利苏醒。

2. 静脉麻醉药易引起血管扩张，导致低血压的发生，应注意监测循环，遵医嘱合理使用升压药。

3. 静脉麻醉期间护理人员应保证静脉通路输注通畅，输注速度适当，微量泵运行正常，确保麻醉药顺利进入体内，避免患者术中知晓发生。

4. 观察静脉通路周围皮肤有无红肿、皮温是否正常，静脉通路有无脱落、渗液等情况。一旦出现上述情况，及时建立新的静脉通路或以吸入麻醉替代，维持合适的麻醉深度，预防术中知晓。

5. 同一静脉通路泵输注多种药物时，评估药物的配伍禁忌，观察是否有不良反应；如需输血，不应与药物输注共用静脉通路；输注血管活性药物时不宜从外周血管中输注，输注过程中，及时更换液体，避免空气栓塞的发生。

6. 静脉麻醉后，患者的苏醒与药物在体内的再分布、生物转化和排泄相关。患者苏醒速度的影响因素主要有药物的半衰期、麻醉时间、药物用量及影响药物代谢和排泄的因素。

【思考题】

1. 简述静脉麻醉的优点与不足。
2. 简述 MAC 定义及意义。

第二节 局部麻醉

一、基本概念

局部麻醉是指在患者神志清醒状态下，应用局部麻醉药暂时阻断身体某一区域神经传导的麻醉方式。狭义的局部麻醉包括表面麻醉、局部浸润麻醉、区域阻滞麻醉和神经阻滞麻醉等。广义的局部麻醉还包括蛛网膜下腔阻滞、硬膜外阻滞和骶管阻滞。

二、适用范围

局部麻醉的适用范围取决于患者配合程度及患者的基础疾病。与全身麻醉相比，局部麻醉对患者生命体征的干扰较小。一般情况下，局部麻醉适用于：

1. 手术部位较表浅或局限的中小型手术。
2. 复合使用镇静药或复合全身麻醉来增强麻醉效果。
3. 术后镇痛和慢性疼痛的治疗。

三、准备、观察与护理

（一）麻醉前准备

1. 进行局部麻醉操作前应询问患者是否有心脏病、高血压、糖尿病等疾病。
2. 对不同年龄、性别、职业、心理状态的患者进行个体化心理护理，建立护患信任关系，缓解患者紧张或恐惧情绪，取得患者配合。
3. 根据患者的意识状态、配合程度、手术范围及时间等，选择合适的局部麻醉方式，确保麻醉效果。
4. 向患者解释局部麻醉的特点、体位要求及配合要点，协助患者取合适的体位。评估环境是否符合操作要求，保护患者隐私。
5. 熟悉局部麻醉药的性质、配制方法、用量与不良反应。
6. 应具有处理局部麻醉药不良反应的应急能力，如能识别不良反应、采取处理措施、准备抢救药品/物品。
7. 准备操作相关的物品和设备，如神经阻滞针、神经刺激仪、蛛网膜下腔－硬膜外联合阻滞穿刺包、超声仪等。

（二）观察与护理

1. 安置监护仪，观察患者生命体征的变化。

2. 建立静脉通路，保持液体输入通畅。

3. 吸氧，观察患者胸廓起伏与口唇颜色变化。

4. 关注患者意识变化，倾听患者主诉，及时发现患者的不适症状。

5. 关注患者皮肤状况，观察患者是否有皮疹、荨麻疹等过敏反应发生。

6. 对于有明确药物过敏史、年龄小、年老体弱、肝肾功能严重损害及病情危重的患者，减少用药剂量并慎重给药，加强对患者的床旁监护，观察患者有无头晕、恶心等不良反应。

7. 局部麻醉结束时，协助患者取舒适体位，监测患者生命体征。进行健康宣教，做好保护性约束，防止跌倒、坠床。

四、不良反应与处理

1. 毒性反应：即局部麻醉药中毒。

1) 定义：指血液中局部麻醉药的浓度超过一定水平而引起的中枢神经系统和心血管系统的异常反应。

2) 原因：局部麻醉药的剂量及浓度过大，注射速度过快；药液误入血管；注射部位血管丰富导致吸收过快；药物在体内代谢转化过慢而滞留；患者体质特异，对局部麻醉药的耐受力下降等。

3) 临床表现：耳鸣、口周麻木、视物模糊、金属味觉、运动性抽动、心动过缓、低血压、头晕、头痛等。

4) 处理原则：立即停用局部麻醉药；吸氧，必要时辅助呼吸或控制通气；发生惊厥时，遵医嘱用硫喷妥钠或地西泮静脉缓慢注射；持续静脉输液，必要时给予血管活性药物静脉注射或泵入，维持血流动力学稳定；发生严重的心脏毒性反应时，可使用脂肪乳进行静脉输注；及时治疗心律失常，心搏骤停者立即进行心肺复苏，准备除颤仪进行抢救。

2. 过敏反应。

1) 临床表现：荨麻疹、呼吸困难、气道水肿、发绀、心律失常、支气管痉挛、过敏性休克、心搏骤停等。

2) 处理原则：立即停用局部麻醉药，保持静脉通路畅通，根据患者病情遵医嘱使用抗过敏药物或解除支气管痉挛的药物；必要时加压给氧，辅助呼吸；维持血流动力学稳定；患者血压低时，可取头低脚高位增加回心血量，遵医嘱使用血管活性药物，保证心、脑、肺等重要脏器的灌注；必要时行动脉血气分析，纠正内环境平衡紊乱；声门水肿致气道狭窄时，紧急情况下可行气管切开。

五、护理配合

1. 麻醉前督促麻醉医师认真执行手术安全三方核查，确保患者身份信息准确。

2. 与患者进行沟通交流，缓解患者紧张、焦虑情绪，取得良好配合。

3. 安置监护仪，动态监测患者的生命体征。

4. 建立静脉通路，维持静脉输液通畅。

5. 协助麻醉医师取局部麻醉需要的体位，做好保护性约束，防止患者坠床。

6. 根据医嘱准备麻醉药并做好标识，严格执行查对制度，避免用药错误。

7. 麻醉医师进行局部麻醉操作时，护士需维持患者麻醉体位，做好健康指导，及时发现、处理和记录患者局部麻醉过程中的不良反应。

8. 局部麻醉过程中，协助麻醉医师评估麻醉效果。

9. 在麻醉医师的指导下根据患者病情、手术情况动态评估麻醉深度，当局部麻醉效果不能满足手术要求时，应立即协助准备全身麻醉。

【思考题】

1. 简述局部麻醉的观察及护理要点。

2. 简述局部麻醉药中毒反应的临床表现与处理原则。

第三节　椎管内麻醉

一、基本概念

椎管内麻醉是指将局部麻醉药注入椎管内的不同间隙，使药物在脊神经所支配的相应区域产生麻醉作用的方法。

二、分类及适用范围

据药物注入部位不同，椎管内麻醉可分为蛛网膜下腔阻滞（简称脊麻或腰麻）、硬膜外阻滞（简称硬麻）、蛛网膜下腔－硬膜外联合阻滞（简称腰－硬联合麻醉）、骶管阻滞。

（一）蛛网膜下腔阻滞

蛛网膜下腔阻滞是局部麻醉药注入蛛网膜下腔，暂时阻断脊神经前根和后根神经传导的麻醉方法。其适用范围包括下腹及盆腔手术，如阑尾切除术；肛门及会阴部手术，如痔疮切除术；下肢手术，如截肢手术等。

（二）硬膜外阻滞

硬膜外阻滞是将局部麻醉药注入硬脊膜外隙，暂时阻断脊神经根神经传导的麻醉方法。其适用范围包括腹部、腰部、盆腔和下肢手术；颈部、上肢和胸壁浅表手术；适用于蛛网膜下腔阻滞的下腹部及下肢手术；冠心病、血管闭塞性疾病和带状疱疹的辅助治疗；镇痛，如分娩镇痛。

（三）蛛网膜下腔－硬膜外联合阻滞

蛛网膜下腔－硬膜外联合阻滞是蛛网膜下腔与腰段硬膜外联合阻滞的麻醉方法。其适用范围包括腹部、下肢、盆腔手术等。

（四）骶管阻滞

骶管阻滞是经骶管裂孔将局部麻醉药注入骶管腔内，阻滞骶部脊神经的麻醉方法。其适用范围包括直肠、肛门、会阴手术和小儿腹部手术等。

三、常见并发症及观察、护理

（一）常见并发症

1. 低血压或心动过缓：严重的低血压和心动过缓可导致心搏骤停。
2. 恶心呕吐：其诱因通常为血压骤降造成脑血流供应骤减，使呕吐中枢兴奋；迷走神经功能亢进，胃肠蠕动增加；手术牵拉内脏。
3. 全脊髓麻醉：典型的临床表现为注药后迅速出现意识不清、双侧瞳孔扩大固定、呼吸停止、软瘫、低血压、心动过缓和偶尔出现的室性心律失常或心搏骤停，属于椎管内麻醉的严重并发症。
4. 呼吸抑制或呼吸衰竭：椎管内麻醉极为罕见的并发症。急性呼吸衰竭多由全脊髓麻醉、广泛的硬膜外麻醉或椎管内应用阿片类药物引起。
5. 头痛：多于麻醉后出现，轻度头痛者可平卧，严重者可行硬膜外充填疗法。
6. 尿潴留：通常为腰骶水平的椎管内麻醉阻滞了支配膀胱功能的交感神经和副交感神经所致，也可能与下腹部手术刺激、会阴及肛门手术疼痛及患者不习惯卧床排尿有关。严重者需行留置导尿。
7. 马尾综合征（Cauda Equina Syndrome）：以脊髓圆锥水平以下神经根受损为特征的临床综合征，多表现为不同程度的大便失禁及尿道括约肌麻痹、会阴部感觉缺失和下肢运动功能减弱。其主要原因有压迫性损伤、局部麻醉药鞘内的直接神经毒性。
8. 腰背痛：可能与穿刺损伤有关，尽量避免反复穿刺。
9. 硬脊膜外血肿：由硬脊膜外隙出血所致，发生率低。
10. 下肢瘫痪：少见的严重并发症，多由粘连性蛛网膜炎所致，预后往往不理想。

（二）观察与护理

1. 椎管内麻醉前，进行健康指导，做好解释沟通工作，缓解患者紧张、恐惧情绪，取得良好配合。
2. 操作前备好抢救药品及物品，操作中监测患者生命体征，与患者保持交流沟通以评估患者意识状况。
3. 监测感觉平面，观察是否出现麻醉并发症，协助医师及时处理。

4. 协助患者摆放和维持体位，妥善固定患者，防止跌倒、坠床。

【思考题】

1. 简述椎管内麻醉的分类。
2. 简述椎管内麻醉常见并发症。

第四节　复合麻醉

一、基本概念

复合麻醉（Balanced or Combined Anesthesia）是指同时或先后应用两种及以上的麻醉药或麻醉技术，以更好地达到镇痛、遗忘、肌肉松弛、自主反射抑制并维持生理功能稳定的麻醉方法。

二、常用方法与应用原则

（一）常用方法

1. 静吸复合麻醉：是复合应用吸入麻醉药和静脉麻醉药的麻醉方法。
2. 联合麻醉：是同时或先后应用全身麻醉和非全身麻醉技术或联合应用两种及以上非全身麻醉技术的麻醉方法。

（二）应用原则

1. 合理选择药物。
1) 掌握每种药物的药代动力学特点、药理作用与不良反应。
2) 熟悉药物之间的协同作用、相加作用和拮抗作用。
3) 根据患者的生理特点和手术特点合理选择药物的种类、用法和用量。
2. 优化复合药物。
1) 原则上应尽量减少用药种类。
2) 注意药物配伍，避免深麻醉。
3. 准确判断麻醉深度：麻醉深度应根据药物对意识、感觉、运动、神经反射及内环境稳定性的影响程度来综合判断。根据患者临床体征的变化，可做血药浓度测定以判断麻醉深度，也可使用脑电监测调控麻醉深度。
4. 加强麻醉期间的管理：保持患者气道通畅，对于手术时间较长或气道控制困难的手术，尽量选择气管插管。
5. 选择麻醉方式及麻醉用药方案时坚持个体化的原则。

【思考题】

1. 简述复合麻醉的概念。
2. 简述复合麻醉的应用原则。

第五节　控制性降压

一、基本概念

控制性降压（Controlled Hypotension）是指围麻醉期在保证重要器官氧供的情况下，应用各种药物和方法有目的地降低患者的血压，并能调控降压程度和持续时间，不导致重要器官缺血缺氧性损害，终止降压后血压可以迅速恢复至正常水平，不产生永久性器官损害。控制性降压能改善术野条件，增加手术操作的安全性，减少或控制出血。

二、常用方法

目前控制性降压多采用药物调控的方法，可根据降压效果单一或联合应用降压药，以达到满意的效果。

（一）麻醉控制性降压

加深麻醉可达到一定程度的降压效果。吸入麻醉药对血管平滑肌有明显舒张作用，可明显降低外周血管阻力而降低动脉血压，对心排血量的影响较小，有利于保证组织灌注。该方法降压起效快，停药后血压恢复迅速，适用于短时间的降压。如需长时间降压，多与其他降压药联合使用。静脉麻醉在一定程度上也可起到降压作用。

（二）应用血管扩张药控制性降压

常用药物有钙通道阻滞剂、肾上腺素能受体阻滞剂、硝普钠、硝酸甘油、右美托咪定等。

三、常用药物

1. 吸入麻醉药：常用异氟烷或七氟烷，主要通过扩张外周血管和抑制心肌收缩力来降低血压。降压时氧耗减少，对肺气体交换无损害，操作简便。但其扩张血管能力不强，降压程度有限，多与其他降压药合用。高浓度吸入麻醉药对心肌收缩力的抑制增强，使心排血量减少，导致器官灌注不足，不宜单独应用于控制性降压。

2. 静脉麻醉药：常用丙泊酚复合瑞芬太尼来起到扩张血管、抑制心肌收缩力并降低颅压的作用。

3. 血管扩张药。

1）硝普钠：作用迅速，效果可靠，易于调节，主要作用于小动脉，使血管平滑肌松弛，降低外周血管阻力，对心肌收缩力影响较小；对静脉也有扩张作用，可使回心血量减少。但大剂量或长时间输入，可引起代谢产物氰化物蓄积，导致细胞缺氧。

2）硝酸甘油：主要作用于容量血管，直接抑制血管平滑肌使静脉扩张，减少回心血量，使心排血量减少和血压降低。

3）钙通道阻滞剂：抑制细胞外 Ca^{2+} 内流，降低细胞内 Ca^{2+} 浓度，可明显扩张外周血管、冠状动脉及脑血管，对静脉影响较小。常用药物有硝苯地平、尼卡地平及地尔硫䓬等。

4）肾上腺素能受体阻滞剂。

（1）酚妥拉明：α 肾上腺素能受体阻滞剂，静脉注射后 2min 内可达到血药浓度高峰，维持 5min 左右，主要用于控制围手术期高血压，尤其是嗜铬细胞瘤手术探查及分离肿物时对血压的控制。

（2）乌拉地尔：可阻滞外周 α 肾上腺素能受体及激动脑内 5－羟色胺受体，起到扩血管、降血压的作用。

（3）艾司洛尔：是短效选择性 $β_1$ 肾上腺素能受体阻滞剂，起效快，通过降低心排血量降压，仅限于需要轻度降压患者或并用其他降压药者。

5）右美托咪定：是中枢及外周 $α_2$ 肾上腺素能受体激动药，具有交感神经阻滞作用，呈剂量依赖性降低血压和心率，与其他药物及技术合用可用于控制性降压。

6）前列腺素 E_1：是一种激素，不良反应少，可通过抑制交感神经末梢释放去甲肾上腺素，并直接作用于血管平滑肌，引起血管扩张，导致周围血管阻力和血压降低，主要扩张小动脉和容量血管，扩张血管的程度与剂量成正比，可用于患有心、肾疾病的患者。

7）嘌呤衍生物：常用的有三磷酸腺苷与腺苷，为体内天然辅酶，可扩张外周血管达到降压的效果。

四、适应证与禁忌证

（一）适应证

1. 复杂大手术，术中出血可能较多、止血困难的手术。

2. 血管手术。

3. 显微外科手术，要求术野清晰的手术。

4. 大量输血有困难或有输血禁忌证的患者。

5. 有宗教信仰而拒绝输血的患者。

6. 麻醉期间继发性高血压者。

7. 麻醉期间血压、颅压和眼压过度升高，可能引起严重不良后果者。

（二）禁忌证

1. 麻醉医师对降压技术不熟练是绝对禁忌证。

2. 颅压增高患者，在手术开颅前禁止降压。

3. 重要脏器实质性病变，如心功能不全。

4. 血管病变，如动脉硬化。

5. 低血容量或严重贫血。

6. 器官灌注不足或氧运输降低。

7. 未治疗的青光眼。

【思考题】

1. 常见的控制性降压药物有哪些？

2. 简述控制性降压的适应证与禁忌证。

（钟媛）

第八章　麻醉药理知识

第一节　全身麻醉药

全身麻醉药（简称全身麻醉药）是指能够引起患者意识消失、全身痛觉丧失、自主反射抑制、肌肉松弛等可逆麻醉状态的一类药物。根据用药途径不同，全身麻醉药分为静脉麻醉药和吸入麻醉药两大类。两类药物各有优缺点，临床中常联合使用，利用其各自优势，减少麻醉药的使用量及不良反应，提高麻醉质量。

一、吸入麻醉药

吸入麻醉药是指一类可经气道吸入而导致全身麻醉状态的药物，包括挥发性液体麻醉药和气体麻醉药两类，前者包括七氟烷、地氟烷、异氟烷、乙醚、氟烷、恩氟烷等。吸入麻醉药应用于临床时间较久，且随着科技的进步、吸入麻醉技术的不断改进，其在现代麻醉管理中有着越发重要的作用。

（一）药理作用

1. 中枢神经系统：吸入麻醉药对中枢神经系统具有明显的抑制作用，可使患者出现暂时性的意识丧失和镇痛。高浓度时可抑制延髓呼吸中枢和血管运动中枢，造成患者呼吸和循环的衰竭。

2. 心血管系统：含氟吸入麻醉药均可不同程度地抑制心肌收缩力、扩张外周血管和降低血压。

3. 呼吸系统：吸入麻醉药对呼吸中枢有剂量依赖性抑制作用，可使潮气量降低、呼吸频率增加、分钟通气量降低、动脉血二氧化碳分压增高，还可抑制支气管收缩，用于哮喘患者的麻醉维持。但在麻醉诱导期使用含氟麻醉药可刺激气道，引起患者呛咳，地氟烷刺激性强于七氟烷，故七氟烷常用于吸入麻醉诱导。

4. 其他：除氧化亚氮外，含氟麻醉药也均可松弛骨骼肌和子宫平滑肌。

（二）不良反应

1. 循环系统和呼吸系统：药物剂量超过临床麻醉所需浓度的 2~4 倍时，可明显抑制循环系统和呼吸系统，严重时可导致死亡。吸入麻醉过程中由于患者正常反射被抑制，胃内容物可发生反流，易引起误吸。

2. 含氟类吸入麻醉药可降低肝血流供应，引起肝损害，但发生率较低。大多吸入麻醉药均可使肾血流供应、肾小球滤过率和尿量减少。肾损害可见于甲氧氟烷麻醉，表现为尿量增多、尿比重和渗透压下降、尿素清除率降低。

3. 恶性高热：麻醉过程中罕见却非常严重的并发症。恶性高热的发生虽有明显的遗传倾向，但吸入麻醉药和去极化肌肉松弛药是常见的触发药物。

4. 吸入麻醉药可致患者苏醒期躁动，用氟烷时发生率更高。手术间医护人员长期吸入小剂量的麻醉药可扩张脑血管和升高颅压，引起头痛和警觉性降低。

（三）评价指标

吸入麻醉药常用评价指标有 MAC、血/气分配系数、脑/血分配系数。

1. 血/气分配系数：是指吸入麻醉药在血中和肺泡气中达到动态平衡时的浓度比值。血/气分配系数越大，溶解于血中的麻醉药越多，苏醒越慢，可控性越差。常用吸入麻醉药的血/气分配系数比较：异氟烷＞七氟烷＞氧化亚氮＞地氟烷。

2. 脑/血分配系数：是指吸入麻醉药在脑组织中和血中达到动态平衡状态时的浓度比值。脑/血分配系数越大，进入脑组织的麻醉药越多，苏醒时间越长，反之，苏醒时间越短。

常见吸入麻醉药的血/气分配系数、脑/血分配系数及 MAC 见表 8-1-1。

表 8-1-1　常见吸入麻醉药的血/气分配系数、脑/血分配系数及 MAC

药名	血/气分配系数	脑/血分配系数	MAC
七氟烷	0.69	1.70	1.71
地氟烷	0.45	1.30	6.00
氧化亚氮	0.47	1.06	100.00
氟烷	2.30	2.30~3.50	0.75
乙醚	12.10	1.14	1.92

（四）临床常用药物

1. 七氟烷：血/气分配系数低，起效迅速，诱导时间短、平稳，苏醒快，气味芳香，对气道刺激小，对血流动力学和自主呼吸影响亦小。七氟烷广泛用于全身麻醉的维持、不能合作的儿童及特殊成人患者的麻醉诱导。

2. 地氟烷：血/气分配系数和组织溶解度是现有吸入麻醉药中较低的，具有对循环系统抑制作用小、血流动力学恢复迅速、体内代谢率低等优势。但地氟烷也有自身的缺陷，0.5~1.5MAC 的浓度即可增加颅压，抑制脑血管调节能力，且气道刺激性大，气道反应发生率高，故在麻醉诱导中应用价值较为有限。

3. 氧化亚氮：作为吸入麻醉药在临床上应用较久，为无色气体，不易燃爆，性能稳定。氧化亚氮的 MAC 较大，效能较弱，常与麻醉辅助药或其他吸入麻醉药合用。其在体内弥散速度快，易进入体内密封性气腔。肠梗阻、气胸、中耳手术等情况下体内有密封性空腔存在时，禁止使用氧化亚氮。因氧化亚氮有致畸性，故妊娠早期女性禁用。氧化亚氮使用后易造成"弥散性缺氧"，停吸后应吸纯氧 5～10min。长时间吸入麻醉浓度的氧化亚氮，可致骨髓抑制。

4. 异氟烷：对呼吸系统的影响较安氟醚轻，有轻微刺激性醚味，对气道刺激大，对心血管系统的抑制作用较氟烷弱，对神经细胞的毒性作用较显著，但麻醉深度易控制。

二、静脉麻醉药

静脉麻醉药是指经静脉注入体内，通过血液循环作用于中枢神经系统而产生全身麻醉作用的药物。静脉麻醉药的作用各有特点，麻醉护士应熟练掌握各类药物的药理性质，确保患者安全。临床中常用的静脉麻醉药包括巴比妥类和非巴比妥类，巴比妥类有硫喷妥钠，非巴比妥类有丙泊酚、依托咪酯、氯胺酮、羟丁酸钠。静脉麻醉药可用于全身麻醉的诱导和维持。

1. 丙泊酚：属于非巴比妥类短效静脉麻醉药，静脉注射后在体内迅速分布与代谢，起效快，术后恶心呕吐发生率低。丙泊酚能够抑制在体和离体的脂多糖诱导产生的炎症因子的释放，发挥抗炎作用，普遍用于短小手术的麻醉诱导和维持，诱导剂量为 1.5～2.5mg/kg，起效时间在 15～45s。丙泊酚主要作用为催眠、镇静、遗忘，但缺乏镇痛作用，使用时常需合用镇痛药。丙泊酚最常见的不良反应为"注射痛"，在诱导期使用时有一过性呼吸暂停的可能，对心血管系统有抑制作用。肝功能异常患者，长期使用丙泊酚需警惕苏醒期延长及丙泊酚输注综合征的发生。

2. 依托咪酯：对呼吸系统及循环系统的抑制轻，无镇痛作用；静脉注射后，迅速分布至脑及其他组织，通常 1min 内起效；停药后可快速恢复，临床安全剂量范围大；常用于血流动力学不稳定患者的麻醉诱导；成人诱导剂量为 0.2～0.3mg/kg，术后恶心呕吐发生率高于其他麻醉药，还可使肌肉发生阵挛，特别是在有刺激的情况下。

3. 氯胺酮：为具有镇痛作用的非巴比妥类静脉麻醉药，除用于麻醉诱导外，还可用于围手术期的镇痛；静脉注射后在 30～60s 内可使患者意识消失，肌内注射给药适用于没有建立静脉通路患者的诱导；不良反应包括口腔分泌物显著增多，眼睛睁开凝视，眼球震颤，眼压、颅压增高，苏醒早期有产生烦躁、不愉快情绪体验的可能。

4. 硫喷妥钠：为经典的巴比妥类静脉麻醉药，注射后起效迅速，恶心呕吐少见，麻醉维持期间，镇痛和肌肉松弛不完全，临床中常用于麻醉诱导。心血管系统反应表现为扩张静脉及抑制心肌收缩力，导致血压和心排血量下降。不良反应为组胺释放，易引起类过敏反应，注射到血管外可能引起严重疼痛和组织坏死。

【思考题】

简述常用的吸入麻醉药和静脉麻醉药。

第二节　局部麻醉药

局部麻醉药（简称局部麻醉药）是指能可逆阻断神经冲动传递，使神经所支配部位出现感觉消失的一类药物。局部麻醉药可以使患者在保持一定意识清醒的情况下，可逆地引起局部组织镇痛。由于局部麻醉药独特的药理特性，其现已被广泛应用于日常的临床麻醉中。

一、概述

（一）分类

局部麻醉药主要由三部分组成：芳香基团、中间链和胺基团。依中间链不同，局部麻醉药可分为酯类局部麻醉药和酰胺类局部麻醉药，酯类包括普鲁卡因、丁卡因、可卡因等，酰胺类包括利多卡因、丁哌卡因、罗哌卡因等。根据作用时效，局部麻醉药可分为短效局部麻醉药、中效局部麻醉药、长效局部麻醉药，短效局部麻醉药包括普鲁卡因等，中效局部麻醉药包括利多卡因等，长效局部麻醉药包括丁卡因、丁哌卡因、罗哌卡因等。

（二）药理作用

1. 局部麻醉作用：局部麻醉药通过作用于神经细胞膜上 Na^+ 通道，抑制 Na^+ 内流而发挥局部麻醉作用。其对所有神经冲动的产生和传导都有阻滞作用，但需要与神经组织直接接触。阻滞效果与使用局部麻醉药的浓度、剂量及刺激强度等因素有关。随着局部麻醉药浓度由低到高，痛觉、温觉、触觉和压觉依次消失，最后是运动麻痹，神经功能的恢复则沿相反的顺序进行。

2. 全身作用：局部麻醉药经给药局部吸收入血后可引起全身反应，主要表现在中枢神经系统和心血管系统。特别是药物剂量过大、浓度过高或误注入血管时，还可引起毒性反应。

1) 低浓度局部麻醉药有抑制中枢神经系统、镇痛、抗惊厥作用。高浓度局部麻醉药可引起局部麻醉药毒性反应，通常表现为先兴奋后抑制，初期可导致眩晕、烦躁不安、肌肉颤动，后期则表现为神志错乱、惊厥、昏迷、呼吸麻痹，甚至呼吸暂停。

2) 非心脏毒性剂量的局部麻醉药可用于治疗心律失常，如利多卡因用于治疗室性心律失常。心脏毒性剂量的局部麻醉药可阻碍心肌动作电位的快速相，使心肌兴奋性降低、收缩力下降、复极减慢，不应期延长，传导减慢，同时使血管平滑肌松弛，血压下降。

（三）不良反应

局部麻醉药的不良反应主要有局部麻醉药经血管吸收入血或不慎注入血管引起的毒性反应、过敏反应、特异质反应，以及浓度过高、时间过长诱发的神经损害。

二、临床应用

（一）酰胺类局部麻醉药

1. 利多卡因：起效快，弥散广，穿透能力强，没有明显舒张血管的作用；用药 1h 内可有 80%～90% 进入循环系统，与血浆蛋白结合，主要经肝代谢后由肾排出，少数以原形形式经尿和胆汁排泄；临床上主要用于表面麻醉、切口局部浸润麻醉、硬膜外阻滞和神经阻滞等；由于弥散广，平面难以控制，故一般不推荐用于蛛网膜下腔阻滞。

2. 丁哌卡因：与利多卡因相比，丁哌卡因麻醉作用更强，作用时间更长，适用于神经阻滞、硬膜外阻滞和蛛网膜下腔阻滞；临床常用浓度为 0.25%～0.75%，成人安全剂量为 150mg；神经阻滞推荐浓度为 0.25%～0.50%，此浓度用于硬膜外阻滞时，对运动神经阻滞差，合用肾上腺素可用于术后镇痛。左旋丁哌卡因与丁哌卡因作用相仿，但中枢神经系统和心血管系统毒性明显低于丁哌卡因，安全性更高，可替代丁哌卡因用于临床麻醉。

3. 罗哌卡因：罗哌卡因化学结构与丁哌卡因相似，麻醉效能低于丁哌卡因，但中枢神经系统和心血管系统毒性更低；对感觉神经阻滞优于运动神经，具有明显的感觉运动阻滞分离特点，有利于患者术后早期活动；临床中，不同浓度药液可适用于不同的临床范围，0.25%～1.00% 可用于神经阻滞或硬膜外阻滞，0.125%～0.250% 可用于分娩镇痛或术后镇痛。

（二）酯类局部麻醉药

1. 普鲁卡因：局部麻醉作用稳定，毒性小，但穿透能力较差，故不适用于表面麻醉；可与静脉麻醉药或吸入麻醉药联合使用，此外还可以用于神经阻滞、硬膜外阻滞或蛛网膜下腔阻滞等。

2. 丁卡因：麻醉效果及毒性反应均较普鲁卡因强，穿透能力较强，表面麻醉效果较好，主要适用于表面麻醉、神经阻滞、硬膜外阻滞和蛛网膜下腔阻滞，但不单独用于浸润麻醉。

3. 可卡因：表面麻醉效果好，但毒性反应较大，易产生耐药性，目前基本不用于临床。

【思考题】

1. 简述局部麻醉药中毒时中枢神经系统表现。
2. 简述局部麻醉药的分类。

第三节　镇静安定药

镇静安定药属于中枢神经系统抑制药，分为镇静药和安定药。镇静药可使患者恢复平静情绪，消除烦躁。安定药根据效价不同分为弱安定药和强安定药，弱安定药主要用于抗焦虑，临床麻醉中常用的有苯二氮䓬类药物；强安定药又称为神经松弛药，多用于治疗精神分裂症，以消除患者的妄想和躁狂等，常用的有吩噻嗪类和丁酰苯类。

一、苯二氮䓬类

（一）药理作用

1. 中枢神经系统：苯二氮䓬类药物选择性作用于边缘系统，显著改善焦虑、紧张情绪，随剂量的增大可以起到镇静催眠作用。大多数苯二氮䓬类药物有抗惊厥、抗癫痫的作用，同时具有中枢性肌肉松弛作用，缓解肌肉痉挛。

2. 循环系统：苯二氮䓬类药物可使血压轻微下降，处于焦虑状态下的患者使用后下降幅度将增大。苯二氮䓬类药物对心肌收缩力影响小，轻度增加心率。

3. 呼吸系统：一般情况下，苯二氮䓬类药物对呼吸抑制不明显，静脉用药时若速度过快、剂量过大，易发生一过性的呼吸暂停。

（二）不良反应

苯二氮䓬类药物安全范围大，毒性较小，可见以下不良反应。
1. 大剂量使用时可致共济失调、昏迷及呼吸、循环衰竭。
2. 能通过胎盘，具有致畸性。
3. 长时间用药后可产生耐药性及依赖性。

（三）临床常用药物

1. 咪达唑仑（Midazolam）：属于超短效苯二氮䓬类药物，具有催眠、抗焦虑、肌肉松弛、顺行性遗忘的作用；对呼吸有一定的抑制作用，抑制程度与使用剂量、推注速度呈正相关；临床剂量下对心血管系统影响轻微，无镇痛作用，但可增强其他麻醉药的镇痛效果；静脉注射起效快，60～90s 内可达药效峰浓度，持续时间短，2～3h 患者可完全清醒。

临床应用于全身麻醉诱导时，剂量应个体化，对于未使用镇静性或麻醉性前驱药的成人，常用剂量为 0.30～0.35mg/kg，若患者已接受前驱药，推荐剂量为 0.15～0.35mg/kg。儿童使用 0.10～0.15mg/kg 的剂量就能产生镇静效果，并且不会延长出现全身麻醉的时间。咪达唑仑也可作为复合麻醉药用于术中的麻醉维持。

2. 地西泮（Diazepam）：脂溶性高，用药吸收后迅速通过血脑屏障，很快再分布至其他组织。单次用药后作用消失快；全身麻醉诱导时静脉注射可增强麻醉效果，同时可减少琥珀胆碱所致眼压高、肌肉痛等不良反应。但地西泮刺激性较强，易致局部静脉炎，使用时宜选用较粗静脉。

3. 艾司唑仑（Estazolam）：属于中短效苯二氮䓬类药物，口服吸收良好，具有用量小、起效迅速、药效显著的特点，临床多用于抗焦虑、抗惊厥及治疗癫痫发作。

（四）临床常用拮抗剂

氟马西尼（Flumazenil）是第一个人工合成的苯二氮䓬受体阻滞剂，可以通过与苯二氮䓬类药物竞争受体而阻滞其镇静、抗焦虑及抗惊厥的作用；静脉注射后约 5min 血药浓度可达峰值，消除半衰期仅 50min，因此单次用药后作用时间短暂；临床中常用于阻滞麻醉后苯二氮䓬类药物的残余作用，亦可用于苯二氮䓬类药物过量的诊断和解救；不良反应主要有恶心呕吐、烦躁或焦虑不安，长期使用易诱发戒断症状。

二、其他镇静安定药

（一）吩噻嗪类

1. 药理作用：对中枢神经系统内的多巴胺受体进行阻滞，产生镇吐、抗精神病和安定作用，无镇痛效果，但与镇痛药合用时，可增强其药效；通过阻断 α 肾上腺素能受体、M 胆碱受体及 H_1 受体，产生降压、抗胆碱、抗组胺的作用。

2. 不良反应：一般反应较轻，常表现为嗜睡、无力、口干等；长时间使用可引起肢体震颤、肌力增高、运动减少等锥体外系反应；亦可出现神经松弛药恶性综合征。

3. 临床常用药物。

1）氯丙嗪：对于体内过程，个体差异较大，用药剂量宜个体化。氯丙嗪 12.5～25.0mg 肌内注射时可作为麻醉前用药，产生镇静作用；静脉注射10～20mg 可预防术中患者顽固呃逆的发生；临床中还用于需要降低患者体温以降低组织代谢率的手术；与异丙嗪合用时，可以使患者处在冬眠状态，戒断症状在睡眠中度过，减少患者痛苦。氯丙嗪局部刺激性较强，可致静脉炎，极少数患者使用后可发生梗阻性黄疸。

2）异丙嗪：最早合成的吩噻嗪类，口服易吸收，15～30min 起效；在临床上主要用于治疗荨麻疹、支气管哮喘、过敏性休克等过敏性疾病，作为麻醉前用药时可产生镇静、镇吐的作用，可减少麻醉后恶心呕吐的发生。

（二）丁酰苯类

丁酰苯类药物通过阻滞下丘脑、黑质纹状系统等部位的多巴胺受体产生安定作用。与吩噻嗪类一样，也可产生锥体外系反应、抗胆碱受体及抗肾上腺素能受体作用。临床常用药物主要如下。

1. 氟哌利多（Droperidol）：临床麻醉中应用广泛的强安定药，与芬太尼合用，有安定神经和增强镇痛药效果的作用，并可预防患者术后呕吐及不良情绪的发生。氟哌利多可增强镇痛药引起呼吸抑制的作用。

2. 氟哌啶醇（Haloperidol）：有很强的抗精神病作用，镇吐效果强，但镇静作用弱于氯丙嗪，对呼吸影响弱；常用于治疗精神分裂症，但锥体外系反应发生率高，临床上已基本被氟哌利多取代。

【思考题】

1. 简述苯二氮䓬类药物常见不良反应。
2. 简述常用苯二氮䓬受体阻滞剂及不良反应。

第四节　阿片类镇痛药

阿片类镇痛药（Opiate）通过激动阿片受体作用于中枢神经系统，选择性地缓解疼痛及消除疼痛引起的不良体验，临床中反复使用易产生成瘾性及耐药性，因此又可称为"成瘾性镇痛药"。根据药理作用不同，阿片类镇痛药可分为阿片受体激动药、阿片受体激动-阻滞药、阿片受体阻滞药三大类。

一、概述

阿片受体属于 G 蛋白耦联受体大类，主要分为 μ 受体、δ 受体、κ 受体及 σ 受体，在脑内分布广泛，但不均匀。高度密集阿片受体主要分布在脊髓胶质区、丘脑内侧、边缘系统、纹状体、下丘脑等部位。

阿片样肽是近年来在脑内发现的和阿片生物碱作用相似的肽类，主要包含脑啡肽家族、内啡肽家族和强啡肽家族。各种阿片样肽对不同类型的阿片受体的亲和力不同。

在中枢及外周神经系统中，阿片样肽与其他神经肽可以作为神经递质，与阿片受体构成强大的痛觉调节系统，同时对循环系统、胃肠反应、内分泌等功能进行调节。μ 受体镇痛效能最强，主要分布在脊髓及其以上水平延髓网状结构；κ 受体可缓解内脏化学性刺激疼痛，分布在脊髓水平；σ 受体主要参与吗啡镇痛作用。

二、阿片受体激动药

阿片受体激动药是指主要作用于 μ 受体的激动药，也称为麻醉性镇痛药。吗啡是典型的阿片受体激动药，目前临床中应用广泛的是芬太尼及其衍生物。

1. 吗啡：阿片中的主要生物碱，皮下注射吸收不稳定，肌内注射效果良好。其与阿片受体结合，产生类阿片作用，拟内源性镇痛系统发挥镇痛作用，对呼吸中枢及咳嗽中枢有抑制作用，可导致呼吸抑制，用于镇咳、镇痛，可扩张血管，致直立性低血压，用作麻醉前辅助用药时可缓解疼痛及焦虑情绪；剂量过大易造成急性中毒，表现为昏迷、呼吸抑制、瞳孔缩小或呈针尖样大、血压下降，甚至休克。

2. 哌替啶：又称杜冷丁，肌内注射后 10min 出现镇痛作用，45min 达高峰，镇痛强度为吗啡的 1/10~1/8；在临床中代替吗啡用于镇痛时，对内脏痛的患者须与阿托品合用；人工冬眠合剂的药物之一，可用于麻醉前辅助给药、治疗心源性哮喘及静吸复合麻醉。

3. 芬太尼及其衍生物。

1）芬太尼：属于短效镇痛药，静脉注射 1min 起效，4min 可达高峰，镇痛强度是吗啡的 80~100 倍，对循环功能影响小，呼吸抑制作用弱于吗啡；常用于麻醉辅助用药和麻醉维持，一般不单独用于镇痛；静脉推注速度过快或剂量过大时，易造成呼吸抑制，可见眩晕、恶心呕吐等不良反应。

2）阿芬太尼（Alfentanil）和舒芬太尼（Sufentanil）：均为芬太尼的衍生物。阿芬太尼为超短效镇痛药，镇痛强度是芬太尼的 1/4，起效较快，静脉注射后 1~2min 起效。阿芬太尼可以在短小手术中分次静脉使用，使用时间长时，可采取持续静脉滴注的方式，临床应用较为灵活。舒芬太尼镇痛作用较强，是芬太尼的 5~10 倍，镇痛效果显著，作用时间长，作用维持时间是芬太尼的 2 倍；对心血管影响小，用于麻醉诱导或复合麻醉效果更理想；快速静脉注射可引起胸壁强直，影响通气；反复用药后，应延长呼吸状态观察的时间。

3）瑞芬太尼（Remifentanil）：属于短效镇痛药，为纯 μ 受体激动药，镇痛效果与芬太尼相似。注射后起效迅速，停药后恢复快，停药后 3~5min 便可恢复自主呼吸；不随使用时间的增长而产生蓄积反应，其药物半衰期始终在 4min 内；由于独特的药物代谢特点，更适用于全身麻醉维持；用于心血管手术患者时，不会改变其心肺转流后的消除率；药效消失较快，手术结束停止使用后便无镇痛效应，需要采用其他镇痛药进行替代。

三、阿片受体激动－阻滞药

阿片受体激动－阻滞药是一类对阿片受体兼有激动和阻滞作用的药物，主要激动部分 κ 受体，阻滞 μ 受体。由于受体作用不同，与阿片受体激动药相比，阿片受体激动－阻滞药镇痛强度较小，对呼吸抑制作用较轻，很少产生依赖性。

1. 喷他佐辛（Pentazocine）：属于非麻醉性镇痛药，皮下注射及肌内注射均易吸收，关于体内过程，个体差异大；镇痛效果是吗啡的 1/3，呼吸抑制作用较吗啡小，可引起心率加快，心脏负荷增加，因此心绞痛患者不适用该药，临床中主要用于麻醉前给药或慢性中度疼痛；大剂量使用可引起呼吸抑制，肌内注射时易产生注射痛。

2. 丁丙诺啡（Buprenorphine）：镇痛作用强于哌替啶和吗啡，起效慢，作用时间长，有效时间可维持 5~8h；主要用于治疗中度至重度的疼痛，也可用于辅助麻醉和戒毒；常见不良反应有头晕、嗜睡、恶心呕吐等，长期使用易产生成瘾性及耐药性。

3. 布托啡诺（Butorphanol）：作用类似于喷他佐辛，镇痛强度是喷他佐辛的 20 倍；肌内注射 10min 起效，维持时间达 3~4h；可用作麻醉前给药及治疗中度至重度疼痛；一般不用于心肌梗死患者，因其使用时易引起心脏兴奋、肺动脉高压；对呼吸抑制程度与剂量呈正相关，常见不良反应有嗜睡；抗精神病等作用与吗啡相似。

4. 纳布啡（Nalbuphine）：镇痛作用弱于吗啡，强于喷他佐辛，且持续时间较长；仅用作注射给药，静脉注射后 2~3min 发挥作用；主要用于治疗手术后疼痛、癌痛、肾或胆绞痛等中度至重度疼痛，不良反应发生率低于哌替啶。

四、阿片受体阻滞药

1. 纳洛酮（Naloxone）：为阿片受体的完全、特异性阻滞药，对阿片受体阻滞作用强度从高到低依次为 μ 受体、κ 受体、δ 受体；临床中能拮抗吗啡、哌替啶、芬太尼的作用，消除如呼吸抑制、瞳孔缩小、胃肠道痉挛等中毒症状；主要用于麻醉性镇痛药过量或术后阿片类药物引起的中枢抑制的解毒。药物毒性较低，偶有用药后出现一过性的恶心呕吐。

2. 纳曲酮（Naltrexone）：药理作用与纳洛酮相似，拮抗作用强且持久，常用于防止成瘾者戒断后复吸。

3. 纳美芬（Nalmefene）：为纳曲酮的衍生物，作用与纳洛酮相似，但作用更持久；静脉注射后药物半衰期为 8~9h；主要用于手术后阿片类药物导致的呼吸抑制和阿片类使用过量造成的中毒的解救；有眩晕、嗜睡、疲乏、恶心等不良反应。

【思考题】

1. 常用的阿片受体激动药有哪些？
2. 常用的阿片受体阻滞药有哪些？

第五节　肌肉松弛药及其拮抗剂

一、作用原理及分类

肌肉松弛药（简称肌松药）能选择性地作用于运动神经终板膜上的 N_2 受体，阻断神经向骨骼肌发出的冲动，从而导致肌肉松弛。

（一）作用原理

神经肌肉兴奋传递涉及神经肌肉接头的超微结构及乙酰胆碱的合成、储存、释放等环节。神经肌肉接头主要包含运动神经元突触末梢（称突触前膜）、肌纤维膜在该部位相应的增厚部位（称突触后膜）和介于突触前膜和突触后膜的间隙（突触间隙）三部分。运动神经元突触前膜含有 30 万个以上的囊泡，每个囊泡中均含有乙酰胆碱，当冲动到达突触前膜时，乙酰胆碱被释放。正常情况下，被释放的乙酰胆碱被突触间隙内的胆碱酯酶水解，水解产物胆碱可被摄入突触前膜，作为再合成乙酰胆碱的原料。

肌肉松弛药作用部位主要在突触后膜，少许在突触前膜，通过与乙酰胆碱受体结合妨碍乙酰胆碱与受体的结合，从而阻滞神经肌肉兴奋传递，产生肌肉松弛作用。肌肉松弛药还可作用于乙酰胆碱受体外的其他受体，通过改变受体的功能而发挥作用。

（二）分类

按作用时间长短，肌肉松弛药可分为超短效肌肉松弛药、短效肌肉松弛药、中效肌肉松弛药和长效肌肉松弛药四类。根据与乙酰胆碱受体结合后是否改变受体构型，肌肉松弛药可分为去极化肌肉松弛药和非去极化肌肉松弛药两类。其中，非去极化肌肉松弛药根据化学结构不同又可分为甾类非去极化肌肉松弛药和苄异喹啉类非去极化肌肉松弛药。

二、常用肌肉松弛药

（一）去极化肌肉松弛药

琥珀胆碱（Succinylcholine）又称氯化琥珀胆碱，为超短效肌肉松弛药，具有起效迅速、作用强和时效短的特点。该药半衰期为 2～4min，反复持续静脉注射后，肌肉松弛作用维持时间可增长，但易产生快速耐受性。与成人相比，儿童对琥珀胆碱相对不敏感，气管插管剂量由成人的 1.0mg/kg 增至 1.5mg/kg。琥珀胆碱临床主要用于短时的外科操作，如快速气管插管、气管镜和食管镜检查等。不良反应有长时间静脉输注或反复注射易导致的 II 相阻滞，通过激动 N_1 受体、M 受体造成的心动过缓、室性心律失常等心血管反应，高钾血症，术后肌痛，眼压、颅压及胃压升高，恶性高热等。

（二）非去极化肌肉松弛药

1. 苄异喹啉类非去极化肌肉松弛药。

1）阿曲库铵（Atracurium）：属于中效非去极化肌肉松弛药，气管插管剂量为 0.5～0.6mg/kg，维持时间为 25～40min；通过霍夫曼降解反应自行降解，不依赖肝、肾消除；使用剂量过大时，易出现抗胆碱作用；快速大剂量静脉输注可引起组胺释放，造成低血压、支气管痉挛和类过敏反应。

2）顺式阿曲库铵（cis－Atracurium）：属于中效非去极化肌肉松弛药，作用强度为阿曲库铵的 4 倍，气管插管剂量为 0.15～0.20mg/kg，消除方式同阿曲库铵，与阿曲库铵不同的是不引起组胺释放；由于药理作用强于阿曲库铵，使用量少，代谢产物所致不良反应也相应减少。

3）美维库铵（Mivacurium）：属于短效非去极化肌肉松弛药，静脉注射 0.2mg/kg，90s 后可行气管插管；主要在体内被血浆胆碱酯酶水解，消除不直接依赖肝、肾功能，故血浆胆碱酯酶异常将影响美维库铵的使用时效；停药后肌张力自然恢复时间近似于琥珀胆碱，适用于需肌张力迅速恢复的手术。

2. 甾类非去极化肌肉松弛药。

1）泮库溴铵（Pancuronium）：人工合成的含两个季铵基团的长效肌肉松弛药；静脉注射 0.12～0.20mg/kg，90s 内可行气管插管；临床使用剂量范围内无组胺释放，有轻微抗迷走神经和交感神经兴奋的作用，因此可致心率增快、血压升高和心排血量增加，高血压、心动过速及冠心病患者应避免使用。

2）哌库溴铵（Pipecuronium）：肌肉松弛作用比泮库溴铵强，主要经肾以原形的形式排出，部分在肝内代谢，肾功能异常可延长其药物半衰期；静脉注射 0.1mg/kg 后 3.0～3.5min 可行气管插管；临床使用剂量范围内无心血管不良反应；适用于冠状动脉搭桥术等心血管手术。

3）维库溴铵（Vecuronium）：泮库溴铵衍生物，作用强度与泮库溴铵相当；气管插管剂量为 0.1mg/kg，2～3min 起效。该药主要经肝代谢和排泄，不释放组胺，适用于心脏疾病患者；对自主神经系统无明显作用，当合用抗胆碱药、钙通道阻滞剂、β 肾上腺素能受体阻滞剂时，应严密观察患者心率变化。

4）罗库溴铵（Rocuronium）：起效较快，仅次于琥珀胆碱，作用强度为维库溴铵的 1/7，时效为维库溴铵的 2/3，气管插管剂量为 0.6mg/kg，90s 后可行气管插管；本身无组胺释放，用量过大或注射过快时，可诱发支气管痉挛和哮喘发作。

三、常用肌肉松弛药拮抗剂

肌肉松弛药拮抗剂的使用可以促进术后患者恢复呼吸和肢体活动能力。目前去极化肌肉松弛药尚缺乏有效的拮抗剂，拮抗非去极化肌肉松弛药的药物主要有抗胆碱酯酶药和舒更葡糖（Sugammadex）。

1. 抗胆碱酯酶药：属于水溶性季铵化合物，通过与胆碱酯酶结合抑制其活性，使乙酰胆碱分解减少，从而产生拟胆碱作用；可通过作用于突触前膜引起的逆向传导，促进乙酰胆碱的释放，增强肌纤维的收缩；静脉注射后血药浓度在最初 5～10min 内迅速下降，主要经肾清除。常用抗胆碱酯酶药有新斯的明、溴吡斯的明和依酚氯铵等，其中依酚氯铵起效最快，溴吡斯的明起效最慢。该类药逆转非去极化肌肉松弛药的效果与使用剂量、非去极化肌肉松弛药作用强度等因素有关，药量具有封顶效应。不良反应主要有心率减慢、腺体分泌增加、内脏平滑肌痉挛等。

2. 舒更葡糖：属于新型甾类非去极化肌肉松弛药特异性拮抗剂，可有效拮抗甾类非去极化肌肉松弛药，但对非甾类肌肉松弛药无拮抗作用；通过影响甾类非去极化肌肉松弛药再分布，加速其与 N 受体分离，使神经肌肉接头处游离肌肉松弛药分子浓度急剧下降，消除肌肉松弛药的作用。其对罗库溴铵的拮抗效果优于对维库溴铵和泮库溴铵的，即使在罗库溴铵使用短时间内亦能发挥拮抗作用，故临床中常用于使用罗库溴铵的短时间手术或插管失败时。

四、影响肌肉松弛药作用的因素

影响肌肉松弛药作用效果的因素有多种，如肝、肾功能受损时，经过其消除的肌肉松弛药泮库溴铵、维库溴铵等将延缓作用时间，宜减少追加剂量，延长追加间隔。琥珀胆碱在体内由非典型性假性胆碱酯酶分解，影响假性胆碱酯酶活性的因素将影响琥珀胆碱作用时间。体内酸碱平衡及电解质平衡紊乱也会影响肌肉松弛药作用，如酸中毒时霍夫曼降解反应降低，从而使阿曲库铵和顺式阿曲库铵作用时间延长；低钾血症、高钠血症、低钙血症、高镁血症可增强机体对非去极化肌肉松弛药的反应。低体温将延长泮库溴铵、维库溴铵和阿曲库铵的作用时间。重症肌无力患者对非去极化肌肉松弛药敏感度高于去极化肌肉松弛药。除此之外，药物之间的相互作用也会增强或减弱肌肉松弛药效果，如非去极化肌肉松弛药与吸入麻醉药合用时，其用量会减少，作用时间会延长；局部麻醉药、抗生素与肌肉松弛药合用时，肌肉松弛药作用将增强。有研究证明，抗精神病药如苯妥英钠对泮库溴铵和维库溴铵等有拮抗作用。

【思考题】

1. 简述肌肉松弛药的分类。
2. 简述抗胆碱酯酶药的作用机制。

第六节　其他药物

一、作用于胆碱受体的药物

按照释放递质不同，传出神经可分为胆碱能神经和去甲肾上腺素能神经。乙酰胆碱由胆碱能神经末梢释放。胆碱受体是存在于胆碱能神经突触后膜和效应器细胞上能选择性与乙酰胆碱结合并发挥作用的一类受体，主要包含毒蕈碱型受体（M 受体）和烟碱型受体（N 受体）。作用于胆碱受体的药物主要包含能产生拟乙酰胆碱作用的拟胆碱药和不能产生或产生较少拟乙酰胆碱作用的抗胆碱药。

（一）拟胆碱药

1. 乙酰胆碱：可特异性地作用于胆碱受体，使用小剂量的乙酰胆碱能激动 M 受体，引起心脏活动抑制，支气管、胃肠道平滑肌收缩，腺体分泌增加，瞳孔括约肌收缩等；N 受体分为 N_1 受体和 N_2 受体，N_1 受体主要分布在神经节突触后膜，N_2 受体分布在骨骼肌终板膜上。因较多内脏器官是受胆碱能神经和去甲肾上腺素能神经双重支配，用乙酰胆碱激动 N_1 受体，在全部神经节兴奋的时候，胆碱能神经和去甲肾上腺素能神经可同时被激动，最终结果取决于组织中哪种受体占优势。用乙酰胆碱激动 N_2 受体时，可引起骨骼肌收缩，随剂量增加，有出现肌肉痉挛、弥散性收缩的可能。由于选择性低、作用范围广、在体内易被胆碱酯酶水解等缺点，乙酰胆碱的临床使用受限。

2. 毛果芸香碱（Pilocarpine）：从毛果芸香属植物叶中提取的一种生物碱，主要作用于 M 受体，可引起瞳孔缩小、眼压降低和腺体分泌增加等，可调节痉挛，对青光眼和虹膜炎有治疗作用。

（二）抗胆碱药

1. 阿托品（Atropine）：内在活性小，不能激动受体，与胆碱受体结合后会阻碍受体与乙酰胆碱及其他拟胆碱药的结合，从而产生抗胆碱效应。阿托品 0.5mg 便可使唾液腺和汗腺分泌减少，随着剂量的增加还会导致瞳孔扩大、心率增快、胃肠道及膀胱痉挛平滑肌的松弛；大剂量时可引起幻觉、定向障碍、运动失调及惊厥等中枢神经系统症状；常用于麻醉前给药、迷走神经过度兴奋所致窦房结阻滞、房室传导阻滞、窦性心律过缓等慢速心律失常，缓解内脏绞痛、膀胱刺激症状等；常见不良反应有口干、皮肤干燥、视物模糊、排便困难等；禁用于青光眼、幽门梗阻及前列腺肥大者。

2. 东莨菪碱（Scopolamine）：药理作用与阿托品相似，但抑制腺体分泌的效果强于阿托品，扩瞳、调节麻痹较迅速。其胃肠道及膀胱平滑肌的松弛作用弱于阿托品，一般剂量时对中枢神经系统有抑制作用，大剂量时可产生催眠效果，具有解除血管痉挛和改善微循环的作用。东莨菪碱常用于麻醉前给药，防止晕动症，对帕金森病和阿片类、烟草依赖的戒断有一定疗效。禁忌证同阿托品。

3. 山莨菪碱（Anisodamine）：具有外周抗胆碱、平滑肌解痉和心血管抑制等作用，但作用强度稍弱于阿托品。山莨菪碱可以通过解除小血管痉挛改善微循环，抑制血小板聚集，降低血液黏度，临床主要用于感染性休克的治疗及内脏平滑肌的解痉。

4. 盐酸戊乙奎醚（Penehyclidine Hydrochloride）：商品名为长托宁，是一种新型抗胆碱药，选择性地作用于胆碱受体，抑制腺体分泌，松弛气道平滑肌，扩张支气管，在增加肺顺应性时不引起心率加快或气道反常性收缩，作用优于阿托品，主要用于麻醉前给药和有机磷酸酯类中毒的解救。

（三）神经节阻滞药

神经节阻滞药（Ganglioplegic）又称 N_1 受体阻滞药，可选择性地与神经节细胞的 N_1 受体的结合，干扰乙酰胆碱与受体的结合，阻断神经节中神经冲动的传递，主要包括非季铵类（美卡拉明）和硫化类（樟磺咪芬），早期可用于高血压治疗，也可在麻醉时控制血压，减少手术出血量。

二、作用于肾上腺素能受体的药物

肾上腺素能受体分为 α 肾上腺素能受体和 β 肾上腺素能受体，α 肾上腺素能受体分为 $α_1$ 肾上腺素能受体和 $α_2$ 肾上腺素能受体，β 肾上腺素能受体分为 $β_1$ 肾上腺素能受体、$β_2$ 肾上腺素能受体、$β_3$ 肾上腺素能受体。作用于肾上腺素能受体的药物包括拟肾上腺素药和肾上腺素能受体阻滞剂：拟肾上腺素药是指与肾上腺素能受体结合后引起交感神经兴奋的药物；与肾上腺素能受体结合后，较少产生或不产生拟肾上腺素作用的药物称为肾上腺素能受体阻滞剂。α 肾上腺素能受体和 β 肾上腺素能受体分布的位置及作用分别见表 8-6-1、表 8-6-2。

表 8-6-1　α 肾上腺素能受体的分布位置及作用

受体类型	分布位置	作用
$α_1$ 肾上腺素能受体	血管平滑肌突触后膜、冠状动脉、子宫、皮肤、肠黏膜和内脏血管床	具有正性肌力作用，可引起小动脉和静脉收缩、散瞳和肠道松弛

续表

受体类型	分布位置	作用
α_2肾上腺素能受体	突触前 α_2肾上腺素能受体位于中枢神经系统，突触后 α_2肾上腺素能受体位于血管平滑肌、胃肠道、胰腺 β 细胞	激动突触前 α_2肾上腺素能受体可引起镇静催眠、低血压和心动过缓，激动突触后 α_2肾上腺素能受体可引起血管收缩和高血压反应，抑制唾液分泌，减少胰岛素释放

表 8-6-2 β肾上腺素能受体的分布位置及作用

受体类型	分布位置	作用
β_1肾上腺素能受体	心肌、窦房结、心室传导系统、脂肪组织和肾组织	激动可引起正性变力、变时，心肌传导速度增加，肾上腺素释放及脂肪分解
β_2肾上腺素能受体	血管、支气管、皮肤、子宫平滑肌及心肌	激动可引起血管、支气管扩张，子宫平滑肌松弛，增强心肌收缩力，还可促进糖异生、胰岛素释放和细胞摄取钾
β_3肾上腺素能受体	脂肪	参与脂肪分解和代谢率调节

（一）常用拟肾上腺素药

1. 肾上腺素：肾上腺髓质产生，小剂量时以 β肾上腺素能受体效应为主，随剂量增加，逐渐以 α肾上腺素能受体效应为主；临床中适用于心搏骤停、过敏、支气管痉挛、心源性休克、症状性心动过缓或心脏传导阻滞等，与局部麻醉药合用可以延长局部麻醉时间，对静脉刺激性较大，应通过中心静脉通路给药。

2. 去甲肾上腺素：肾上腺素生物合成的前体，主要激动 α肾上腺素能受体，对 β_1肾上腺素能受体有较弱的激动作用，对 β_2肾上腺素能受体基本无作用；临床主要用于上消化道的止血和休克。其虽然可以通过收缩血管升高血压，但会进一步加重组织缺血缺氧，因此该药在休克患者中的使用已不占优势。

3. 麻黄碱（Ephedrine）：可直接兴奋 α_1肾上腺素能受体、β_1肾上腺素能受体和 β_2肾上腺素能受体，与肾上腺素作用相似，多次使用易产生耐药性；滴鼻可消除鼻黏膜充血引起的鼻塞，亦可用于低血压的短期治疗及预防支气管哮喘的发作。

4. 多巴胺（Dopamine）：去甲肾上腺素生物合成的前体，主要激动 β_1肾上腺素能受体、α_1肾上腺素能受体及多巴胺受体，临床中低剂量 $[1\sim2\mu g/(kg\cdot min)]$ 使用时主要作用于多巴胺受体，可扩张肾血管，增加肾灌注，起利尿的作用；中剂量 $[2\sim10\mu g/(kg\cdot min)]$ 使用时可激动心脏 β_1肾上腺素能受体，增强心肌收缩力和心排血量；高剂量 $[$大于 $10\mu g/(kg\cdot min)]$ 使用时主要作用于 α_1肾上腺素能受体，作为血管收缩剂升高血压，但效果较去甲肾上腺素弱。多巴胺临床常用于低血压及各种原因引起的休克的治疗。

5. 多巴酚丁胺（Dobutamine）：对多巴胺受体无激动作用，主要兴奋 β_1肾上腺素能受体，对 β_2肾上腺素能受体和 α肾上腺素能受体作用较弱；主要适用于心源性休克、心肌梗死、急性心力衰竭无严重低血压的患者，对慢性心力衰竭的治疗效果优于多巴胺。

6. 间羟胺（Metaraminol）：主要激动 α 肾上腺素能受体，对 β_1 肾上腺素能受体的作用较弱；临床主要用于升高血压，但药效比去甲肾上腺素弱，收缩血管能力强，但对心脏作用较弱。

7. 异丙肾上腺素（Isoprenaline）：主要激动 β_1 肾上腺素能受体和 β_2 肾上腺素能受体。其主要用于支气管哮喘的急性发作、窦房结功能低下、房室传导阻滞及 β 肾上腺素能受体阻滞剂使用过量。

（二）常用肾上腺素能受体阻滞剂

1. 艾司洛尔（Esmolol）：为选择性的 β 肾上腺素能受体阻滞剂，多采用静脉输注给药；临床常用于抑制气管插管引起的心率快、血压高的心血管应激反应，用药后有气道阻力增加的风险，因此对于支气管哮喘的患者应慎用。

2. 乌拉地尔（Urapidil）：主要阻滞突触前膜的 α_2 肾上腺素能受体及突触后膜的 α_1 肾上腺素能受体；对静脉舒张作用强于动脉，降低血管阻力的同时，不引起心率增快，因此是临床中较为常用的围手术期控制血压的药物。

3. 酚妥拉明（Phentolamine）：为非选择性的 α 肾上腺素能受体阻滞剂，阻滞 α_1 肾上腺素能受体的作用强于 α_2 肾上腺素能受体；主要治疗嗜铬细胞瘤切除术中的高血压、充血性心力衰竭、急性心肌梗死及外周血管痉挛性疾病。

三、抗心律失常药物

心律失常一般是指由心脏冲动形成异常或冲动传导异常导致的心搏节律、频率的异常。心律失常的治疗分为药物治疗和非药物治疗，其中药物治疗起着重要的作用。抗心律失常药物分为四类：Ⅰ类，钠通道阻滞药；Ⅱ类，β 肾上腺素能受体阻滞剂；Ⅲ类，延长动作电位时程药；Ⅳ类，钙通道阻滞药。抗心律失常药物可以控制心律失常，维持术中血流动力学稳定，保证患者围麻醉期的安全。常用的抗心律失常药物如下。

1. 利多卡因：属于Ⅰ类抗心律失常药物，对心脏的直接作用是抑制钠离子内流，促进钾离子外流，对心脏其他部位组织及自主神经无作用。利多卡因能降低浦肯野纤维自律性，延长相对不应期，使用治疗剂量时可以降低心脏传导速度，防止心室颤动，有明显的膜稳定作用；临床广泛用于治疗危及患者生命的室性心律失常；最常见的不良反应是与剂量相关的中枢神经系统毒性反应。

2. 胺碘酮（Amiodarone）：属于Ⅲ类抗心律失常药物，对心房及心室肌的传导速度无明显影响，但可降低窦房结起搏细胞自律性、抑制传导速度；可以通过非竞争性阻滞肾上腺素能受体及钙通道，直接扩张冠状动脉、降低外周阻力而增加冠状动脉血流，减少心肌耗氧量；一般用于室性心律失常及心房颤动患者；对心血管的反应常表现为抑制作用，快速静脉注射后还可引起一过性低血压。

3. 维拉帕米（Verapamil）：属于Ⅳ类抗心律失常药物，可以降低窦房结自律性，减慢房室结传导速度，延长窦房结、房室结的有效不应期。治疗室上性心律失常和房室结折返性心律失常效果较好，发生阵发性室上性心动过速时首选该药。

【**思考题**】

1. 简述麻醉前使用盐酸戊乙奎醚的作用。
2. 简述多巴胺的作用。

（尹露）

第九章　麻醉前准备

第一节　麻醉药品的准备

一、麻醉科常备药品

麻醉前根据麻醉方式、具体病情做好药品准备。

（一）麻醉诱导及维持药品

麻醉诱导及维持药品主要包括静脉麻醉药、吸入麻醉药、肌肉松弛药、镇静药及其拮抗药、镇痛药及其拮抗药等。

（二）辅助备用药品

麻醉科常用辅助备用药品见表9-1-1。

表 9-1-1　麻醉科常用辅助备用药品

分类	具体药品
抗胆碱药	阿托品、盐酸戊乙奎醚（长托宁）、东莨菪碱、山莨菪碱
抗组胺药	苯海拉明、异丙嗪、氯苯那敏
平喘药	氨茶碱、沙丁胺醇、多索茶碱
中枢呼吸兴奋药	尼可刹米、洛贝林
拟肾上腺素药	非洋地黄非儿茶酚胺类：氨力农、米力农、依诺昔酮
	肾上腺素、去甲肾上腺素、麻黄碱、去氧肾上腺素、异丙肾上腺素、间羟胺、多巴胺
肾上腺素能受体阻滞剂	艾司洛尔、酚妥拉明、拉贝洛尔
血管扩张药	硝普钠、硝酸甘油、酚妥拉明、乌拉地尔
脱水利尿药	呋塞米、20%甘露醇
抗凝血药	肝素

续表

分类	具体药品
促凝血药	氨基己酸、蛇毒巴曲酶、凝血酶、鱼精蛋白、维生素 K
激素类药	地塞米松、甲泼尼龙、氢化可的松、泼尼松龙
水、电解质及酸碱平衡用药	氯化钠溶液、葡萄糖氯化钠溶液、乳酸钠林格液、钠钾镁钙葡萄糖注射液、葡萄糖酸钙、碳酸氢钠、氯化钾
血浆代用品	聚明胶肽、琥珀明胶、羟乙基淀粉、右旋糖酐注射液

二、麻醉诱导前药品准备注意事项

1. 严格执行无菌操作原则和查对制度。
2. 根据医嘱配制药液，在注射器上做好标识，标签和笔迹勿遮住刻度。
3. 将抽吸药液后的注射器放置于无菌盘中，注射器不得重复使用。
4. 使用微量泵泵注的药液，需连接延长管，排尽空气后经三通旋塞与液体通路相连，并妥善固定。
5. 麻醉诱导前，准备好抢救药品，如间羟胺、阿托品、麻黄碱等。
6. 备用药品抽吸后应置于另一无菌盘中，做好标识，与麻醉药品分开放置。

【思考题】

1. 简述麻醉诱导及维持药品分类。
2. 简述麻醉诱导前药品准备注意事项。

第二节　仪器的准备

一、一般仪器的准备

（一）麻醉机的准备

麻醉医护人员在使用麻醉机前应对其进行全面检查，确保麻醉机处于待机状态。检查重点项目如下。

1. 麻醉机性能检查：详见第四章麻醉机使用前检查流程。
2. 麻醉机待机状态检查。
（1）麻醉机的电源和气源打开。
（2）APL 开放，蒸发器关闭。
（3）呼吸模式处于手动模式。
（4）所有流量计读数为 0（或达最小）。

（5）吸引器吸引压力足够，吸痰管放置于触手可及的位置。

（6）紧急通气装置，即简易人工呼吸器处于功能完好的状态。

（7）患者呼吸回路系统准备妥当。

（二）监护仪的准备

随着医疗技术水平的提高，监护仪广泛应用于临床。监护仪能够对人体多种生理参数进行监测，是临床麻醉的重要组成部分，是保障患者麻醉安全、提高麻醉质量不可缺少的工具。监护仪功能主要包括观察和预警、分析资料、提示并引导进行正确的治疗和护理。

1. 多功能监护仪。

（1）基础生命体征的监测：监护仪有心电图、无创血压、体温、SpO_2、心率、呼吸等参数。

①检查监护仪心电图模块是否紧密连接，选择合适的导联。心率的监测是通过心电电极收集数字信号实现的；基线不稳、肌电干扰、交流电干扰等可能会导致心电波形异常，从而影响心率监测。呼吸监护可通过热敏式呼吸测量方法和阻抗式呼吸测量方法进行，通常较多使用阻抗式呼吸测量方法，即通过呼吸阻抗电极（可与心电电极合并使用）感知人体呼吸运动时胸廓及胸壁肌肉运动时的电阻抗变化进行监测。

②检查无创血压模块是否紧密连接，根据患者的具体情况提前备好合适的袖带。

③准备体温探头，连接在监护仪体温模块，常用的体温监测部位包括鼻咽、食管、直肠及膀胱等。

④根据患者年龄选取 SpO_2 监测探头，确保监测准确。SpO_2 是呼吸循环的重要生理参数，直接反映人体组织供氧情况。

（2）特殊生命体征的监测。

①有创压力监测：是根据液体的等压传递原理来实现血压测量，包括中心静脉压、左心房压和动脉压的测量。监测时应在开始监护前进行校零；将传感器放置于心脏同一水平；一次性传感器或盖帽为一次性使用，不可重复使用；妥善固定导管，防止导管脱出或移位影响测量值的准确性。

②$PetCO_2$监测：在不同程度上与动脉血二氧化碳分压有很好的相关性，可反映呼吸、循环功能以及代谢状态，确定气管导管位置，及时发现麻醉机的机械故障等。

③心排血量监测：心排血量即单侧心室每分钟的射血量，是围手术期血流动力学监测的核心参数。在一个心动周期内，左心室的射血量称为每搏输出量（Stroke Volume，SV），SV 与心率的乘积即为心排血量。

④脑电双频指数（Bispectral Index，BIS）监测：BIS 主要反映大脑皮质的兴奋或抑制状态及镇静催眠的信息，不仅与生理睡眠密切相关，还能很好地监测麻醉深度。适宜的麻醉深度有益于患者围手术期安全，减少术后并发症。

⑤漂浮导管肺动脉压和心排血量监测仪利用肺动脉导管和相应的监测仪测右心房压、右心室压、肺动脉压、肺毛细血管楔压、人体核心温度等。

2. 其他监测仪器。

（1）肌肉松弛监测仪：肌肉松弛监测仪在临床上用于判断神经肌肉阻滞的类型、测定肌肉松弛药起效时间和气管插管时机、辅助维持术中最佳肌肉松弛状态，以及判断神经肌肉阻滞恢复情况。

（2）血糖监测仪：监测血糖前检查保存方式和效期，按照说明书进行采血（注意不要使用第一滴血），最后获得血糖数据。穿刺部位通常为手指尖，婴儿可选择足跟两侧，定期对血糖仪进行质量控制。

（3）血气分析仪：通过采集动脉血，用血气分析仪监测患者的内环境状态，了解患者组织氧供和氧耗状态、肺通气和换气功能、电解质平衡状态、是否贫血等情况。

（4）经食管超声心动图：经食管超声心动图监测探头直接从与心脏毗邻的食管内，经心脏的后方向前近距离探查心脏深部结构，可用于了解术中心脏结构和功能的变化。它与普通的经胸超声相比，可显示出更清晰的图像，提高对心血管疾病诊断的灵敏度和可靠性。

（5）神经刺激仪：在神经刺激仪引导下外周神经阻滞定位准确，其效果可靠，在疼痛治疗和临床麻醉中应用广泛。准备的物品有神经刺激仪、神经阻滞包、外科手套、神经刺激针（根据部位选择针的型号）、记号笔、电极片等。

（6）脑氧饱和度监测仪：可直观、实时地监测脑组织氧代谢的变化，是发现脑氧代谢紊乱较好的方法之一。

二、抢救仪器的准备

在实施麻醉前，除一般仪器外，还要检查抢救仪器（如简易人工呼吸器、除颤仪、抢救车、困难气道车）是否处于完好待机状态。

1. 简易人工呼吸器：可在麻醉机故障、转运患者、抢救等特殊场景做替代使用。麻醉前需对简易人工呼吸器进行检测，使其处于待机状态。

2. 除颤仪：适用于各种原因导致的心搏骤停、心室颤动和心室扑动。除颤仪需每日开机自检，使用后及时充电，严格执行交接班制度，使之随时处于待机状态。

3. 抢救车：抢救车按科室规定交接。如使用抢救车，应及时清点、补齐药品，备用。

4. 困难气道车：主要包括纤维支气管镜、可视喉镜、喉罩、食管-气管联合导管、可视气管导管、光棒、环甲膜穿刺包、气管切开包、普通气管导管、面罩、牙垫、口咽通气管、鼻咽通气管等。专人负责，定期检查并补充和更换设备，使各种设备处于待机状态并有明显的标识。

【思考题】

1. 简述监护仪功能。

2. 简述麻醉机的最佳待机状态。

3. 简述简易人工呼吸器的适用场景。

4. 困难气道车主要包括哪些物品？

第三节 各种麻醉方法具体的物资准备

针对不同的麻醉方法需要准备不同的物资，麻醉护士需要熟练掌握。

一、全身麻醉准备

（一）仪器准备

1. 完成麻醉机自检工作并使之处于待机状态。
2. 根据患者具体情况设置麻醉机报警上下限。
3. 其他仪器设备的准备：监护仪、微量注射泵、负压吸引器、呼吸球囊等。

（二）物品准备

1. 行气管插管：喉镜、气管导管（管芯置于气管内，利多卡因/达克罗宁胶浆润滑，塑形与口咽弧形一致）、牙垫、胶布、听诊器、空针等。确认套囊是否漏气。
2. 行经鼻气管插管：除上述物品外，准备好液状石蜡、棉签、气管插管钳、呋麻滴鼻液或麻黄碱稀释液（鼻黏膜血管收缩）、1％丁卡因（鼻黏膜表面麻醉）。
3. 评估患者是否为困难气道，若是，准备困难气道插管物品（喉罩、可视喉镜、纤维支气管镜等），必要时备气管切开包。
4. 必要时准备动脉或静脉穿刺物品、保温毯。

（三）药品准备

1. 麻醉诱导药：如咪达唑仑、丙泊酚、舒芬太尼、顺式阿曲库铵、盐酸戊乙奎醚等。
2. 麻醉维持药：如丙泊酚、瑞芬太尼等。
3. 抢救药品：如间羟胺、麻黄碱、肾上腺素、阿托品等。

二、椎管内麻醉准备

1. 为防止意外情况的发生，常规按全身麻醉准备物资。
2. 除局部麻醉药和维持血容量的羧甲基淀粉制品外，还应准备阿托品、麻黄碱、肾上腺素等。
3. 蛛网膜下腔阻滞穿刺包：包括穿刺针（主要有两种，一种尖端呈斜口状，可切断硬膜进入蛛网膜下腔，如 Quincke 针；另一种尖端呈笔尖式，可推开硬膜进入蛛网膜下腔，如 Sprotte 针和 Whitacre 针。应选择尽可能细的穿刺针，24～25G 较为理想，可减少穿刺后头痛的发生率。笔尖式细穿刺针已在临床上广泛应用，蛛网膜下腔阻滞后头痛的发生率大大降低）、消毒刷、医用纱布、医用棉球、橡胶手套、5mL 一次性注射器。

4. 硬膜外穿刺包：一次性使用，包括硬膜外穿刺针（一般为 Tuohey 针）、硬膜外导管、15G 注射针头（供穿刺皮肤用）、内径小的玻璃接管（便于观察硬膜外负压）、5mL 和 20mL 注射器、50mL 药杯（便于盛局部麻醉药和无菌注射用水）、无菌单、橡胶手套、医用纱布及医用棉球。

三、局部麻醉与神经阻滞准备

消毒液、敷料、穿刺针、注射器、局部麻醉药、抢救药品、神经刺激仪、神经刺激针、神经阻滞包、B 超机等。

四、小儿麻醉准备

1. 物品：合适的喉镜片、气管导管、吸痰管、呼吸回路、呼吸球囊、面罩、口咽通气管、喉罩、SpO_2 探头、血压袖带等。

2. 药物：常备吸入麻醉药、丙泊酚、芬太尼、阿托品、地塞米松等。

五、手术间外麻醉准备

手术间外麻醉包括介入手术、无痛内镜检查、妇科/泌尿腔镜术、放疗及口腔等用的麻醉。

仪器、物品、药品准备同全身麻醉准备。

【思考题】

1. 行经鼻气管插管除需准备常规气管插管用物品外，还需额外准备哪些物品？
2. 全身麻醉需准备哪些药品？

（杨青　张瑜）

第十章 围手术期液体管理与输血

第一节 概述

围手术期的液体管理是维持手术患者生命体征稳定的重要环节，是手术患者疾病治疗的基础。输液种类、量和速度因患者的身体状况、所患疾病及体内水、电解质的平衡状态不同而有所差异。保持机体正常的体液容量、渗透压及电解质含量具有重要意义，是物质代谢和各器官功能正常进行的基本保障。液体管理的主要目的是维持机体有效循环血容量，保证组织、器官必需的氧供，维持机体水、电解质和酸碱平衡。

一、体液组成与分布

体液的主要成分是水和电解质，体液的含量和分布受年龄、性别、脂肪等因素的影响，存在个体差异。一般成年男性身体含水量约占体重的60%，而女性为50%，两者均有上下15%的变化幅度。婴儿的脂肪较少，故体液含量占体重比例较高，为70%～80%。体液由细胞膜分为细胞内液和细胞外液。

1. 细胞内液分布于细胞内，约占总体液的2/3，约占体重的40%，是细胞进行生命活动的基质，对维持细胞生理功能具有重要作用。

2. 细胞外液包括细胞间液和血管内液，约占总体液的1/3，约占体重的20%，是细胞进行生命活动必须依赖的外环境，也称作机体的内环境。细胞外液可依毛细血管壁进一步划分为组织间液和位于血管内的血浆。

1）组织间液约占体重的15%。其中由上皮细胞耗能分泌至体内某些腔隙的液体又称为第三间隙液，如消化液，脑脊液，胸腔、腹腔、滑膜腔和眼内的液体等，约占体重1%～2%。

2）血浆约占体重的5%，是血液循环的基质。其中，组织间液中可与血浆或细胞内液进行交换的部分称为功能性细胞外液，功能性细胞外液在维持机体的水和电解质平衡方面有重要作用。

二、电解质分布与平衡

对机体生命活动起重要作用的电解质主要包括 Na^+、K^+、Ca^{2+}、Mg^{2+} 及 Cl^-。细胞外液中最主要的阳离子为 Na^+，主要的阴离子为 Cl^-、HCO_3^-；细胞内液中主要的阳离子是 K^+ 和 Mg^{2+}，主要的阴离子是 HPO_4^{2-}（表 10-1-1）。在正常生理状态下，机体有着精确的调节机制来保持各部分体液内电解质含量的稳定。

表 10-1-1　体液中主要离子分布

离子类型	细胞外液	细胞内液
主要阳离子	Na^+	K^+、Mg^{2+}
主要阴离子	Cl^-、HCO_3^-	HPO_4^{2-}

三、渗透压

1. 定义：指在两个相邻的体液腔隙中，若静水压相等，体液中溶质的浓度不同，则溶质浓度低的腔隙中的水会向溶质浓度高的腔隙中转运，使溶质浓度高的腔隙静水压增高，这种水的转移称为渗透，溶质浓度高的腔隙增高的静水压称为渗透压。

2. 正常范围：280～310mmol/L。

3. 生理意义：正常生理状态下，细胞外液和细胞内液的渗透压相等。渗透压的稳定是维持细胞内液、细胞外液平衡的基本保证。

四、pH 值

pH 值是指人体体液中 H^+ 浓度的负对数值。正常动脉血 pH 值为 7.35～7.45。pH 值适宜的体液环境是机体进行正常生理活动和代谢的重要条件。

五、围手术期患者的体液变化

围手术期的液体管理应遵循个体化原则，主要从以下两方面考虑。

（一）围手术期生理需要量

1. 每日正常基础生理需要量因手术创面的蒸发液及麻醉方式不同有所不同。对于成人每日正常基础生理消耗量，需重视尿量和出汗量，并做出相应调整。

2. 术前液体缺失，主要是因为禁食禁饮，也包括非正常的体液缺失，如恶心呕吐、利尿等。

3. 手术期间体液在体内再分布，如手术创伤引起部分体液进入第三间隙，血管内部分体液转移，可导致血管内容量明显减少。

（二）手术出血和血管扩张

1. 手术出血是围手术期患者体液改变的重要原因。手术出血主要包括红细胞、血浆和凝血因子的丢失，可导致血容量减少。术中出血量较难精确估计，可通过多次监测血红蛋白和血细胞比容（HCT）或综合评估显性失血量及隐性失血量来估计。

2. 麻醉处理（如降压处理）、麻醉药物、麻醉方式（如连续硬膜外阻滞、蛛网膜下腔阻滞和全身麻醉等）均可引起不同程度的血管扩张，导致有效血容量减少。

【思考题】

1. 简述成年男性的体液组成与占体重的比例。
2. 简述围手术期患者的体液变化。

第二节　水、电解质平衡

一、水平衡

1. 机体主要通过肾来维持水平衡，一般先通过下丘脑－垂体后叶－抗利尿激素（Antidiuretic Hormone，ADH）系统提高肾小管及集合管管腔细胞的通透性，促使其对水的重吸收，以恢复和维持体液的正常渗透压，而后通过肾素－血管紧张素－醛固酮系统（Renin－angiotensin－aldosterone System，RAAS）来恢复和维持血容量。

2. 体液及渗透压的稳定受神经－内分泌的支配。

（1）下丘脑视上核侧面有口渴中枢和渗透压感受器，当机体缺水时，会刺激血浆晶体渗透压升高、有效血容量减少和血管紧张素Ⅱ增多而引起口渴感，饮水后刺激因素缓解，细胞外液和渗透压恢复正常生理状态，口渴感消失。

（2）若机体内水分及细胞外液量超过正常生理范围，体液的晶体渗透压随之下降，会抑制口渴中枢和脑、垂体分泌抗利尿激素，刺激肾小管和集合管减少水分的重吸收，通过肾的排泄作用，细胞外液量和渗透压随即恢复正常。

二、水平衡紊乱

在细胞外液中，水和钠的关系非常密切，若机体发生代谢紊乱，脱水和失钠常常同时存在。根据脱水、失钠的程度，水平衡紊乱可分为以下几种类型。

1. 低渗性脱水（Hypotonic Dehydration）：又称慢性脱水或继发性脱水，此时水和钠同时缺失，但失钠大于失水，血清钠浓度低于正常范围，细胞外液呈低渗状态。

（1）原因：胃肠道消化液持续性丢失，如反复呕吐、慢性肠梗阻或长时间胃肠减压，以致大量钠随消化液排出；大面积创伤引起慢性渗液；应用排钠利尿剂时，未注意钠盐的补充，造成体内缺钠多于缺水；等渗性脱水时补充水分过多。

（2）临床表现：详见表10－2－1。

表 10-2-1　低渗性脱水的临床表现

程度	缺钠量（g/kg）	血清钠浓度（mmol/L）	临床表现
轻度	0.50	130~135	缺钠表现：疲乏、手足麻木、口渴不明显，尿中 Na^+ 减少
中度	0.50~0.75	120~130	可出现休克，尿少，尿中不含 Na^+、Cl^-
重度	0.75~1.25	<120	神经系统表现明显：神志淡漠、肌肉痉挛性抽搐，腱反射减弱或消失，木僵甚至昏迷，休克

2. 等渗性脱水（Isotonic Dehydration）：又称急性脱水或混合型脱水，在外科患者中较易发生。此时，水和钠成比例丢失，血清钠浓度在正常范围内，细胞外液的渗透压保持正常。

1）原因：胃肠道消化液急性丢失，如大量呕吐、肠瘘等；体液丢失发生在感染区或软组织内，如烧伤、肠梗阻、腹腔内或腹膜后感染等。

2）临床表现：无口渴感，有恶心、厌食、乏力、少尿等，舌干燥，眼窝凹陷，皮肤干燥、松弛。若短期内体液丢失量大，可能会出现脉搏细速、肢端湿冷、循环异常等血容量不足甚至休克表现，常伴代谢性酸/碱中毒。

3. 高渗性脱水（Hypertonic Dehydration）：又称原发性脱水，水和钠同时丢失，失水大于失钠，血清钠浓度高于正常范围，细胞外液的渗透压升高。

1）原因：机体摄入水分不足，如食管癌致吞咽困难，危重患者摄入水分不足，经鼻胃管或空肠造口管给予高浓度肠内营养液等；创伤、肿瘤、感染等可能导致患者下丘脑口渴中枢受损，患者无口渴感，摄入水分减少；丢失水分过多，如高热致大量出汗、大面积烧伤行暴露疗法等。

2）临床表现：详见表 10-2-2。

表 10-2-2　高渗性脱水的临床表现

程度	缺水量	临床表现
轻度	占体重的 2%~4%	除口渴感外，无其他临床症状
中度	占体重的 4%~6%	极度口渴，皮肤干燥、弹性差，眼窝凹陷，尿少、尿比重增加
重度	大于体重的 6%	中度表现的基础上伴神经系统功能障碍（出现躁狂、幻觉、谵妄等）

4. 水中毒：又称稀释性低血钠，指机体摄入的水总量超过了排出水总量，以致水分在体内潴留，引起血浆渗透压下降和循环血量增多。

1）原因：各种原因导致的抗利尿激素分泌过多；肾功能不全，排尿能力下降；机体摄入水分过多，如大汗后饮用大量不含电解质的液体等。

2）临床表现：水中毒可分为急性水中毒和慢性水中毒两类，这两类临床表现有所差异。

（1）急性水中毒：发病急骤，水过多导致的脑水肿可引起颅压增高，导致头痛、嗜睡、躁动、精神紊乱、定向力障碍、谵妄，甚至昏迷等一系列神经、精神症状。

（2）慢性水中毒：可出现软弱无力、恶心呕吐、嗜睡等表现，体重明显增加，皮肤苍白湿润，偶有唾液或泪液增多。其症状常常被原发疾病的症状掩盖，需做好鉴别诊断。

三、电解质平衡

1. 血清钠：机体内正常血清钠浓度为 $135\sim145mmol/L$。Na^+ 是细胞外液中含量最多的阳离子，对维持细胞外液的渗透压起决定性作用。另外，Na^+ 在维持神经肌肉和心肌的应激性及动作电位中有重要作用。细胞外液的钠平衡取决于钠的摄取和排出。正常生理情况下，钠主要经肾排泄，并与摄取保持平衡；病理情况下（如腹泻、呕吐、大汗等），钠也会经肾外途径丢失。

2. 血清钾：机体内正常血清钾浓度为 $3.5\sim5.5mmol/L$。Ka^+ 是细胞内液中含量最多的阳离子，约占细胞内液阳离子总量的 98%。短时间的钾平衡受胰岛素、pH 值、β 肾上腺素能受体激动剂和碳酸氢盐调节；而长时间的钾平衡受肾和醛固酮调节（主要影响钾排泄）。

3. 血清钙：机体内正常血清钙浓度为 $2.25\sim2.75mmol/L$，肾是机体钙平衡的主要调节器官。Ca^{2+} 在维持神经和肌肉的正常兴奋性，调节肌肉收缩过程，影响心肌电生理，参与腺体分泌、细胞生长，以及激活补体和酶等方面有重要作用。

4. 血清镁：机体内正常血清镁浓度为 $0.70\sim1.10mmol/L$。Mg^{2+} 主要经胃肠道和肾排泄。Mg^{2+} 具有多种生理功能，在神经活动的控制、神经肌肉兴奋性的传递、肌肉收缩、心脏激动性及血管张力等方面具有重要作用。

四、围手术期常见的电解质平衡紊乱

（一）低钠血症

低钠血症是指血清钠浓度小于 $135mmol/L$，是临床上常见的电解质平衡紊乱。

1. 分类：根据血清渗透压的高低，低钠血症可分为低渗性低钠血症、等渗性低钠血症及高渗性低钠血症。

（1）低渗性低钠血症：表现为低渗状态，可分为细胞外液容量降低、正常和增多三种情况。

①低容量性低钠血症：多由丢失含电解质的体液而补充了不含电解质的液体所致，如发生呕吐、腹泻、肠瘘、使用利尿剂、肾小管性酸中毒等时。因此，低钠血症有时不能判定为总体钠的不足。

②等容量性低钠血症：多由摄入水分过多，而肾排水功能异常所致，如发生抗利尿激素分泌失调综合征、精神性烦渴、慢性肾上腺皮质功能不全、特发性低钠血症等时。

③高容量性低钠血症：多由水潴留超过钠潴留所致，如肝硬化、肾衰竭、肾病综合征、慢性充血性心力衰竭等时；或由短时间内摄入水分过多所致，如发生经尿道前列腺

电切术（Transurethral Resection of Prostate，TURP）后综合征时。

（2）等渗性低钠血症：又称假性低钠血症，是指血浆中固体物质增加，导致单位容积内水含量减少，血浆钠浓度相对降低，多见于高蛋白血症和高脂血症。

（3）高渗性低钠血症：是指细胞外液中溶质含量过多（如静脉注射甘露醇等）引起血浆渗透压升高，使水从细胞内向细胞外转移，导致循环容量增加、血清钠浓度降低。

2. 临床表现：根据发病的急缓和轻重不同，临床表现各有不同。

（1）发生急性低钠血症（48h 内）时，水进入脑细胞内较快、较多，故临床症状及体征较显著。而发生慢性低钠血症时，血钠缓慢降低期间细胞内的溶质外移使神经细胞内的渗透压也下降，进入细胞内水分减少，故临床症状及体征较轻。

（2）血清钠浓度 125～135mmol/L 时，多无明显临床表现；血清钠浓度 120～125mmol/L 时，主要表现为消化系统症状，如恶心呕吐、乏力等；血清钠浓度低于 120mmol/L 时，脑细胞水肿明显，常表现为凝视、共济失调、惊厥、木僵等中枢神经系统症状和体征，甚至出现昏睡、抽搐、昏迷和颅压升高症状。

（3）高容量性低钠血症患者可出现明显水肿，甚至出现全身水肿和腹水；短时间内摄入、吸收水分过多者可出现肺水肿、高血压、充血性心力衰竭。而低血容量性低钠血症患者可出现血压低、脉搏细速和循环衰竭，伴有脱水体征。

（二）高钠血症

高钠血症是指血清钠浓度大于 145mmol/L。

1. 分类：根据是否伴有细胞外液容量的改变，高钠血症可分为以下三种情况。

1）低容量性高钠血症：又称高渗性脱水，是临床最常见的高钠血症类型，是低渗液丢失所致，多见于严重腹泻、呕吐、中枢性尿崩症、应用渗透性利尿剂等。

2）等容量性高钠血症：常见原因有摄入水分少、肾排水多、隐性失水增加、原发性高钠血症等。

3）高容量性高钠血症：多由医源性原因所致，如术中输注过多碳酸氢钠或高渗氯化钠等；或见于某些内分泌性疾病，如原发性醛固酮增多症等。

2. 临床表现。

1）口渴：血清钠浓度升高可引起口渴感；若神志清醒无口渴感，口渴中枢或渗透压感受器可能受损。

2）中枢神经系统的症状及体征：随着血清钠浓度及渗透压的升高，机体可能会出现淡漠、嗜睡、易激惹、共济失调、震颤、肌张力增加、癫痫发作，甚至死亡。

（三）低钾血症

低钾血症是指血清钾浓度小于 3.5mmol/L。

1. 原因：钾摄入不足，见于长期饥饿、神经性厌食、禁食禁饮或进食少等；胃肠道钾丢失，见于呕吐、腹泻、胰瘘、胆瘘或持续胃肠减压等；肾排泄钾过多，见于用排钾利尿剂、原发性醛固酮增多症等；钾从细胞外转移到细胞内，见于急性碱中毒、胰岛素治疗等。

2. 临床表现：低钾血症以累及心脏和肌肉为主，可引起肌肉、心血管、神经、消化道及内分泌等多系统功能障碍。机体出现症状时一般血清钾浓度低于 3.0mmol/L。临床表现与血清钾下降速度、程度，伴随其他电解质和酸碱平衡紊乱情况等有关。

1）心血管系统：易引起洋地黄类药物中毒，心肌兴奋性增高，导致心律失常、心肌病变或心力衰竭加重甚至心搏骤停。典型心电图表现为早期出现 T 波降低、扁平或倒置，随后出现 ST 段降低、Q-T 间期延长和 U 波。

2）骨骼肌：可引起骨骼肌收缩能力下降，患者表现为肌无力、肌肉疼痛和痉挛、腱反射迟钝或消失，严重者可出现肌麻痹、呼吸困难等。

3）消化系统：可引起平滑肌收缩能力下降，患者表现为厌食、恶心呕吐、腹胀、便秘、肠鸣音减弱，严重者可出现麻痹性肠梗阻。

4）中枢神经系统：可引起神志淡漠、精神不振、嗜睡或烦躁不安、情绪激动，重者可致精神障碍。

3. 补钾注意事项。
1）首选口服补钾，补钾时行心电图监测和血清钾监测。
2）液体中的氯化钾浓度一般不超过 0.3%，实时浓度需控制在 20mmol/L 以下。
3）见尿补钾，每小时尿量在 30mL 以上相对安全。
4）高浓度钾溶液应由中心静脉输注，以减轻高浓度钾对局部血管的刺激。

（四）高钾血症

高钾血症是指血清钾浓度大于 5.5mmol/L。
1. 原因。
1）钾摄入过多：多见于补钾过快、过多或输入过多库存血。
2）组织细胞被大量破坏：见于溶血、挤压综合征、大面积烧伤、横纹肌溶解等。
3）肾排出减少：见于急性或慢性肾衰竭、肾功能不全、应用保钾利尿剂等。
4）钾从细胞内转移到细胞外：见于缺血再灌注、代谢性酸中毒、胰岛素分泌减少等。

2. 临床表现：与血清钾浓度上升程度和速度有关。
1）心血管系统：对心肌有抑制作用，患者表现为窦性心动过缓、传导阻滞和异位心律失常，严重者可发生心搏骤停。心电图表现为 T 波高尖，P-R 间期延长，QRS 波增宽，心室颤动直至出现心脏停搏。

2）神经肌肉系统：血清钾浓度升高可使神经肌肉系统的兴奋性增高，但血清钾浓度进一步升高时兴奋性降低，可导致肢体软弱无力甚至呼吸困难、窒息等。
3）消化系统：可引起恶心呕吐、腹胀、腹痛、腹泻等。
4）中枢神经系统：因神经肌肉应激性改变，患者很快从兴奋状态转入抑制状态，表现为神志淡漠、反应迟钝、嗜睡等。

（五）低钙血症

低钙血症是指血清钙浓度小于 2.25mmol/L。

1. 原因。

1）维生素 D 缺乏。

2）快速输注枸橼酸库存血。

3）休克复苏时使用大量晶体液。

4）急性重症胰腺炎、坏死性筋膜炎、肾衰竭、消化道瘘、甲状旁腺功能受损。

2. 临床表现：易激惹，指端或口唇麻木刺痛感，手足、面部肌肉痉挛，手足抽搐，肌肉痛及 Chvostek 征阳性等，与血清钙浓度降低使神经肌肉兴奋性增强有关，患者血清钙浓度小于 2.0mmol/L 有诊断价值。

（六）高钙血症

高钙血症是指血清钙浓度大于 2.75mmol/L。

1. 原因。

1）原发性甲状旁腺功能亢进症。

2）骨转移性癌。

2. 临床表现：与血钙浓度升高的速度、程度及患者对高血钙的耐受性有关。

1）早期症状为恶心呕吐、食欲缺乏、疲乏无力和体重下降。

2）血清钙浓度进一步升高时，患者表现为烦渴、多饮多尿，严重头痛、背和四肢痛等。血清钙浓度高达 4～5mmol/L 时，可导致生命危险。

（七）镁缺乏

镁缺乏是指血清镁浓度小于 0.70mmol/L。

1. 原因。

1）饥饿、吸收障碍综合征、长期的胃肠道消化液丢失（如肠瘘时）等是导致镁缺乏的主要原因。

2）长期应用无镁溶液进行静脉输注治疗。

3）肠外营养液中未适量添加镁剂。

4）急性胰腺炎等。

2. 临床表现：神经、肌肉及中枢神经系统功能亢进，可表现为面色苍白、肌肉震颤、手足抽搐、记忆力减退、精神紧张、易激惹，严重者有烦躁不安、谵妄及惊厥等。

（八）镁过多

镁过多指血清镁浓度大于 1.10mmol/L。

1. 原因：多为肾功能不全，偶为应用硫酸镁治疗子痫。

2. 临床表现：多为疲乏无力、膝反射消失和血压下降等。晚期可出现嗜睡、昏迷和呼吸抑制，甚至心搏骤停。

【思考题】

1. 简述水平衡紊乱分类。

2. 简述补钾的注意事项。

第三节　酸碱平衡

一、概述

体液的适宜酸碱度是机体组织、细胞进行正常生命活动的重要保证。动脉血的 pH 值为 7.35～7.45 是比较理想的状态。机体在物质代谢过程中，不断摄入及产生酸性和碱性物质，但能依赖体内的缓冲系统、肺及肾的调节使体液的 pH 值始终维持在正常范围内，即为酸碱平衡。病理情况下，机体出现酸碱超负荷、严重不足和（或）调节机制障碍，导致机体内环境的稳定性被破坏，称为酸碱平衡紊乱。

二、酸碱平衡的指标和意义

（一）酸碱度

酸碱度（pH 值）是反映体内呼吸性因素和代谢性因素综合作用的指标，可用于区分酸中毒、碱中毒。受呼吸性和代谢性双重因素的影响，pH 值＞7.45 表示碱中毒；pH 值＜7.35 表示酸中毒；pH 值在 7.35～7.45 可为以下情况：酸碱平衡正常，处于酸碱平衡紊乱的代偿期，混合型酸碱平衡紊乱。

（二）动脉血二氧化碳分压

1. 定义：动脉血二氧化碳分压（Arterial Partial Pressure of Carbon Dioxide，$PaCO_2$）是动脉血中物理溶解的 CO_2 分子所产生的压力。

2. 正常范围：35～45mmHg，平均值为 40mmHg。

3. 临床意义：反映肺泡中的 CO_2 浓度，是衡量肺泡通气量的指标，是呼吸性酸碱平衡的评价指标。当通气不足，$PaCO_2$ 增高，可引起呼吸性酸中毒；当过度换气，$PaCO_2$ 降低，可引起呼吸性碱中毒。代谢性因素可使 $PaCO_2$ 呈代偿性改变，代谢性酸中毒时，$PaCO_2$ 降低；代谢性碱中毒时，$PaCO_2$ 增高。

（三）碳酸氢盐（HCO_3^-）

HCO_3^- 是反映机体酸碱代谢状况的指标，包括以下两种类型。

1. 标准碳酸氢盐（Standard Bicarbonate，SB）。

1）定义：指标准条件下（动脉血温度 37℃、$PaCO_2$ 40mmHg、SaO_2 100％）测得的 HCO_3^- 含量。

2）正常范围：22～27mmol/L，平均值为 24mmol/L。

3）临床意义：反映机体代谢状况的指标。标准碳酸氢盐含量增高可提示代谢性碱中毒或代偿后的呼吸性碱中毒。

2. 实际碳酸氢盐（Actual Bicarbonate，AB）。

1）定义：指实际条件下测得的 HCO_3^- 的含量。

2）正常范围：22~27mmol/L，平均值为24mmol/L。

3）临床意义：受呼吸性因素影响，反映呼吸性和代谢性双因素的指标，其异常可能是代谢性酸碱平衡紊乱或呼吸性酸碱平衡紊乱时肾代偿的结果。实际碳酸氢盐含量与标准碳酸氢盐含量的差值反映呼吸因素对 HCO_3^- 含量影响的程度。

（四）缓冲碱

1. 定义：缓冲碱（Buffer Base，BB）指血液（全血或血浆）中一切具有缓冲作用的阴离子总量，包括 HCO_3^- 和 HPO_4^{2-} 等。

2. 正常范围：45~55mmol/L。

3. 临床意义：BB 只受血红蛋白浓度的影响，是反映机体代谢性酸碱平衡的指标。BB 减少表示酸中毒，BB 增加表示碱中毒。

（五）碱剩余

1. 定义：碱剩余（Base Excess，BE）指在标准条件下（血液温度37℃、$PaCO_2$ 40mmHg、SaO_2 100%），将血浆或全血的 pH 值滴定至 7.40 时所需的酸量或碱量。凡需要加酸者，说明体内碱过多，即为碱剩余；凡需要加碱者，说明体内酸过多，即为碱缺失。

2. 正常范围：-3~3mmol/L。

3. 临床意义：反映代谢性酸碱平衡及其紊乱的重要指标。

（六）阴离子间隙

1. 定义：阴离子间隙（Anion Gap，AG）指血清中常规测得的阳离子总浓度与阴离子总浓度之差，计算公式：

$$AG= [Na^+] - ([HCO_3^-] + [Cl^-])$$

2. 正常范围：8~16mmol/L。

3. 临床意义：在诊断代谢性酸中毒时有重要意义。不论 pH 值是否正常，只要 AG>16mmol/L，即可诊断为代谢性酸中毒。

三、围手术期常见的酸碱平衡紊乱

（一）代谢性酸中毒

1. 定义：原发性代谢紊乱导致血浆 HCO_3^- 减少和（或）H^+ 增加而引起的酸碱平衡紊乱，表现为动脉血 pH 值<7.35，同时 HCO_3^- 浓度<20mmol/L 或 BE<-3mmol/L。

2. 原因。

1）碱性物质丢失过多，见于腹泻、肠瘘、胆瘘、胰瘘。

2）酸性物质过多，见于各种原因导致的组织缺血缺氧、大量输注库存血、抽搐、心脏停搏、乳酸酸中毒、糖尿病酮症酸中毒、酸性物质摄入过多等。

3）肾功能不全，主要因肾小球的滤过率降低使有机酸阴离子排出减少。

4）血液稀释、高钾血症等。

3. 临床表现。

1）中枢神经系统：患者出现精神萎靡、嗜睡、意识障碍，甚至昏迷等。

2）心血管系统：当 pH 值<7.20 时，心肌收缩力减弱和血管扩张，患者出现血压下降，严重者可出现房室传导阻滞、心律失常，甚至心脏停搏等。

3）呼吸系统：呼吸深快、呼吸肌收缩明显是代谢性酸中毒最主要的表现，严重者可出现呼吸衰竭。

（二）代谢性碱中毒

1. 定义：原发性代谢紊乱导致血浆 HCO_3^- 增加和（或）H^+ 减少而引起的酸碱平衡紊乱，表现为动脉血 pH 值>7.45，同时 HCO_3^- 浓度>30mmol/L 或 BE>3mmol/L。

2. 原因。

1）胃液丧失过多，是外科患者发生代谢性碱中毒最常见的原因，多见于严重呕吐、长期胃肠减压等。

2）碱性物质摄入过多，见于长期服用碳酸氢钠等碱性药物。

3）使用噻嗪类利尿剂和袢利尿剂时，易发生低氯性碱中毒。

4）低钾血症等。

3. 临床表现。

1）中枢神经系统：意识障碍、昏睡、谵妄，甚至昏迷等。

2）心血管系统：合并低钾血症时，可引起心律失常和肌力减弱。

3）呼吸系统：其特殊症状是呼吸浅慢，较严重的反应是呼吸抑制。

（三）呼吸性酸中毒

1. 定义：原发性呼吸紊乱导致 $PaCO_2$ 升高而引起的酸碱平衡紊乱，表现为动脉血 pH 值<7.35，$PaCO_2$>45mmHg。

2. 原因：肺泡通气及换气功能减弱，不能充分排出体内生成的 CO_2，导致 $PaCO_2$ 升高。

3. 临床表现。

1）中枢神经系统：焦虑、定向力障碍、意识障碍或头痛、反应迟钝、视神经盘水肿，甚至脑疝等颅压升高症状。若 $PaCO_2$>70mmHg，可致 CO_2 麻醉，表现为嗜睡、木僵，甚至昏迷，全身麻醉患者可出现苏醒延迟。

2）心血管系统：高血压、心动过速、心排血量增加等交感-肾上腺系统兴奋表现；或低血压、心排血量减少等负性肌力作用表现。

3）呼吸系统：胸闷、呼吸困难、躁动不安，甚至呼吸骤停。

（四）呼吸性碱中毒

1. 定义：原发性呼吸紊乱导致 $PaCO_2$ 降低而引起的酸碱平衡紊乱，表现为动脉血 pH 值 > 7.45，$PaCO_2 < 35mmHg$。

2. 原因：肺泡过度通气，排出的 CO_2 超过机体产生的 CO_2，导致 $PaCO_2$ 降低。

3. 临床表现。

1）中枢神经系统：功能障碍，表现为眩晕、判断力下降、意识障碍，甚至昏迷等。

2）神经肌肉系统：应激性增强，表现为手足和口周麻木和针刺感、肌肉震颤、手足抽搐、癫痫样发作等。

3）心血管系统：可降低心排血量，伴低钾血症时，可致心律失常；可引起脑血管收缩，致局部脑缺血。

4）呼吸系统：多数患者有呼吸急促表现。危重患者发生急性呼吸性碱中毒，可导致急性呼吸窘迫综合征。

【思考题】

1. 简述酸碱平衡紊乱的常见分类。

2. 患者血气分析结果：pH 值 7.25，$PaCO_2$ 36mmHg，BE − 6mmol/L，HCO_3^- 24mmol/L，乳酸 4.5mmol/L，提示患者出现了哪种酸碱平衡紊乱？

第四节 常用液体的种类

一、晶体液

晶体指溶液中直径小于 1nm，光束通过时不出现折射现象的溶质分子或离子。晶体液可扩充功能性细胞外液，补充机体丢失的体液，对治疗水、电解质和酸碱平衡紊乱有着重要作用。大量输注晶体液易引起组织水肿，不能改善微循环灌注和组织氧供，扩容效果不如胶体液。常用的晶体液有葡萄糖注射液、氯化钠注射液、乳酸钠林格液、醋酸钠林格液和碳酸氢钠溶液。

（一）葡萄糖注射液

1. 常用的有 5% 葡萄糖液和 10% 葡萄糖液。

2. 适用范围。

1）经呼吸、皮肤所蒸发（不显性丢失）及排尿丢失水分的补充，部分热量的供应。

2）低血糖症的治疗。

3）常与胰岛素合用，促进钾离子向细胞内转移，治疗高钾血症。

（二）氯化钠注射液

1. 常用的有 0.9% 氯化钠液和复方氯化钠液（林格液）。
2. 适用范围。
1）严重脱水、失钠者，如烧伤、休克、大量出汗、严重吐泻等者。
2）低渗性脱水患者的补液和低血压、休克患者的扩容。

（三）乳酸钠林格液

1. 作用：主要用于调节体液、电解质及酸碱平衡，补充有效细胞外液量，降低血液的黏稠度和改善微循环。
2. 适用范围：术中补液和休克的防治。但小儿、肝功能不全、严重休克伴缺氧者慎用。

（四）醋酸钠林格液

1. 作用：可有效治疗细胞外液丢失所导致的体液平衡紊乱，有利于维持体内水、电解质与酸碱平衡。醋酸的代谢较乳酸对肝的依赖小，可避免乳酸蓄积。
2. 适用范围。
1）术前禁食患者正常液体需要量的补充与维持。
2）各种原因引起的低血容量。在治疗失血性休克中，醋酸钠林格液可代替部分输血，其优点是能有效增加组织灌注，维持循环稳定，预防和纠正代谢性酸中毒。
3）各种原因如炎症、创伤、烧伤等所致的细胞外液减少。
4）对糖尿病患者慎用，或在血糖监测下酌情使用。

（五）碳酸氢钠溶液

1. 碳酸氢钠溶液是围手术期纠正代谢性酸中毒的首选药。
2. 注意事项：不宜过量或连续使用，需同时进行血气监测，避免引起碱中毒；对于有充血性心力衰竭、急性或慢性肾衰竭、低血钾或伴有二氧化碳潴留的患者须慎用；心肺复苏时合理使用，同时保证良好的肺通气以便将 CO_2 排出。

二、胶体液

胶体指溶液中直径为 $1\sim100nm$，光束通过时可出现折射现象的溶质分子或离子。胶体液在血管中存留时间长，对维持血浆胶体渗透压、增加血容量及提升血压有显著效果。常用的胶体液有右旋糖酐、羟乙基淀粉、琥珀酰明胶、高渗氯化钠羟乙基淀粉40、白蛋白。

（一）右旋糖酐

1. 作用：降低血液黏稠度，减少血管内红细胞聚集，改善微循环等，扩容作用持续时间较短。

2. 适用范围：休克、各种血栓栓塞性疾病的治疗及断肢再植术。

3. 注意事项：心力衰竭者、有出血倾向者、肾功能减退者慎用；做血型鉴定和交叉配血试验时应注意排除使用右旋糖酐引起的红细胞假凝集现象；大量输注右旋糖酐可引起凝血功能障碍。

（二）羟乙基淀粉

1. 适用范围：休克治疗、麻醉后低血压防治、术中容量补充、等容或高容血液稀释、体外循环及预充液等。

2. 注意事项：禁用于严重凝血功能障碍者、充血性心力衰竭者、肾功能不全者及淀粉过敏者。大剂量使用可影响肾和凝血功能，偶有过敏反应，输注期间血清淀粉酶可能升高。

（三）琥珀酰明胶

1. 作用：能提高血浆胶体渗透压，增加血容量，改善血流动力学和氧输送功能。

2. 适用范围。

1）纠正或预防血浆、全血容量缺乏引起的循环功能不全。

2）低血容量性休克、全血或血浆丢失（如烧伤、创伤、术前血液稀释和自体输血）、心肺循环机预充液及预防蛛网膜下腔阻滞或连续硬膜外阻滞时可能出现的低血压。

3. 注意事项：大剂量输注时进行严密监测，注意稀释效应对凝血功能的影响。

（四）高渗氯化钠羟乙基淀粉 40

1. 作用：可扩张血容量，有较长的效应时间。

2. 适用范围：主要用于纠正低血容量性休克。

3. 注意事项：禁用于对本药过敏者、有出血性疾病者、严重心功能障碍者及肝肾功能不全者。可引起高钠血症及高氯血症，少数患者可见过敏反应。

（五）白蛋白

1. 作用：可明显提高血浆胶体渗透压，维持血管内容量的时间较长，对凝血功能的影响小。

2. 适用范围。

1）血管内蛋白丢失相关疾病，如严重烧伤、腹膜炎。

2）血压尚能维持、总的细胞外液量已补足，但血浆容量下降者。

【思考题】

1. 简述乳酸钠林格液与醋酸钠林格液的区别。

2. 简述输入高渗氯化钠羟乙基淀粉 40 时的注意事项。

第五节　液体管理

液体管理的目的是补充有效循环血容量，改善组织的灌注和氧供，维持水、电解质和酸碱平衡，是围手术期维持患者生命体征稳定的重要措施。

一、术中常规液体管理方案

根据患者病情及基础状况，个体化制定术中液体管理方案，方可在维持有效血容量的同时，确保氧转运量、凝血功能和水、电解质及酸碱平衡，并控制血糖于正常范围。术中常规液体管理方案可参考以下因素制订并实施。

1. 每日正常生理需要量：麻醉手术期间每日正常生理需要量应从患者进入手术间开始计算，直至手术结束送返病房。人体每日正常生理需要量见表 10-5-1。

表 10-5-1　人体每日正常生理需要量

体重	输液速度［mL/（kg·h）］
第一个 10kg	4
第二个 10kg	2
以后每个 10kg	1

2. 术前累计缺失量：患者术前禁食禁饮后，由于机体的正常生理需要量没得到补充，存在一定程度的体液缺失，以及部分患者术前存在非正常的体液丢失，如术前呕吐、腹泻、利尿及麻醉前的不显性过度脱水，包括过度通气、发热、出汗等。此部分体液缺失量应以晶体液补充，并根据监测结果调节 Na^+、K^+、Mg^{2+}、Ca^{2+}、HCO_3^- 的含量。

3. 麻醉手术期间的液体再分布：血管内部分液体的转移可导致血管内容量明显减少，可采用晶体液进行补充。手术操作可引起血浆、细胞外液和淋巴液丢失。炎症、应激、创伤状态下大量液体渗出至浆膜表面或转移至细胞间隙，一般为肠腔、腹腔、腹膜后腔和胸膜腔（通常量不多），进入细胞间隙非功能区域的液体将加重血容量丢失和组织水肿。术中缺氧可引起细胞肿胀，导致细胞内液容量增加。以上情况均须正确评估和对症处理。

4. 麻醉导致的血管扩张：目前常用的麻醉方式和麻醉药品均会一定程度上引起血管扩张，导致有效循环血容量减少，通常在麻醉开始即应遵循个体化的原则及时输注晶体液或胶体液，以维持有效循环血容量。

5. 术中失血量：手术失血主要包括红细胞、凝血因子丢失及血容量减少，须针对性地处理。

1）术中失血导致血容量减少时，需要输注血液制品、晶体液和（或）胶体液以补充血容量。围手术期患者的血红蛋白（Hb）小于 70g/L（或 HCT<0.21）为输血指征；重症患者应维持血红蛋白在 100g/L 以上（HCT>0.30）。麻醉手术中可按下述公式大约测算浓缩红细胞的补充量：

$$浓缩红细胞补充量 = \frac{HCT \text{ 实际观察值} \times 55 \times 体重}{0.66}。$$

2）术中大失血所致凝血功能紊乱的处理：主要是针对不同原因治疗，必要时补充一定的凝血因子，以维持机体正常的凝血功能。各种原因引起凝血因子减少并伴有明显手术创面渗血时，应输注新鲜冰冻血浆（FFP）、冷沉淀或相应的凝血因子。术中血小板计数小于 $50 \times 10^9/L$，并出现明显创面渗血时，应输入浓缩血小板。

二、术中输液时的监测

临床上尚无直接、准确监测血容量的方法，因此需对手术患者进行综合监测及评估，以便做出正确的判断。

（一）无创循环监测指标

1. 心率、无创血压：麻醉手术期间患者心率突然或逐渐加快，无创血压降低，可能是低血容量的早期表现，通常需要维持术中收缩压大于 90mmHg 或平均动脉血压（MAP）大于 60mmHg。但需与手术刺激、麻醉偏浅、血管活性药物作用和心脏功能异常等原因进行鉴别。

2. 尿量、颈静脉充盈度、四肢皮肤色泽和温度：尿量是反映肾灌注和微循环灌注状况的有效指标，术中尿量应维持在 1.0 mL/（kg·h）以上，但麻醉手术期间抗利尿激素分泌增加，会影响机体排尿，故尿量并不能及时反映血容量的变化。颈静脉充盈度、四肢皮肤色泽和温度可作为术中判断血容量的有效指标。

3. 超声心动图：如经食管超声心动图（TEE）监测已逐步成为术中常用的监测项目，可有效评估心脏充盈的程度。

（二）有创血流动力学监测指标

1. 中心静脉压（CVP）：术中判断与心血管功能匹配的血管内容量的常用监测指标，对于重症患者和复杂手术，应建立连续 CVP 监测。通常平卧位时，压力传感器需放置在右侧第四肋间、腋中线水平；侧卧位时，则应放置于右侧第四肋间、胸骨右缘水平，并在呼气末（无论是自主呼吸还是正压通气）记录。应重视 CVP 的动态变化，必要时可行补液试验。

2. 有创动脉血压（ABP）：可靠的循环监测指标。连续动脉血压波形与呼吸运动的相关变化可有效指导术中输液。若动脉血压与呼吸运动相关的变化大，或收缩压下降，则可提示患者有血容量不足的危险。

3. 肺动脉楔压（PAWP）：反映左心功能和左心容量的有效指标。PAWP 升高是左心室功能失调的表现之一。

4. 心室舒张末期容量（EDV）：目前临床判断心脏容量的有效指标。左心 EDV 测定采用超声心动图，右心 EDV 测定采用肺动脉漂浮导管。肺动脉漂浮导管还可间断或连续监测心排血量。

5. FloTrac 系统：一个持续监测心排血量的系统，是目前临床监测血容量的有效方法，每搏输出量随正压通气而变化的幅度可以作为预测循环系统对输液治疗反应的一项有效指标。

（三）相关实验室监测指标

1. 动脉血气：在循环血容量和组织灌注不足时需及时进行动脉血气监测，包括 pH 值、$PaCO_2$、PaO_2、血红蛋白、HCT、HCO_3^-、电解质、血糖等指标的监测。

2. 凝血功能：术中大量出血、大量输血输液时应及时监测凝血功能，包括血小板计数、凝血酶原时间、活化部分凝血活酶时间、国际标准化比值、血栓弹力图等。

三、液体管理的护理

因患者年龄、所患疾病及液体种类不同，液体管理的护理要求不同。围手术期应加强对患者的动态观察，根据患者的个体化情况调整液体管理的护理方案。

（一）静脉通路的建立

1. 麻醉手术前建立适宜的静脉通路是术中进行快速血容量补充的先决条件。

2. 复杂、大手术前须常规建立 1~2 条满意的外周静脉通路（14G 或 16G 留置针），必要时应置入双腔或三腔中心静脉导管。

（二）静脉治疗的护理

1. 严格根据医嘱执行静脉治疗，并遵循查对制度和无菌操作技术。

2. 静脉补液时，应综合考虑患者体液缺失的程度、输入液体的种类及患者病情变化、监测结果等后，调节补液速度。

3. 静脉补液应遵循先晶后胶、见尿补钾的原则。

4. 术前麻醉访视时需对患者进行全面的了解及评估，和患者做好解释沟通工作，缓解其紧张、焦虑情绪。

5. 根据术中具体情况，可实施分步法静脉补液，以分阶段充分补充血容量。

6. 对手术情况、输液产品进行充分评估，以选择合适的静脉输液部位及工具，提高补液效果。

7. 保持术中静脉通路通畅，是患者术中生命安全的重要保障。

8. 进行大量、快速补液及输注血液制品时需注意液体、血液制品的温度及配伍禁忌。

（三）静脉治疗常见并发症的预防与处理

1. 发热反应。

1) 定义：指静脉输入含有致热原、杂质、污染的液体或药物，或输入温度过低或浓度过高的药物，以及输注速度过快等因素引起的体温升高。

2）原因：液体或药物存在质量问题，输液器具被污染，联合用药，护理操作不规范，患者机体处于兴奋状态或长期应用糖皮质激素。

3）临床表现：多发生于输液后数分钟至 1h，表现为畏寒、寒战、面部和四肢发绀，继而发热，体温在 38℃或以上。重症患者可伴恶心呕吐、头痛、头晕、烦躁不安，甚至昏迷、休克等症状。

4）预防与处理。

（1）配药前严格执行查对制度，输注前应仔细检查药物质量。

（2）加强供应室、治疗室的管理和输液器材质量的控制，保证输注环境清洁卫生。

（3）严格执行无菌等相关操作规程，有条件者可在层流净化配液台内完成操作。

（4）减少多种药物的同时输注，注意药物配伍禁忌，药物应现配现用。

（5）一旦发生发热反应，轻者应立即更换输液器，减慢输注速度，及时通知医师。重者应保留输液通道，立即更换液体，并保留剩余溶液和输液器，必要时送检，查找原因。

（6）对高热患者，根据医嘱进行物理降温或药物治疗，严密观察患者生命体征变化，遵医嘱给予抗过敏药物或激素治疗。

2．过敏反应。

1）定义：指静脉输注含有致敏原的液体或药物，引起发热、皮疹、血管神经性水肿、血清病综合征等，重者可发生过敏性休克。

2）原因：输注药液过程中，致敏原通过免疫球蛋白作用于肥大细胞和嗜碱性粒细胞，使之释放组胺、5-羟色胺等活性物质，引起血管扩张、通透性增加和血浆渗出等一系列变化。

3）临床表现：主要表现为皮肤瘙痒、荨麻疹、呼吸困难、胸闷、气促、发绀、哮喘、面色苍白、冷汗、头晕、视物模糊、烦躁不安、意识丧失等，重者喉头水肿，出现濒死感。

4）预防与处理。

（1）给药前询问过敏史，对有过敏史患者禁用过敏药物。

（2）按规范要求进行药物皮试，正确判断阳性指征。

（3）配药前严格检查药物、液体的效期、质量等。

（4）输注药液过程中密切观察患者有无过敏反应的先兆，以便及时干预。

（5）患者一旦出现过敏反应，立即停药，给予吸氧，行心理护理，通知医师，更换输液器，减慢输液速度或停止输液，根据医嘱使用抗过敏药物。若患者出现过敏性休克等严重过敏反应，立即进行抢救。

（6）密切观察患者病情变化，做好动态的护理记录。

3．静脉炎。

1）定义：物理、化学或生物等因素刺激血管内壁而导致的血管壁的炎症表现。根据病因，静脉炎可分为机械性静脉炎、化学性静脉炎、感染性静脉炎（或称细菌性静脉炎）及血栓性静脉炎。

2) 评估与分级。

(1) 评估要点：穿刺点有无发红、水肿、沿静脉走行的条索状物形成、分泌物等，触诊穿刺点有无疼痛等。

(2) 按照美国静脉输液护士协会（Intravenous Nurses Society，INS）的标准，静脉炎分为五级，见表10-5-2；根据临床表现，静脉炎分为四型，见表10-5-3。

表10-5-2　静脉炎分级（五级）

等级	临床标准
0	无症状
1	输液部位发红，伴或不伴疼痛
2	输液部位疼痛，伴发红和（或）水肿
3	输液部位疼痛，伴发红和（或）水肿，条索状物形成，可触摸到条索状的静脉
4	输液部位疼痛，伴发红和（或）水肿，条索状物形成，可触摸到条索状的静脉长度>2.5cm，有脓液渗出

表10-5-3　静脉炎分型（四型）

分型	临床表现
红肿型	沿静脉走行的皮肤出现发红、水肿、疼痛、触痛
硬结型	沿给药静脉局部出现疼痛、触痛，静脉变硬，触之有条索感
坏死型	静脉周围较大范围有肿胀，形成瘀斑至皮肌层
闭锁型	静脉不通，逐步形成机化

3) 预防与处理。

(1) 应严格遵守手卫生规范和无菌操作原则。

(2) 合理选择血管、留置针或静脉导管型号，原则上优先选用上肢静脉作为常规静脉输注和置管的血管，避免在病变的肢体进行静脉置管和输液，尽量避免在下肢静脉输注刺激性药物。

(3) 对需长时间输液的患者，要有计划地使用血管，注意更换输液部位，以保护血管。切忌在同一条血管的相同部位反复穿刺。

(4) 根据药物和液体浓度、pH值、渗透压、要求输入速度等选择适当的静脉输入途径及部位，输注刺激性强的液体和药物宜选择中心静脉输液。

(5) 应掌握静脉炎的临床表现，对穿刺部位和肢体进行常规评估，询问患者穿刺部位有无疼痛（如刺痛、灼痛）、发热和其他不适，及时正确识别静脉炎并分级。

(6) 发生机械性静脉炎和化学性静脉炎，局部皮肤完整且无水疱时，可采用50%硫酸镁、六合丹、黏多糖乳膏等药物外敷或水胶体敷料保护等对症处理方法。

(7) 发生血栓性静脉炎时，遵医嘱做血管彩超，必要时拔除导管，进行溶栓治疗。同时监测患者的凝血功能。

(8) 连续输入2种及以上刺激性药物时，应先输入高渗或刺激性强的药物，后输入

160

等渗或刺激性小的药物。

4. 药液渗出或外渗。

1）定义：药液渗出是指非腐蚀性药物或溶液进入静脉管腔以外的周围组织，可引起肿胀、疼痛等。药液外渗是指腐蚀性药物或溶液进入静脉管腔以外的周围组织。

2）原因：常继发于静脉炎及感染，同时又可与二者相互作用。

3）临床表现：药液渗出后，穿刺点周围常表现为皮肤发凉、紧绷及凹陷性水肿，可伴疼痛，输注液体速度变慢。药液外渗可导致水疱、溃疡形成与组织坏死、骨筋膜室综合征、反射性交感神经营养不良综合征等严重并发症，常伴有剧烈疼痛或烧灼感。

4）评估与分级：根据 INS 的标准，药液渗出与外渗可分为 5 级，见表 10-5-4；药液外渗损伤可分为 3 期（WHO），见表 10-5-5。

表 10-5-4　药液渗出与外渗分级（INS）

级别	临床标准
0	无症状
1	皮肤发白，水肿范围的最大处直径<2.5cm，皮肤发凉，伴或不伴疼痛
2	皮肤发白，水肿范围的最大处直径在 2.5～15.0cm，皮肤发凉，伴或不伴疼痛
3	皮肤发白，半透明状，水肿范围的最小处直径>15.0cm，皮肤发凉，轻、中度疼痛，可伴麻木感
4	皮肤发白，半透明状，紧绷，有渗出，呈凹陷性水肿，水肿范围的最小处直径>15.0cm，皮肤有瘀斑，循环障碍，中、重度疼痛

表 10-5-5　药液外渗损伤分期（WHO）

分期	临床表现
Ⅰ期（局部组织炎性反应期）	局部皮肤红润、肿胀、发热、刺痛，无水疱和坏死
Ⅱ期（静脉炎性反应期）	局部皮下组织出血或水疱形成，水疱破溃，组织苍白，形成浅表溃疡
Ⅲ期（组织坏死期）	局部皮肤变性坏死、黑痂、深部溃疡，肌腱、血管、神经外露或伴感染

5）预防与处理。

（1）根据药物和液体浓度、pH 值、渗透压、要求输入速度等选择适当的静脉输注途径及部位，输注刺激性强的液体和药物时应加强与医师的沟通，尽量避免经外周静脉输注血管高危药品，宜选择中心静脉；如确需经外周静脉输液，应配合医师签署《医患沟通书》。

（2）妥善固定输液导管，嘱患者避免过度活动穿刺侧的肢体，必要时可对躁动不安的患者进行有效肢体约束。

（3）应及时巡视病房，早发现、早处理，输液过程中，若出现局部红、肿、热、痛、发白、发绀或其他异常情况，应警惕药液渗出，即使见回血也必须更换输液部位。

（4）若非刺激性的药液发生渗出，应立即停止输液，更换输液部位，给予 50%硫酸镁湿冷敷，或采用其他对症处理方法。

（5）患者皮肤局部出现较大水疱时，应先用无菌空针（尽量选择小号空针）抽尽渗液，并保持水疱表皮的完整，再用50％硫酸镁持续湿冷敷并抬高患肢。当水疱破裂或表皮破损时，可用重组牛碱性成纤维细胞生长因子（贝复济）喷涂，表面无菌保护。

（6）若是发疱剂或刺激性药液发生外渗，应立即迅速终止输液，先抽吸输入皮下的药液或用无菌棉签轻轻向外挤出，再通知医师，进行持续的观察与动态评估、记录。

（7）必要时请静脉治疗小组、伤口治疗师会诊。

5. 循环负荷过重。

1）定义：指短时间内输注液体过多、过快，使循环血量急剧增加，心脏负荷过重引起急性肺水肿。

2）原因：输注液体速度过快，短时间内输注液体过多，使循环血量急剧增加、心脏负荷过重；患者原有心肺功能不良，尤以急性左心功能不全者多见。

3）临床表现：患者突然感到心悸、气促、呼吸困难、胸闷、烦躁不安，发绀、大汗、咳粉红色泡沫痰等。听诊发现患者双肺布满湿啰音，心率加快且节律不齐，可诱发心力衰竭致死亡。

4）预防与处理。

（1）输液过程中密切观察患者情况，根据患者年龄、病情等控制输液的速度和输液量。评估患者的心肺功能，对心肺功能低下、高龄及婴幼儿患者尤其注意控制输液速度。

（2）检查输液器开关的灵敏性，调节输液器开关，使之位于墨菲滴管下10cm处，避免脱落。一旦出现肺水肿症状，立即停止或减慢输液，通知医师。协助患者取端坐位，双腿下垂，以减少下肢静脉回流，减轻心脏负荷。给予高流量氧气吸入，氧流量为6～8L/min。

（3）监测生命体征，根据医嘱给予镇静、平喘、强心、利尿等药物，给予患者心理护理，以缓解其紧张、焦虑情绪。

（4）必要时进行四肢轮扎，每5～10min轮流放松一个肢体上的止血带，可有效地减少回心血量。待症状缓解后，逐渐解除压脉带。

6. 空气栓塞。

1）定义：指气体随液体进入静脉，随血流经右心房到右心室。空气量少时，被右心室压入肺动脉并分散到肺小动脉，最后被吸收。空气量大时，可阻塞肺动脉入口，妨碍血流进入肺内，放射性引起冠状动脉痉挛，导致急性心力衰竭，患者出现休克样反应。

2）原因：输液管道内空气未排尽；管道未紧密连接，出现漏气；拔除较粗的、近胸腔的深静脉导管后，穿刺点封闭不严密；加压输液、输血时无专人监护；液体输完未及时更换药液或拔针。

3）临床表现：患者感到胸部异常不适或胸骨后疼痛，随即发生呼吸困难和严重的发绀，并伴有濒死感。听诊心前区可闻及响亮的、持续的"水泡声"。心电图呈现心肌缺血和急性肺源性心脏病的改变。

4）预防与处理。

（1）输液前仔细检查输液器密封情况，排尽输液器管腔内空气。

（2）输液过程中加强巡视，及时更换液体，输液完毕及时拔针。

（3）在更换药物或无针接头前，应关闭输液管。

（4）拔除较粗的、近胸腔的深静脉导管后，应立即严密封闭穿刺点。

（5）加压输液时应有专人监护，防止药液输注完毕空气进入管道。

（6）一旦气体进入静脉，立即关闭输液管道，阻止空气继续进入，同时通知医师。给予吸氧，嘱患者取头低脚高左侧卧位。

（7）严密观察患者的病情变化，如有异常及时对症处理，做好护理记录。

7. 导管堵塞。

1）定义：指留置血管内的导管部分和（或）完全堵塞，导致液体或药液输注受阻或受限。

2）原因。

（1）患者因素：患者活动减少、活动不当、长期卧床等。

（2）操作因素：血管内膜因反复穿刺损伤、导管打折、导管固定不当等。

（3）药物因素：多种药物联合输注或长期输注血液制品、营养药物等形成药物结晶或沉淀附着于导管内壁。

3）临床表现：静脉输入液体速度减慢或滴注停止，导管无法抽到回血或可抽到回血但推注时有阻力，肢体可不伴疼痛、肿胀。

4）预防与处理。

（1）正确选择血管和导管型号，提高一次性穿刺成功率。

（2）输液过程中加强巡视，及时更换液体，防止回血。

（3）正确地选择穿刺点，避免在关节活动部位进行穿刺留置，同时妥善固定导管，避免导管移动或滑出，穿刺时直刺血管，减少在皮下行走的距离。

（4）掌握药物之间的配伍禁忌，合理用药，减少多种药物的同时输注，避免药物间发生反应，产生沉淀而堵塞导管。

（5）选择恰当的封管液及封管方法。

（6）若怀疑血凝块堵塞导管，可使用注射器抽出血凝块，再用生理盐水脉冲式冲洗导管。若推注阻力较大，不可强行推注，可根据医嘱使用药物溶栓。

【思考题】

1. 患者，男性，66kg，请计算其8h生理需要量。

2. 简述药液渗出或外渗的预防与处理措施。

第六节　输血

输血及输注血液制品可治疗许多急性、慢性疾病，可维持组织的氧供，止血、凝血功能和有效的容量负荷。但输血也会造成机体感染、免疫抑制等不良反应与并发症，严重者甚至可能危及患者生命。围手术期应做好血液保护，严格掌握输血指征，避免不合理用血，做到少输血、不输血和尽量采用自体输血方法。

一、异体输血

临床输血包括异体输血和自体输血两大类，通常所讲的临床输血是指异体输血。目前临床上常用的血液成分为全血、红细胞悬液、新鲜冰冻血浆、冷沉淀、浓缩血小板，以及在此基础上进一步提纯的血液制品，如白蛋白、球蛋白、凝血酶原复合物、纤维蛋白酶原等。

二、自体输血

自体输血是指将患者自体血通过术前储存或术中、术后回收，经洗涤、加工后回输入患者体内，即患者所输注的血液来源于自身。自体输血可以避免输注异体血的输血反应、血源传播性疾病和免疫抑制，对一时无法获得同血型血液的患者来说，也是唯一血源。其优点是简便、安全、有效。可采用以下方法进行自体输血。

1. 手术患者，根据所需的预存血量，从择期手术前的1个月开始采血，每3~4天一次，每次300~400mL，直到术前3天为止。该方法适用于择期手术，估计术中出血量超过自身循环血容量15%，需予输血者；稀有血型配血困难的患者；对输注的异体血产生免疫抗体的手术患者。

2. 血液稀释回输。

1）定义：一般在麻醉后、手术出血操作开始前，抽取患者一定量的自体血在室温下保存备用，同时输入胶体液或一定比例的晶体液，补充血容量，使手术出血时血液的有形成分丢失减少。待主要出血操作完成后或根据术中失血及患者情况将自体血液回输给患者。

2）适用范围：患者一般状况良好，HCT不低于25%，白蛋白30g/L以上，血红蛋白100g/L左右。若估计术中失血量大，可考虑使用此方法。术中需要降低血液黏稠度，改善微循环时也可使用该方法。

3. 术中失血回输。

1）定义：使用血液回收装置，将患者体腔积血、手术失血及术后引流血进行回收、抗凝、洗涤、滤过等处理，然后回输给患者。

2）适用范围：外伤性脾破裂、异位妊娠破裂等造成腹腔内出血者；大血管、心内直视手术及门静脉高压症等手术时失血者等。

三、输血的注意事项

1. 输血前应由两名有执业资格的医护人员仔细核对患者信息，并检查血袋有无渗漏，血液颜色有无异常，血液是否在效期，准确无误后方可输血。

2. 血液取回后，避免剧烈震荡或加温，应在 4h 内输注完成。

3. 输血必须使用专用输血器，不得向血液内加入任何药物。

4. 输血器连续使用超过 4h 应更换。

5. 输血时要遵循先慢后快的原则，并严密观察病情变化，若无不良反应，再根据需要调整速度。

6. 输血时监测患者的生命体征，尤其是尿液颜色等，有问题要及时汇报医师并协助处理。

7. 对年老体弱、婴幼儿及有心肺功能障碍者，需掌握输血速度，密切观察。输血前后只能用 0.9％氯化钠液冲管，输血开始时、开始 15min 时、结束时监测患者体温并记录。

8. 连续输用不同献血者的血液时，两袋血之间必须用 0.9％氯化钠液将管路冲洗干净。

9. 行紧急非同型相容性输血或加压输血时，应全程监测患者生命体征，直到输血结束。

10. 输血完毕应继续观察患者，及早处理不良反应，并将血袋低温保存至少 24h。

四、输血的适应证

1. 急性出血：输血的主要适应证，主要是补充血容量，治疗因手术、严重创伤、烧伤或其他各种原因所致的低血容量性休克。

2. 贫血或低蛋白血症：常由慢性失血、红细胞破坏增加或白蛋白合成不足引起。贫血的治疗原则首先是消除病因，贫血而血容量正常的患者，原则上应输注浓缩红细胞；低蛋白血症患者可补充血浆或白蛋白液。

3. 凝血功能障碍：根据引起患者凝血功能障碍的原发疾病，输入新鲜全血或新鲜冰冻血浆以预防和治疗凝血功能障碍所致的出血。

4. 重症感染：全身严重感染或脓毒血症、恶性肿瘤化疗后所致严重骨髓抑制，继发难治性感染者，根据实际情况可通过输血提供抗体和补体，以增加机体抵抗力。

五、输血的相关并发症与护理

（一）过敏反应

1. 临床表现：过敏反应主要为抗原抗体反应，表现为咳嗽、呼吸困难、喘鸣、面色潮红、腹痛腹泻、神志不清，甚至休克等危及生命安全的症状。

2. 护理要点。

1）正确管理血液和血制品；选用无过敏史的供血者；供血者在采血前 4h 内不宜吃

高蛋白和高脂肪的食物；对有过敏史的患者，输血前根据医嘱给予抗过敏药。

2）发生过敏反应时，轻者减慢输血速度；重者立即停止输血，及时通知医师，遵医嘱给予抗过敏治疗；监测生命体征。

3）呼吸困难者给予吸氧，重者行气管插管或气管切开；循环衰竭者给予抗休克治疗。

（二）非溶血性发热反应

1．临床表现：寒战、高热，伴头痛、恶心呕吐和皮肤潮红。

2．护理要点。

1）严格按规范管理保存的血液和输血工具。

2）发生反应时，轻者减慢输血速度；重者立即停止输血，密切观察生命体征，给予对症处理，并及时通知医师。处理上按照物理降温、化学药物降温、激素降温三步进行阶梯治疗，迅速控制过高的体温。

3）必要时遵医嘱给予解热镇痛药和抗过敏药，将输血器、剩余血连同贮血袋一并送检。

（三）溶血反应

1．临床表现：寒战、高热、腰背酸痛、呼吸困难、心前区压迫感、血压下降、休克、少尿和无尿，随后出现血红蛋白尿和溶血性黄疸，少数患者还可因弥漫性血管内凝血出现皮肤瘀斑和伤口出血、渗血。

2．护理要点。

1）做好血型鉴定和交叉配血试验；输血前严格执行查对制度；严格遵照血液保存的规定；仔细检查血液的性状，不使用变质血液。

2）出现溶血反应，立即停止输血，通知医师；给予吸氧，建立静脉通路，严密观察生命体征和尿量、尿色变化并记录。

3）遵医嘱给予药物治疗以保护肾，碱化尿液，减少或防止血红蛋白阻塞肾小管；若出现休克症状，应进行抗休克治疗。

4）送检剩余血、患者血标本和尿标本。

5）做好患者的心理护理。

（四）循环负荷过重

1．临床表现：输血过程中或输血后突发心率加快、呼吸急促、发绀、咳血性泡沫痰、颈静脉怒张，肺内可闻及大量湿啰音。

2．护理要点。

1）严格掌握输血量和速度，尤其是年老体弱、心脏病患者或婴幼儿。

2）一旦出现循环负荷过重的表现，立即停止输血，给予吸氧，必要时采取端坐卧位或四肢轮扎等对症处理。

3）遵医嘱给予强心、利尿、抗呼吸困难等治疗，密切观察生命体征和尿量。

4）耐心做好解释工作，减轻患者的焦虑和恐惧。

（五）细菌污染反应

1. 临床表现：烦躁不安、寒战、高热、呼吸困难、发绀、腹痛和休克，也可出现血红蛋白尿和急性肾衰竭。

2. 护理要点。

1）在采血到输血的全过程中严格遵守无菌操作要求，在效期内按规定对血液进行定期检查。

2）一旦出现细菌污染反应，立即停止输血，根据医嘱使用抗生素。

3）可将血袋内剩余血做直接涂片检查，以便诊断，同时需对患者血液和血袋内血液、血浆进行细菌培养。

（六）疾病传播

护理要点：

1. 加强对献血人员的体检，筛选合格的献血人员尤为重要。

2. 严格掌握输血适应证，避免不必要的输血。

3. 鼓励自体输血。

（七）其他并发症

1. 低体温：注意控制输血速度，密切观察体温变化；输血前，将大量备用的库血放在温度适宜的环境中自然升温再行输入，另外也可用输血输液加温设备维持输入患者体内的液体温度，对体温下降者给予适宜的保暖措施。

2. 枸橼酸钠中毒：密切观察患者是否出现手足抽搐、出血倾向、血压下降、心率缓慢甚至心搏骤停等表现，一旦出现，立即通知医师，若输入库存血 1000mL 以上，遵医嘱静脉注射 10％葡萄糖酸钙或氯化钙 10mL，以补充钙离子；严密观察患者的中毒反应是否得到缓解。

3. 出血倾向：尽可能输注保存期较短的血液；严密观察是否有出血表现，排除溶血反应后，急查出凝血时间；当临床上患者有出血倾向或弥漫性血管内凝血表现时，遵医嘱给予止血治疗或输入浓缩血小板治疗。

4. 低血钾：控制输液速度，观察患者有无低血钾的表现；若患者出现肌肉软弱无力、腱反射减弱或消失等表现，立即通知医师，做心电图和生化检查，根据情况行补钾治疗。

【思考题】

1. 简述输血过敏反应的临床表现及护理措施。

2. 简述输血主要注意事项。

（钟媛　郑萍）

第十一章　气道管理与护理

第一节　气道的解剖

气道（又称呼吸道）由上气道和下气道组成，鼻、咽、喉部为上气道，气管、支气管为下气道。麻醉中需采用各种工具和方法确保患者气道通畅，因此麻醉护士应熟练掌握呼吸系统解剖特点及评估气道方法，配合麻醉医师做好气道管理。

一、鼻

成人鼻道长 10~14cm，由鼻中隔分隔为左、右两腔，每个鼻腔有前和后两个鼻孔。鼻前孔与外界相通，鼻后孔与鼻咽腔和口腔相通。

二、咽

咽是一个漏斗状肌性管腔，上起自颅底，下至第 6 颈椎体下缘（环状软骨水平），与食管相连，全长约 12cm。咽腔是鼻呼吸和口鼻呼吸的共同通道，咽腔的后壁扁平，贴附于 6 个颈椎体前面；前壁由上而下分别与鼻腔、口腔和喉腔相通，分别以软腭与会厌上缘为界，命名为鼻咽腔、口咽腔和喉咽腔。

鼻咽腔是鼻腔鼻后孔向后方的直接延续，上达颅底，下至软腭平面，长度约为2.1cm，左右径约为 1.5cm。鼻咽腔侧壁上有咽鼓管咽口，呈三角形，位于下鼻甲平面后方约 1.0cm 处。鼻咽腔的前方、上方、后方均有明显隆起，称咽鼓管圆枕。经鼻插管时，如果导管过硬或弯度不够，可能被隆起的圆枕阻挡。

口咽腔是口腔向后方的延续部分，位于软腭与会厌上缘平面之间，经咽峡与口腔或鼻咽腔相通。咽峡由软腭的游离缘、两侧的腭舌弓和舌根围绕而成。其前壁不完整，主要由舌根构成。舌根后部正中有一矢状面黏膜皱裂连至会厌，称为舌会厌正中裂，该裂的两侧凹陷处称会厌谷，该谷是异物易滞留处。舌会厌正中裂也是使用弯型喉镜片显露声门时的着力点。

喉咽腔位于喉口及喉的后方，是咽腔的最下部比较窄的部分，上起于会厌上缘平面，下至第 6 颈椎体下缘平面，与食管相连。喉咽腔向前经喉口与喉腔相连。喉向后膨出于喉咽腔中央位，由此在喉口的两侧各形成一个深窝，称梨状隐窝。由于喉上神经的内支在梨状隐窝的黏膜下方经过，因此将局部麻醉药涂布于梨状隐窝表面，可产生声带以上的喉表面麻醉，适用于喉镜和支气管镜检查。喉咽腔的后下方与食管上括约肌之间形成了漏斗状的下咽部，一些解剖学者将下咽部和喉咽腔合为一体，称为喉咽部。

知识拓展

◇ 鼻咽腔导致气道梗阻的主要原因是扁桃体肿大。

◇ 口咽腔导致气道梗阻的主要原因是颏舌肌肉松弛引起的舌后坠。

◇ 梨状隐窝是异物易滞留的部位，也是盲探插管时比较容易损伤的部位。

◇ 喉罩就是根据喉咽腔的形状设计的。喉罩尖端置入下咽部，气囊充气后可封闭食管上端，充填整个喉咽腔，中部前方则对向喉口以便通气。

三、喉

喉位于颈前部、喉咽腔的前方，上与喉咽腔相通，下与气管相通。成人喉的位置上界处于第 4、5 颈椎体之前，下界平对第 6 颈椎体下缘；女性略高于男性，小儿比成人高，随年龄增长，喉的位置逐渐下降。

喉以软骨作为支架。喉软骨包括 3 块单个软骨（甲状软骨、环状软骨和会厌软骨）及 3 块成对的软骨（杓状软骨、小角软骨和楔状软骨）。

1. 甲状软骨：前面由 2 块板状软骨拼成，其前角的上端向前突出，称为"喉结"；喉结上端的中央呈凹陷状，叫甲状软骨切迹，是重要的解剖标志。

2. 环状软骨：在甲状软骨下方，是气管的开口，前部较狭扁，叫环状软骨弓；后部较宽，叫环状软骨板。环状软骨弓的位置平对第 6 颈椎体，是颈部重要的体表标志。环状软骨板的上缘有一对小关节面，与杓状软骨相连。环状软骨的下缘与气管相连，是气管软骨支架中唯一完整的软骨环，对支撑气管上口的张开起着重要的作用，若受到损伤，可引起气管上口狭窄。麻醉快诱导辅助环状软骨压迫法（Sellick 手法）是预防误吸的常用方法。由于环状软骨的完整性，向后压迫时气道不会塌陷，而食管上端和下咽部受压密闭，可有效地防止或减少胃内容物的反流。

3. 会厌软骨：是上宽下窄呈叶片状的软骨，下端狭细部称会厌软骨茎。会厌舌面的上部与舌根正中的黏膜形成位于中线的舌会厌正中裂，与舌根两侧的黏膜形成舌会厌外侧裂。

4. 杓状软骨：一对略呈三角形的软骨，与环状软骨板下缘构成环杓关节。气管插管可引起杓状软骨脱位，症状主要是声音嘶哑、咽喉痛及不适或进食呛咳等。

5. 小角软骨：一对细小的软骨，位于杓状软骨尖端，包在杓状会厌襞内。

6. 楔状软骨：一对小棒状软骨，也包在杓状会厌襞内，表面膨隆成楔状结节。

知识拓展

◇ 采用直接喉镜暴露声门时，麻醉医师能否看到会厌对判断插管的困难程度十分有用。

◇ 构状会厌襞是喉口后壁的重要标志，有经验的麻醉医师在用喉镜暴露声门时，只要能分辨出构状会厌襞就能正确完成插管。

◇ 环甲膜由弹性纤维膜片构成，位置浅表，易被扪及，在气道梗阻紧急情况下进行急救时，经环甲膜用粗针穿刺气管，或部分切开环甲膜，建立临时的呼吸通道。

◇ 气管内插管后，声带较容易损伤而形成息肉。在气管内插管浅麻醉下，频繁吞咽和咳嗽会使喉过度活动，致声带表面擦伤和溃疡，在愈合期出现纤维组织化，形成息肉，表现为声音嘶哑。

四、气管及支气管

1. 气管：气管的上端从环状软骨下缘（第6颈椎体平面）开始，下行进入胸腔，抵达第4胸椎体下缘（胸骨角）水平时分叉为右主支气管、左主支气管。成人气管的长度为10～14cm，平均为10.5cm，内腔横径约为1.6cm。小儿气管较细，新生儿声门至气管隆嵴的长度仅4cm。气管的分叉部称"气管叉"，相当于胸骨角水平，或第2肋软骨平面，其末端的内面呈向上隆起，称气管隆嵴。气管隆嵴的黏膜下有丰富的迷走神经末梢，极为敏感，遇吸痰管或支气管导管刺激易导致剧咳、支气管痉挛，或迷走心脏反射引起血压下降、心动过缓甚至心搏骤停。只有深麻醉或完善的黏膜表面麻醉才能使气管隆嵴反射消失。

2. 支气管：气管下端至气管隆嵴部分为右主支气管及左主支气管。右主支气管短而粗，走向陡直，气管导管插入过深（或异物）较容易进入右主支气管。右肺上叶的支气管开口距气管隆嵴很近，仅1.0～1.5cm。因此，若右支气管插管很深，可能阻塞右肺上叶支气管的开口而引起右肺上叶不张。左主支气管较细长，走向稍斜，开口距气管隆嵴较远，故异物或气管导管相较不易进入。

【思考题】

1. 简述呼吸系统的组成。
2. 简述喉软骨的组成。

第二节　气道评估指标与方法

术前气道评估的主要任务是确定患者是否由于先天或后天获得性解剖异常，或气道疾病而"不能插管、不能氧合"（Can't Intubate and Can't Oxygenate，CICO）。掌握相关气道评估方法，对做好充足气道准备及协助麻醉医师进行气道管理有重要作用。气道评估可通过病史回顾、人工通气史，参考正常的气道结构和活动度检查，以及相关实验室及放射线检查等进行，临床上常用的气道评估指标及方法如下。

1. 张口度：指最大张口时门齿间的距离，正常为 3.5～5.6cm，平均为 4.5cm。如果小于 3cm，提示插管可能遇到困难；小于 1.5cm，提示无法进行直接喉镜检查，显露声门。

2. 颈部后仰度：指仰卧位时最大限度仰颈，上门齿前端至枕骨粗隆连线与身体纵轴线相交的角度。把手指放在颈后凹陷处，以此处为起点向头顶方向移动，第一个突起的最高点就是枕骨粗隆。颈部后仰度大于 90°为正常。

3. 甲颏距离：指颈部完全伸展时甲状软骨切迹至颏突的距离，大于 6.5cm 时，不会发生插管困难；处在 6.0～6.5cm 之间时，插管会有困难；小于 6.0cm 时，一般不能经喉镜插管。

4. 下颌骨水平距离：从下颌角至颏突的长度，大于 9.0cm 时，插管困难概率很小；小于 9.0cm 时，插管困难概率很高。

5. Mallampati 张口度分级：通过评估咽峡、扁桃体和腭垂的可见度预测直接喉镜显露声门时的困难程度，该评估容易受患者的体位、发音及观察者主观因素影响。

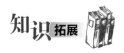

知识拓展

Mallampati 张口度分级

◇ Ⅰ级：见软腭、咽峡弓和腭垂。

◇ Ⅱ级：见软腭和咽峡弓，腭垂被舌根遮盖。

◇ Ⅲ级：仅见软腭。

◇ Ⅳ级：未见软腭。

Ⅰ、Ⅱ级患者，气管插管多数无困难；Ⅲ、Ⅳ级患者多数存在气道异常或不通畅，插管容易遇到困难，甚至失败。

6. Cormack 分级：用直接喉镜观察喉头结构，对喉暴露程度进行分级。Ⅰ级：声门完全显露；Ⅱ级：声门部分显露，见后联合；Ⅲ级：显露会厌或其顶，不见声门；Ⅳ级：声门和会厌均不能显露。Mallampati Ⅳ级和 Cormack Ⅲ级及以上，几乎无法用直接喉镜完成插管。

困难气道常见原因见表 11-2-1。

表 11-2-1　困难气道常见原因

分类	具体原因
解剖特征	颈部短粗，颈部活动受限，上颌门齿突出，牙齿不规则，缺齿，窄口腔伴有长、高弓形腭，张口受限，下颌后缩
先天性综合征	Klippel-Feil（短颈、颈椎融合、后发际线低）综合征、Pierre Robin（小颌、腭裂、舌下垂）综合征、Treacher Collins（下颌面骨发育不良）综合征
内分泌疾病	肥胖、肢端肥大、甲状腺功能减退、甲状腺肿、巨舌
感染	咽峡炎、扁桃体周围脓肿、咽喉部脓肿、会厌炎
其他病变	过敏性气道水肿，颈椎、颞下颌关节炎和僵直，纵隔占位，烧伤瘢痕或放射性瘢痕，表现为肌强直或牙关紧闭的肌病，创伤和血肿，肿瘤和囊肿，躯体石膏、颈环固定或颈圈，气道异物

【思考题】

1. 气道评估方法有哪些？
2. 简述困难气道原因。

第三节　人工气道管理常用工具与使用方法

维持患者足够的通气和氧合是气道管理的根本目的。人工气道管理工具能够对患者进行气道管理，维持气道通畅，保证患者氧供。麻醉护士应熟悉各种人工气道管理工具，常用的人工气道管理工具有如下几种。

一、鼻导管

鼻导管是常用的低流量供氧装置，患者耐受性好。

使用方法：两个或单个尖端插入患者两个或单个鼻孔进行供氧。原理是以鼻咽部作为储氧腔，只要患者鼻腔通畅，即便患者用口呼吸也可提升吸入氧气浓度。气体流量设定范围可以在 3~5L/min。

二、面罩

1. 种类：面罩有不同种类，如简易吸氧面罩、经鼻持续气道正压面罩、麻醉通气面罩等。麻醉时常用麻醉通气面罩以密封患者气道，输送混合气体，预充氧、通气或麻醉。

2. 使用方法：选择合适的面罩，患者口腔微微张开，操作者拇指和示指向下用力扣紧面罩，其余三指将患者下颌角及下颌体托起，使患者伸直气道，下牙床超出上牙床，形成"地包天"形态，勿压迫眼球和鼻翼。通气需使胸廓起伏明显，挤压球囊无阻力。

三、口咽通气管

1. 原理：改善口咽部通气空间，保持气道通畅，防止舌后坠，便于吸痰，也可作为牙垫使用。

2. 型号选择：合适的口咽通气管应该是末端位于上咽部，将舌根与口咽后壁分开，使下咽部到声门的气道通畅。因此，选择口咽通气管应遵循"宁长勿短，宁大勿小"的原则。

3. 使用方法：可利用压舌板压迫舌体，将口咽通气管按外口指向足的方向置入口咽部。也可不用压舌板置入，先将口咽通气管按外口指向头的方向（即弯面向上）插入口腔，一边旋转口咽通气管180°，一边推进口咽通气管直至咽腔。此时，舌背应恰好躺卧于口咽通气管的弯度之中。

4. 操作注意事项。

1）清醒或浅麻醉的患者使用口咽通气管可能出现恶心、呕吐、呛咳、喉痉挛和支气管痉挛等。因此口咽通气管适用于非清醒患者和麻醉深度恰当的患者。

2）不恰当安置口咽通气管会将舌根推至咽腔而加重阻塞，或引起喉痉挛，或引起牙、舌体和咽腔损伤。对于长时间安置口咽通气管的患者，需定时检查安置是否妥当。

3）如果患者不能开口，又不宜使用鼻咽通气管，可先将两压舌板置入后臼齿之间，利用杠杆作用撬开口腔，再置入口咽通气管。

四、鼻咽通气管

鼻咽通气管是用塑料或软橡胶等材质制成的不同长度和内径，柔软而弯曲的筒形通气管道，置入鼻腔后刺激小，患者更容易耐受。使用方法及注意事项如下：

1. 检查患者的鼻孔大小、通畅性，以及是否有鼻息肉和明显的鼻中隔偏曲。

2. 合适型号的鼻咽通气管插入长度为鼻尖至外耳道的距离，使通气管前端恰好在会厌的上方。

3. 鼻咽通气管表面需先涂利多卡因油膏润滑。插入前可向鼻腔内滴入血管收缩药（麻黄碱或可卡因）以减少鼻腔出血。

4. 鼻咽通气管沿下鼻道插入，即鼻咽通气管的插入方向必须与面部保持垂直，严禁按指向鼻顶部方向（筛窦 Little 区）插入，否则易引起鼻出血。

5. 插入动作宜轻巧、柔和、缓慢，遇阻力不强行插入，可轻柔旋转鼻咽通气管至无阻力感后再继续推进。

6. 如果鼻咽通气管全部插入后患者有咳嗽或刺激反应，退出1~2cm，防止鼻咽通气管尖端刺激会厌或声带。

7. 鼻咽通气管插入的并发症包括鼻出血、鼻咽部损伤和胃内容物误吸，疑有颅底骨折的患者禁用鼻咽通气管，其可能插入颅腔或引起颅腔感染。

五、喉罩

喉罩是安置于咽喉腔，封闭食管和咽喉腔，经喉腔通气的人工气道。

1. 型号：选择合适型号的喉罩。普通喉罩的型号、选择标准及建议最大充气量见表11-3-1。

表 11-3-1　普通喉罩的型号、选择标准及建议最大充气量

型号	选择标准［患者体重（kg）］	建议最大充气量（mL）
1	新生儿（<5）	4
1.5	婴儿（5~10）	7
2	儿童（10~20）	10
2.5	儿童（20~30）	14
3	成人（30~50）	20
4	成人（50~70）	30
5	成人（70~100）	40
6	成人（>100）	50

2. 使用方法。

1）调整头部/颈部位置：取头后仰而颈椎向胸部屈曲的嗅物位，舌体和会厌抬离咽喉壁。

2）操作者戴无菌手套，左手使患者口腔张开，右手握笔式夹住喉罩。

3）置喉罩的背尖部于患者前牙齿的后部。

4）用左手示指辅助喉罩沿患者硬腭、软腭向后进入。

5）把喉罩延伸到患者下咽部，直到感到稍有阻力。

6）在移开左手示指前，右手轻轻压住患者喉部，防止喉罩移位。

7）喉罩充气，固定位置，保持通气。

3. 喉罩放置位置：通气罩远端占据整个下咽部，正对食管上括约肌，紧靠在环状软骨后方。通气罩的侧边对着梨状隐窝，近端的前表面在舌根后方、扁桃体水平以下。

六、气管导管

气管插管和支气管插管常用气管导管，是麻醉气道管理的主要手段。

1. 气管插管：通过口腔/鼻孔，经喉把气管导管插入气管。气管导管是最经典、可靠、常用的人工气道。

2. 支气管插管：将气管导管插入单侧支气管，使左右肺隔离的插管技术。现有三类气管导管用于临床支气管插管，即双腔支气管导管（Double-Lumen Tube，DLT）、支气管封堵导管和单腔支气管导管。

【思考题】

1. 人工气道管理常用工具有哪些？

2. 简述鼻咽通气管使用方法及注意事项。

第四节　气管插管和支气管插管的管理与护理

气管插管有多种方法，大致有三种分类方法（表11-4-1），临床上常用明视经口气管插管法。

表11-4-1　气管插管方法分类

分类	插管方法	
根据插管途径	经口气管插管法	明视经口气管插管法
	经鼻气管插管法	明视经鼻气管插管法
	经气管造口插管法	
根据患者意识状态	诱导气管插管法	慢速诱导气管插管法
		快速诱导气管插管法
	清醒气管插管法	清醒明视经口或经鼻气管插管法
	半清醒气管插管法	安定半清醒状态明视气管插管法
根据是否显露声门	明视气管插管法	直接喉镜明视气管插管法
		纤维光导喉镜引导气管插管法
	盲探气管插管法	经鼻盲探气管插管法
		经口手指探触引导气管插管法
		经气管逆行细导管引导气管插管法

一、明视经口气管插管法

经口气管插管法是将气管导管通过口腔、咽腔与声门插入下气道的气管内而建立人工气道的一种方法。明视经口气管插管解剖路径为口腔→咽峡→口咽部→会厌→声门裂→气管。

1. 插管前准备。

1）专业辅助耗材：正压通气氧源、麻醉机、口咽或鼻咽通气管、气管导管、喉镜、喉镜片、吸引装置、吸痰管、管芯、胶带、喷雾器、插管钳、面罩、牙垫、润滑剂等。检查一次性物品效期，包装有无破损，导管套囊有无漏气。

2）患者：协助麻醉医师摆好患者体位，操作者在患者头部，抬高患者枕部（嗅物位），监护患者。

3）静脉通路：开放静脉通路，做好液体管理。

4）局部麻醉：遵医嘱给予局部神经阻滞、局部麻醉药喷洒、喉气管喷雾，经环甲膜注射局部麻醉药，舌用软膏局部麻醉。

5）麻醉前用药及诱导药：遵医嘱给予镇静药/麻醉药、肌肉松弛药、血管活性药。

6）困难气道车：对非预期困难气道，应准备的工具包括喉罩、各种导管、各种可视化辅助插管设备及通气氧合工具等。

7）气管导管型号：成年男性一般选内径 7.5~8.5mm 的气管导管，而成年女性一般选内径 7.0~8.0mm 的气管导管。儿童根据年龄大小和发育状况来选择，也可利用公式进行初步估计：选择内径（mm）=4.0+年龄÷4（适合 1~12 岁儿童）。另外需常规准备上下各一号的气管导管，根据具体情况选定最适合的气管导管。若是加强型气管导管，由于其外径较粗，宜选内径小约 0.5cm 的气管导管。

2. 气管插管操作与护理配合流程（图 11-4-1）。

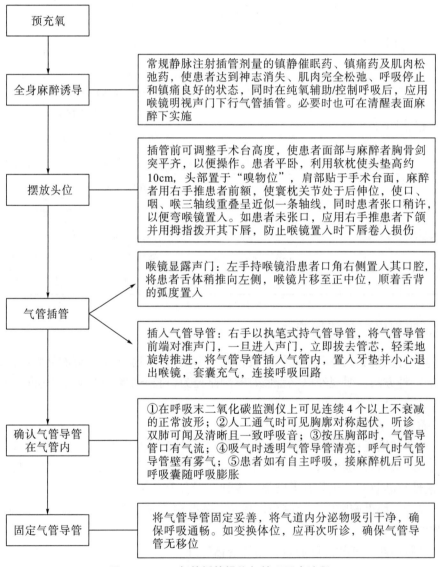

图 11-4-1　气管插管操作与护理配合流程

3. 气管插管深度：气管插管深度是指从门齿至气管导管尖端的距离，成年女性为20~22cm，成年男性为22~24cm。儿童（1~12岁）按公式计算：气管导管深度（cm）＝12＋年龄÷2，并根据儿童发育状况再调整。

知识拓展

◇ 喉镜暴露声门过程中，禁止以门齿为支点进行撬压，以免对患者造成损伤。

◇ 对于清醒患者，退出喉镜片之前可先放入牙垫，以防咬闭气管导管而影响通气。

◇ 气管导管的理想位置：导管前端在隆嵴上3~4cm，气囊在环状软骨环下方。

◇ 行气管插管时，见到腭垂是第一标志，会厌是第二标志，声门是第三标志。

二、明视经鼻气管插管法

明视经鼻气管插管解剖路径为前鼻孔→鼻腔→后鼻孔→鼻咽腔→口咽部→会厌→声门裂→气管。

1. 插管前准备。

1）用物：除经口插管用物外，应准备呋麻滴鼻液、经鼻异型气管导管或加强型导管等。将气管导管前端及气囊外侧涂抹润滑剂或2%利多卡因凝胶，以降低鼻腔沿途插入的阻力及损伤。

2）鼻腔：尽可能选择较通畅的一侧鼻腔进行操作。插管前两侧鼻腔务必应用血管收缩药与表面麻醉药，一方面，可使鼻腔空间扩大，有利于置入直径较粗的气管导管，并降低插管摩擦阻力；另一方面，可减少或避免黏膜损伤出血。

3）气管导管型号：成年男性一般选内径为6.5~7.0mm的气管导管，成年女性则选内径为6.0~6.5mm的气管导管。

2. 操作方法与护理配合：协助患者使头后仰，操作者右手持气管导管，沿与患者面部垂直的方向将气管导管插入患者鼻腔，沿患者鼻底部经下鼻道出鼻后孔至咽腔。切忌将气管导管向头顶方向推进，以免引起严重的出血。当气管导管推进至咽腔后，用左手持喉镜置入患者口腔暴露会厌。当显露声门后，右手在鼻腔外握持气管导管继续前行，并调整气管导管尖端方向，以便对准声门，如需使用插管钳，应协助麻醉医师将导管顺势插入。提醒麻醉医师听诊双肺呼吸音，固定气管导管。

知识拓展

◇ 鼻中隔偏向一侧致两侧鼻腔不一致时，在经鼻气管插管前，应检查鼻腔是否通畅。

◇ 覆盖在鼻甲表面的血管和黏膜易出血，在经鼻气管插管前，应预先对鼻腔表面局部使用血管收缩药。

◇颅底骨折时不要经鼻置入气管导管、鼻咽通气管和鼻胃管，因有进入颅腔的可能。

三、支气管插管方法

支气管插管解剖路径为口腔→咽峡→口咽部→会厌→声门裂→气管→气管隆嵴→一侧支气管。

1. 插管前准备。

1）用物：除常规经口插管用物外，还需准备双腔支气管导管（简称双腔管），检查两个套囊是否漏气；使用水溶性润滑剂充分润滑导管前端及套囊，以减轻插管损伤并保护套囊免受牙齿损伤。

2）支气管导管型号：使用适合型号双腔管，以降低通气阻力并利于吸痰操作及纤维支气管镜检查。一般成年男性选 39Fr/37Fr 号，成年女性选 37Fr 号，矮小女性则选用 35Fr 号。

2. 插管操作与护理配合：麻醉诱导、喉镜暴露与单腔管气管插管相似。对于左侧双腔管，暴露声门后，将双腔管远端弯曲部分向前送入声门，当双腔管前端通过声门后，协助麻醉医师拔出管芯，轻柔地将双腔管向左侧旋转 90°，继续送管至感到轻微阻力。

3. 支气管插管深度：身高 170cm 患者的平均支气管插管深度是 29cm，身高每增加或减少 10cm，支气管插管深度增加或减少 1cm，固定前或摆放体位后应听诊或行纤维支气管镜检查，以确定患者最佳导管固定位置。

【思考题】

1. 简述明视经口、经鼻气管插管与支气管插管解剖路径。
2. 气管插管后，确认气管导管在气管内的方法是什么？

第五节　困难气道的管理与护理

一、困难气道的定义

困难气道是指经过 5 年专业麻醉培训的医师所经历的预期或意外困难或失败的临床情况。困难气道是患者自身、临床环境及操作者的管理技术三方面因素作用的结果。

二、困难气道的评估

（一）了解病史

术前访视时，了解患者一般情况、现病史和既往史，有助于识别困难气道。

1. 困难面罩通气：研究发现，年龄大（>55 岁）、肥胖（BMI>26kg/m²）、打鼾病史、蓄络腮胡和无牙是困难面罩通气的 5 项主要独立危险因素；Mallampati 分级Ⅲ级或Ⅳ级、下颌前伸能力受限、甲颏距离过短（<6cm）也是困难面罩通气的独立危险因素。当具备 2 项及以上危险因素时，提示困难面罩通气的可能性较大。

2. 喉镜暴露困难和插管困难：喉镜暴露困难和插管困难的患者特征包括年龄大（>55 岁）、肥胖（BMI>26kg/m²）、牙齿异常、睡眠呼吸暂停综合征和打鼾病史。某些先天性或后天性疾病也会影响喉镜暴露和插管，如强直性脊柱炎、类风湿关节炎、退化性骨关节炎等。

（二）体格检查

术前气道评估时进行的体格检查内容及提示困难气道表现见表 11-5-1。

表 11-5-1　术前气道评估时进行的体格检查内容

体格检查内容	提示困难气道表现
上门齿的长度	较长
自然状态下闭口时上下切牙的关系	上切牙在下切牙之前
下颌前伸时上下切牙的关系	不能使下切牙伸至上切牙之前
张口度	<3cm 或小于两横指
改良的 Mallampati 分级	Ⅱ级以上
上颚的形状	高拱形或非常窄
下颌空间顺应性	僵硬、弹性小或有肿物占位
甲颏距离	<6cm 或小于三横指宽度
颈长	短
颈围	粗
头颈活动度	下颌不能接触胸壁，或不能颈伸

（三）辅助检查

对疑似困难气道者，可行超声检查、X 线检查、CT 检查和 MRI 检查等辅助诊断，或在表面麻醉下行可视喉镜检查、纤维支气管镜检查，或利用三维成像技术。

三、困难气道的管理

（一）基本原则

对术前已预料的插管困难的患者，应在镇静和局部麻醉后其保持自主呼吸的情况下行气管插管。原则上，无成功气管插管把握者不得轻易做全身麻醉诱导，如呼吸困难（面罩/声门上通气）者；误吸风险增加；患者可能无法忍受短暂的呼吸暂停；预计紧急采取有效方法建立气道存在困难等。而已全身麻醉无自主呼吸的患者插管困难时，应在面罩通气保证满意气体交换的前提下选用各种插管技术；紧急情况下应及时采用应急措施，如经气管喷射通气、喉罩通气等。

不合作或儿科患者可能会限制困难气道管理方式的选择，特别是涉及清醒插管的选择，对于该类患者需要采取适用于不合作患者的方法（如全身麻醉诱导后的插管尝试）。另外，在适当和可用的情况下启动体外膜肺氧合（ECMO）。困难气道管理流程见图 11-5-1。

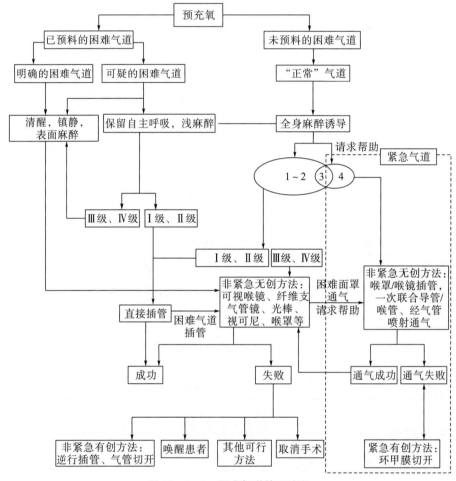

图 11-5-1 困难气道管理流程

注：TTJV，经气管喷射通气。

（二）全身麻醉诱导气管插管的管理

1. 患者及家属知情同意：麻醉医护人员告知患者（或其家属）困难气道的危险和管理方案，取得其积极配合，保证其知情权。

2. 困难气道管理用具和设备：确保房间内有可用的气道管理用具和设备，如供氧装置、吸引装置等；确保能立即提供便携式的专用设备，包含用于困难气道管理的，如环甲膜穿刺置管、经气管喷射通气（Transtracheal Jet Ventilation，TTJV）装置、经气管高频喷射通气装置等。

3. 人员：对已预料的困难气道进行术前讨论，在有经验医师或助手在场的情况下进行插管操作；出现非预料困难气道时，应立即求助。

4. 反流、误吸高风险患者：术前常规禁食、禁饮；使用药物降低胃内 pH 值。对严重胃排空延迟或肠梗阻的患者，应放置胃管，麻醉处理同饱胃患者。

5. 用药：静脉诱导药品、抢救药品。

（三）术前未预料的困难气道的管理

1. 对于直接喉镜下声门显露Ⅰ级和Ⅱ级的患者，在采取喉外压迫操作情况下，可进行气管插管。

2. 对于直接喉镜下声门显露Ⅲ级的患者，可采用弹性橡胶引导管、光纤和纤维内镜等行气管插管；如果需要反复操作，须注意维持患者的气道通畅。

3. 对于直接喉镜下声门显露Ⅳ级的患者，气管插管极度困难，且操作中存在巨大危险。如果试插失败，应立刻插入喉罩或面罩进行人工通气，直至患者清醒。

（四）气管插管失败且面罩不能通气患者的管理

若麻醉患者气管插管失败，又不能进行有效的面罩通气，即发生了 CICO 的紧急情况，必须立即采取有效的紧急肺通气措施，包括利用喉罩、经气管喷射通气、气管切开术或环甲膜切开术等。

（五）困难气道患者麻醉后注意事项

1. 麻醉科医师对围手术期遇到的已预料或未预料的困难气道，在手术结束后将其发生及详细处理情况以公开书面的形式告知患者及其家属，并嘱其妥善保存，以便再次就医时，为气道管理相关医护人员提供有价值的困难气道管理信息。

2. 对于困难气道患者，在转运出手术间时也应做好标识或在医疗记录中标注，提醒随后进行诊疗的医护人员注意这类患者的特殊性。

3. 对困难气道者，还应做好后续的随访和处理工作。

知识拓展

◇ 处理困难气管插管时，动作要轻柔、及时和准确，不使用暴力以免造成气道组织损伤，包括牙齿脱落、碎裂和咽喉部软组织水肿等。一旦出现这些问题，气管插管会变得更加困难，通畅的气道会转变成阻塞型气道。大多数困难气道的形成是因为操作者反复尝试插管，使得气道组织水肿，进一步缩小了气道内径，最终有可能完全梗阻，从而导致危及患者生命的后果。

【思考题】

1. 简述困难面罩通气的独立危险因素。
2. 简述喉镜暴露困难和插管困难的患者特征。

第六节　气管插管拔管的管理与护理

气管插管拔管是麻醉过程中的一个高危阶段。尽管拔管时各种并发症发生的概率很低，但是仍有不少致伤或致死的情况发生。麻醉医护人员需严格掌握拔管适应证与禁忌证，且拔管操作应在麻醉科医师指导下进行。

气管插管拔管主要分为拔管计划制订、拔管准备、拔管操作、拔管后监护几个阶段。

一、拔管计划制订

麻醉前制订拔管计划，包括对气道和整体危险因素进行评估。大体上气管插管拔管分为低危和高危两大类，又可分为清醒拔管或深麻醉下拔管两种方法。

二、拔管准备

1. 评估并优化气道情况。

1）拔管前需评估上气道梗阻出现的可能性。

2）喉套囊放气试验可以用来评估声门下口径，以套囊放气后可听到明显的漏气声为标准。如果在合适的导管型号下听不到漏气的声音，需警惕气道水肿的发生。

3）下气道外伤、水肿、感染及分泌物等，也会限制拔管的实施。

4）胃胀气可压迫膈肌，影响呼吸。行面罩或声门上高压通气时，需经鼻或经口进行胃肠减压。

2. 评估并优化患者的一般情况：患者肌力恢复，有足够的潮气量，气道保护性反射恢复，血流动力学稳定，体温正常，电解质、酸碱平衡，凝血功能正常，术后镇痛效果满意。

3. 评估并优化拔管的物资准备：拔管时应准备与插管时相同水平的监护、设备及人员。

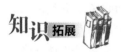
知识 拓展

气管插管拔管患者应具备的条件

◇ 拔管前（深麻醉状态）、拔管后均应吸尽口、鼻、喉分泌物。

◇ 自主呼吸恢复（导管口有明显气流、呼吸囊随呼吸正常起伏、潮气量足够）。

◇ 肌力恢复（抬头或握手有力）。

◇ 意识清楚（可听从指令）。

◇ 气道保护性反射恢复（吞咽反射和呛咳反射）。

◇ 生命体征平稳。

三、拔管操作

（一）气管插管拔管常规操作

1. 提前纯氧吸入，适当地过度通气，必要时给予膨肺以利于充分扩张可能存在的肺小叶不张。

2. 使用吸引装置清除口咽部分泌物，建议在直视下操作。

3. 置入牙垫，防止气管导管梗阻。

4. 采取合适的体位，减少头部和颈部的运动。

5. 松开套囊，在患者吸气末对呼吸囊施以 $20\sim30\mathrm{cmH_2O}$ 正压通气下，轻柔拔管。

6. 拔管后提供纯氧，确保气道通畅且呼吸充分。

7. 持续面罩给氧，直到完全恢复。

（二）低危深麻醉拔管

1. 纯氧吸入。

2. 维持足够麻醉深度。

3. 取合适的体位。

4. 清除口咽部分泌物，建议在直视下操作。

5. 松开套囊。

6. 正压通气下拔除导管。

7. 呼吸道通畅，胸廓起伏对称且通气量满足需求。

8. 持续面罩给氧，继续监测，直到患者完全清醒。

（三）高危患者拔管

拔管前的关键是评估拔管后患者是否安全，是否应该保持气管插管状态。如果考虑无法安全拔管，应该延迟拔管或者实施气管切开（图 11-6-1）。

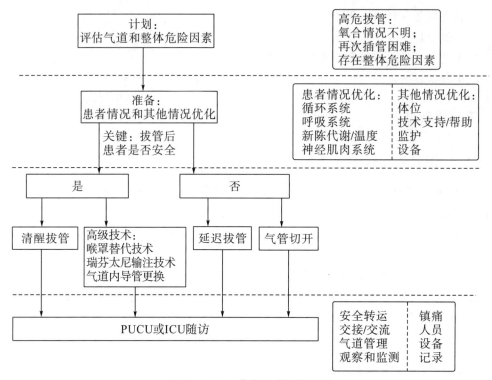

图 11-6-1　高危患者拔管流程

四、拔管后监护

1. 患者气道反射恢复、生理情况稳定前需要麻醉医护人员持续关注。

2. 麻醉恢复期监测患者意识、呼吸频率、心率、心律、血压、SpO_2、体温和疼痛程度。需关注一些早期气道问题和手术问题，如喘鸣、阻塞性通气症状和躁动常提示气道问题，而引流量多、游离皮瓣血流供应、气道出血和血肿形成，常提示手术问题。

3. 拔管后同样应配置困难气道车、监护仪、麻醉机或呼吸机等。

4. 转运患者达到出 PACU 标准后，由麻醉护士送至病房；存在气道风险的患者转运过程中，应由有经验的麻醉医师与手术医师共同护送，应配置相关抢救物资。

5. 对存在气道危险的患者可给予湿化的氧气，同时监测 $PetCO_2$。鼓励患者深呼吸或者咳出分泌物，阻塞性睡眠呼吸暂停综合征患者最好保留气管导管进入 ICU 监护。术后第一个 24h 内，应高度警惕创面出血和呼吸道梗阻的可能性，术后第 2 天拔管是较安全的选择。拔管后，鼻咽通气管可改善上气道梗阻；头高位或半坐位能减轻膈肌上抬所致功能残气量降低；皮质激素能减轻气道损伤所致的炎症性水肿，但对于颈部血肿等机械性梗阻无效。

6. 良好的镇痛能使术后呼吸功能达到最优化，但要避免或谨慎使用镇静药。

7. 气管插管拔管常见并发症有高血压，心动过速，心律不齐，咳嗽，屏气，发绀，困难气道，喉痉挛，支气管痉挛，喉及气管水肿，误吸，呼吸抑制，咽喉痛，血肿，出血，喉气管软化，双侧麻痹，单侧麻痹，声带功能障碍，发音障碍、失声，杓状软骨脱位，喉气管狭窄。

【思考题】

1. 简述气管插管拔管患者应具备的条件。

2. 患者张某，男性，68 岁，因胸部食管恶性肿瘤在全身麻醉下行"经上腹、右胸食管癌根治术"。术前气道评估：患者喉癌术后有颈部放疗史、后仰受限、缺齿，麻醉医师判断为困难气道，Mallampati 分级 Ⅲ 级。麻醉诱导平稳，直接喉镜暴露声门显露不佳，会厌完全遮盖声门，改用可视喉镜辅助下经口气管插管成功。术后患者转入 PACU 苏醒，此时，PACU 麻醉医护人员应如何处理该患者的拔管问题？

（杨青　尹林）

第十二章　麻醉监测技术与护理

第一节　呼吸系统监测

呼吸系统是机体与外界进行气体交换的系统，由气道和肺组成。围手术期实施呼吸系统的监测可以及时评估机体氧气和二氧化碳的交换功能，观察通气是否充分、有效，避免低氧血症或高碳酸血症的发生。随着医学技术的发展，围手术期呼吸系统监测技术也得到了长足发展，除了常规监测项目，还有 SpO_2 监测、$PetCO_2$ 监测，以及对肺容量、通气功能、换气功能和呼吸动力学等的连续动态监测。

一、呼吸功能

呼吸功能监测主要包括呼吸运动、皮肤颜色、意识状况的监测及肺部的听诊等。

（一）呼吸运动

呼吸运动监测内容有频率、幅度及形式等。正常呼吸运动时两侧胸廓对称起伏，胸腹运动协调同步。女性常见呼吸形式为胸式呼吸，男性则以腹式呼吸为主。成人正常呼吸频率为 12～16 次/分，呼吸频率过慢可见于阿片类药物使用剂量过大、中枢神经系统病变或严重缺氧；呼吸频率过快多见于疼痛、紧张、发热等。呼吸道梗阻可见胸腹运动不协调或有异常呼吸音，其中上气道梗阻者吸气时可呈现"三凹征"，下气道梗阻者则会延长呼气时间，同时引起腹肌紧张。

（二）皮肤颜色

缺氧时可见皮肤发绀，通气不足，二氧化碳蓄积初期，皮肤潮红，黏膜充血。但影响皮肤颜色的因素较多，临床上应结合其他呼吸指标综合判断呼吸功能。

（三）意识状况

缺氧引起的症状与缺氧的程度、速度和持续时间有关。轻、中度的缺氧可导致患者兴奋多语，运动不协调；重度缺氧则会引起意识不清、昏迷等。

（四）肺部听诊

正常情况下，呼吸音应双肺对称、清晰。当双肺呼吸音不对称，有啰音、哮鸣音等异常呼吸音时，提示患者肺部可能存在病变。

二、PetCO$_2$

围手术期可通过对 PetCO$_2$ 波形及数值的监测，了解肺通气和肺换气功能、肺血流灌注情况、体内二氧化碳产生情况及呼吸回路完整性等，以指导呼吸机参数的调节，判断气管导管的位置及协助某些疾病早期诊断。该参数的监测具有无创、简便、实时、连续的特点。其波形及各相意义见第四章第十节。

（一）监测原理

临床使用的主流 PetCO$_2$ 监测仪器是基于红外线吸收原理，即二氧化碳对波长为 $4.26\mu m$ 的红外线具有强烈吸收作用。患者呼出气体经红外线传感器发射的红外线照射后，二氧化碳吸收部分红外线，经微计算机处理呈现出 PetCO$_2$ 波形和数值。

（二）波形监测

PetCO$_2$ 波形是在呼吸过程中将测得的二氧化碳浓度与时间一一对应描绘所得。正常的 PetCO$_2$ 波形由呼气基线、呼气上升支、呼气平台和吸气下降支 4 相组成。其中呼气基线处于零位，含无效腔气，基本不含二氧化碳；呼气上升支曲线较陡直，含肺泡气和无效腔气的混合气体；呼气平台含肺泡混合气体，平台终点即为 PetCO$_2$ 值；吸气下降支曲线陡直下降至基线水平，表示新鲜气体进入气道。

呼气基线升高见于钠石灰失效所致吸入气中二氧化碳浓度过高。患者自主呼吸恢复时，对抗呼吸机呼吸，导致 PetCO$_2$ 波形规律中断。波形突然消失见于呼吸回路断开。合并阻塞性呼吸系统疾病的患者，其 PetCO$_2$ 波形中呼气平台倾斜度增加。

（三）数值监测

PetCO$_2$ 正常值为 $35\sim45mmHg$，数值偏大提示肺泡气中二氧化碳浓度过高，常见于颅压增高、肌肉松弛药或阿片类镇痛药作用未完全消除等所致的肺泡通气不足，或发热甚至恶性高热等所致的机体代谢增加，二氧化碳生成增多；数值偏小提示肺泡气中二氧化碳浓度过低，可见于呼吸过快或潮气量过大，使每分通气量过大的机械通气患者；因疼痛或中枢神经系统疾病过度通气患者；低体温患者。严重肺栓塞时，可见 PetCO$_2$ 数值短时间内明显降低。

三、机械通气呼吸参数

机械通气呼吸参数有潮气量、每分通气量、气道峰压、呼气末正压、平均气道压、呼吸频率和呼吸比等。

（一）潮气量

潮气量的大小取决于呼吸肌收缩的强度、胸廓和肺的功能，机械通气设置具体潮气量数值时应充分考虑胸、肺的顺应性及气道阻力，避免高潮气量导致的肺泡过度膨胀。

（二）每分通气量

每分通气量是指平静呼吸时每分钟吸入或呼出气体量，为潮气量与呼吸频率的乘积。成年男性正常值约为 6.6L，成年女性约为 5.0L。

（三）压力

1. 气道峰压：通气过程中的最高气道压，在送气末测得，可反映总体通气阻力大小。气道峰压与平台压之差可反映呼吸系统阻力大小，主要是肺阻力（包括气道阻力和肺实质黏性阻力）大小。

2. 呼气末正压：是常用的通气参数，指机械通气时，为了复张塌陷肺泡，改善通气/血流比，在呼气末施加给气道的压力。使用呼气末正压后，胸腔内压力升高，回心血量减少，右心室前负荷降低，右心室后负荷增加，导致心排血量下降。因此，在使用呼气末正压时，应该保证足够的血容量，否则易出现心排血量下降、血压降低的情况。

3. 平均气道压：指一个通气周期的平均气道压力，主要受气道峰压、呼气末正压、呼吸系统顺应性等影响。

（四）其他

1. 呼吸频率：成人正常呼吸频率为 12～16 次/分，新生儿呼吸频率可达 40～60 次/分，婴儿 30～40 次/分，儿童 20～30 次/分。

2. 吸呼比：指吸气时间和呼气时间的比值，是一种定义呼吸机时间切换的指标，正常为 1：（2～2.5）。

四、SpO_2

SpO_2 是指血液中被氧气结合的氧合血红蛋白（HbO_2）的容量占全部可结合的血红蛋白（Hb）容量的百分比，即血液中血氧的浓度，是呼吸及血液循环的重要参数，可通过氧饱和度仪测量得到。该值可较好地反映出动脉血氧合情况，监测方法具有无创、便捷、简易等特点，是临床常规使用的监测手段之一。

（一）原理

利用可吸收光谱，通过测量不同波长光的吸收率获知各种血红蛋白的浓度变化。SpO_2 传感器内置 2 个发光二极管和 1 个光电二极管的接收量度器。2 个发光二极管分别发射波长 660nm 的红光和波长 9940nm 的近红外光。还原血红蛋白和氧合血红蛋白对红光和近红外光的吸收量不同，通过测定近红外光吸收量与红光吸收量的比值，可确定血液的氧合程度，最后得出血氧饱和度的值。

（二）影响 SpO_2 的主要因素

1. 指端皮肤色素沉着，涂有指甲油。
3. 静脉充血导致静脉搏动。
4. 贫血、低灌注、低血压等。
5. 体动、电磁干扰等。
6. 血液中染色剂（如亚甲蓝）。

（三）SpO_2 监测的注意事项

1. 正确选择探头及放置部位，并妥善安置探头。
2. 应将探头安置在活动少的肢体，尽量避免用同侧手臂测血压。
3. 注意安置探头的肢体部位的保温，避免肢体温度过低，影响监测数值的准确性。
4. 观察探头处手指皮肤情况，注意观察是否有红、肿、皮肤受损等，定期更换探头位置。
5. 密切观察 SpO_2 及其他生命体征情况，发现异常立即报告麻醉医师。

【思考题】

1. 简述 $PetCO_2$ 波形分类。
2. 简述常见异常 $PetCO_2$ 波形的临床意义。

（尹露）

第二节 循环系统监测

循环系统由心脏、血管和调节血液循环的神经、体液组成。其主要功能是为全身组织器官运输血液，通过血液将氧、营养物质和激素等供给组织，并将组织代谢产物运走，以保证人体正常新陈代谢的运行。循环系统监测分为一般项目监测和特殊项目监测。其中一般项目监测有心电图监测和动脉血压监测，特殊项目监测有中心静脉压监测、肺动脉压监测和心排血量监测。

一、心电图

心电图是一项循环系统功能的基础监测项目，通过功能模块监测心电信号，可动态了解患者心率及心律的改变，动态监测 ST 段、U 波及 T 波的变化，监测相关药物对心脏的影响。

（一）心电图监测的应用范围

1. 围手术期患者的常规监测。

2. 诊断心律失常类型，判断心肌缺血情况。

3. 了解电解质平衡紊乱、酸碱平衡紊乱对心肌的影响。

4. 24～48h 动态监测心律失常或心肌缺血等情况。

5. 危急重症患者的常规监测。

（二）心电图监测的方法

根据监测仪器的类型，心电图监测可分为心电监测系统监测、心电图监测仪监测和动态心电图监测仪监测三种。心电监测系统由床边监测仪与中心监测台两部分组成，可同时供多个患者使用。心电图监测仪最常用，为单机心电图监测仪，一人一用。动态心电图监测仪可以连续记录患者较长时间（一般为 24h）的心电活动情况，并借助计算机进行分析处理，发现普通心电图检查不易发现的问题，提高疾病的诊断率。

（三）心电图监测的注意事项

1. 清洁电极安置部位皮肤，必要时刮除体毛，行皮肤脱脂处理。

2. 注意电极片位置的准确性。常使用Ⅱ导联，各波清晰显示，QRS 波能触发心率计数。

3. 根据患者的基本情况，设置报警上下限，禁止关闭报警开关。

4. 整理监测导线，避免对患者皮肤造成压力性损伤。

5. 使用过程中关注电极片周围皮肤，发现异常及时更换电极片及粘贴位置。

6. 监测患者心电波形，正确辨识并排除其他因素造成的心电干扰。

二、动脉血压

动脉血压即常说的血压，是麻醉期间循环功能监测最常用的指标，可反映器官血流灌注情况。动脉血压主要受患者的心排血量和外周血管阻力的影响。动脉血压监测分为无创动脉血压监测和有创动脉血压监测。

（一）无创动脉血压监测

无创动脉血压监测分为自动模式和手动模式，其中自动模式包含自动间断测压和自动连续测压。该方法具有简便、无创、适用范围广的优点，但不能迅速、实时地反映动脉血压的改变。

1. 影响无创动脉血压监测的因素——袖带大小及松紧度。

袖带的宽度应为上臂周径的 1/2，成人的袖带一般为 12～14cm，小儿袖带宽度应覆盖上臂长度的 2/3，婴儿宜使用 2.5cm 宽的袖带。袖带太窄或包裹太松将引起血压数值偏高，袖带太宽或包裹太紧则会引起血压数值偏低。

2. 无创动脉血压监测的注意事项。

1）包裹袖带的肢体高度与心脏处于同一水平。

2）袖带松紧度以能容纳一指为宜。

3）无创动脉血压监测前应避免剧烈活动，进食饮酒后应暂缓测量。

4）避免与 SpO_2 在同侧肢体监测。

5）诊断高血压时，每次测量的部位、体位要一致。

（二）有创动脉血压监测

有创动脉血压监测是经体表置入导管至动脉血管内直接进行动脉血压的监测，是持续动态的过程。与无创动脉血压监测相比，有创动脉血压监测可以提供连续、动态、可靠、准确的监测数据，数值不受人工加压、袖带宽度及松紧度的影响。常见的动脉置管穿刺部位为桡动脉、股动脉、肱动脉、足背动脉等，桡动脉是有创动脉血压监测的首选部位。

1. 适用患者。

1）有大出血危险的危重、复杂手术患者。

2）需要实施控制性降压的手术患者。

3）需要反复抽取动脉血标本做血气分析的患者。

4）严重低血压、休克需反复测量血压的患者。

5）使用血管活性药物的患者。

2. 有创动脉血压波形：正常有创动脉血压的波形包括一个上升支和一个下降支（图12-2-1）。上升支由左心室快速射血，动脉扩张，动脉血压迅速升高所致。上升支顶峰即为收缩压。下降支分为前段和后段两部分。左心室进入缓慢射血期，射血速度减慢，进入主动脉血量少于由主动脉流向外周血量，扩张的动脉开始回缩，动脉血压逐渐下降，形成下降支前段。当左心室内压力小于主动脉压力时，主动脉内的血液反流向左心室，推动主动脉瓣关闭，血流受到关闭瓣膜作用折返形成下降支切迹，亦称重搏切迹。此后，左心室进入舒张期，主动脉血液流向外周，血压继续下降，形成下降支后段。下降支最低点即为舒张压。

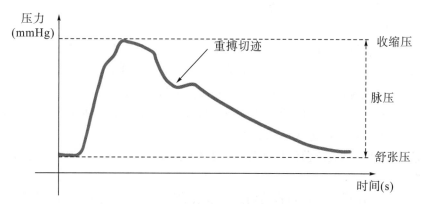

图 12-2-1 正常有创动脉血压波形

容量不足者有创动脉血压波形呈上升支和下降支较平坦，顶峰圆钝，重搏切迹不明显的圆钝波；主动脉瓣关闭不全者有创动脉血压波形呈上升支陡峭，舒张压低，重搏切迹不明显的高尖波。主动脉狭窄者，因心室射血阻力增大，上升支斜率和幅度小，上升支平坦。

3. 影响有创动脉血压监测的因素。

1）置管部位：平卧位时，不同部位的动脉血压值不同，从主动脉到远心端的周围动脉，收缩压依次升高，舒张压逐渐降低。

2）压力传感器位置：应同心脏位置平齐，位置偏高时，测量出的血压值较实际值偏低；位置偏低时，测量出的血压值较实际值偏高。

3）连接管管径及长度：连接管即连接动脉与传感器的管道。理想的连接管为大口径、尽可能短的硬质管路，建议内径 2~3mm，长 60cm，最长不超过 120cm。管路过长，收缩压偏高，舒张压偏低；管路越粗，压力传导过程中遇到的阻抗越小，测得血压偏低，反之，血压偏高。

4）管路气泡：管路排气不彻底或动脉血采集操作不当等可致管路气泡残留。研究显示残留气泡可导致机械信号衰减，压力波形减弱，使收缩压偏低，舒张压偏高。

5）其他因素：血栓形成、管路连接不紧密、导管贴在血管壁上等因素会影响监测结果。

4. 改良 Allen 试验。

1）定义：检查尺动脉功能是否完整及桡动脉、尺动脉间侧支循环供应是否充足的一种方法。

2）目的：判断尺动脉和桡动脉、尺动脉间侧支循环功能，避免桡动脉穿刺堵塞影响手部血流供应。

3）操作方法：检查者同时紧压患者的桡动脉、尺动脉，终止血流，然后将患者手举过其头部，嘱其做握拳、松拳动作数次，然后握紧拳头 30s。检查者继续压迫桡动脉，松开尺动脉恢复血流供应。若手掌≤5s 内恢复红润，试验阳性，说明桡动脉、尺动脉间有完善的侧支循环，在桡动脉血流供应消失的条件下不影响手部血流供应；若恢复时间在 6~15s，试验结果可疑，桡动脉穿刺置管有一定风险，需慎重考虑；若恢复时间>15s，试验阴性，不宜行桡动脉穿刺置管。

5. 有创动脉血压监测的护理要点。

1）遵循无菌操作，穿刺部位使用无菌透明敷贴固定，有渗血或敷贴脱落等情况时及时更换敷贴；采集动脉血标本时，注射器均为一次性使用，注意避免污染采血口。

2）妥善固定穿刺针，紧密连接测压管路接头，防止穿刺针脱出及管路脱开致大出血。

3）定时使用肝素液冲洗管路，防止血凝块形成，保持管路通畅。推注肝素液前应先回抽，避免形成血凝块进入动脉造成堵塞。禁止经动脉给药。

4）使用有创动脉血压监测期间观察穿刺侧远端手指的颜色与温度，发现异常及时进行处理。

5）采集动脉血标本时，将管路内的肝素液抽出后再抽血标本，以避免标本被稀释。

6）拔出动脉导管时，应使用无菌纱布按压穿刺点，以防局部感染和败血症的发生；拔出动脉导管后妥善按压穿刺部位，避免血肿形成。

三、中心静脉压

中心静脉压是通过颈内静脉、股静脉等途径放入中心静脉导管测出的腔静脉与右心房交界处的压力。其主要受心脏功能、血容量和血管张力三个因素的影响，可以反映患者循环血容量和心脏功能情况，对指导临床输血输液有参考价值。

（一）中心静脉压监测的适用范围

1. 长期输液或接受完全胃肠外营养治疗的患者。
2. 严重创伤、急性循环功能障碍的患者。
3. 需要进行控制性降压的手术患者。
4. 需大量、快速输血补液或使用血管活性药物的患者。

（二）中心静脉压正常值及意义

中心静脉压正常值为 $5\sim12cmH_2O$。若中心静脉压$<5cmH_2O$，提示右心房充盈欠佳或血容量不足；若中心静脉压$>15cmH_2O$，提示右心功能不全、静脉血管床过度收缩或肺循环阻力增高；若中心静脉压$>20cmH_2O$，则表示存在充血性心力衰竭。临床中不能孤立地观察中心静脉压的数值，需要结合血压、尿量、毛细血管充盈压及临床征象进行综合分析。

（三）中心静脉压监测的护理要点

1. 严格执行无菌技术操作，观察穿刺点周围有无渗血、渗液现象，有异常及时更换无菌敷贴。
2. 调节零点，将传感器置于心脏平面，即第4肋间、腋中线水平。
3. 妥善固定，紧密连接管道系统，避免导管脱落。
4. 确保测压导管内无凝血、空气，保持畅通。
5. 测压时应避免患者咳嗽、躁动，以免影响测压准确性。
6. 中心静脉压监测期间，观察患者呼吸、循环等情况，及时判断是否有气胸、气栓的发生。

四、肺动脉压

肺动脉压是将导管由静脉插入，经上腔或下腔静脉，通过右心房、右心室到达肺动脉干，在肺动脉干处测出的压力。它反映左心前负荷、右心后负荷，正常情况下肺动脉收缩压为 $15\sim20mmHg$，肺动脉舒张压为 $6\sim12mmHg$，肺动脉平均压为 $9\sim17mmHg$。

（一）肺动脉压监测的适用范围

1. 低血容量性患者的监测，评估左心前负荷，指导补充血容量。
2. 急性呼吸窘迫综合征患者的诊治，肺动脉压监测有利于指导药物治疗并评估药效。
3. 伴有休克的急性心肌梗死患者。
肺动脉压监测仅在诊断和治疗的作用大于其并发症的风险时使用。

（二）肺动脉压监测常见并发症

1. 心律失常：当导管进入右心时，导管尖端可因触及心内膜而诱发房性或室性心律失常。

2. 气囊破裂：留置时间过长或频繁充气，均会有气囊破裂的可能。气囊破裂时，不再继续向气囊充气，观察是否有气栓的发生。

3. 肺动脉破裂和出血：多见于肺动脉高压的患者，可由气囊膨胀直接损伤肺小动脉引起。

4. 其他：感染、肺栓塞、血栓形成、瓣膜损伤、导管打结等。

五、心排血量

心排血量主要受心肌收缩力、心率、前负荷和后负荷等因素的影响。通过心排血量的监测计算每搏输出量或心排血指数，对补液、输血和心血管药物治疗有指导意义。心排血量正常值为 4~8L/min。

（一）心排血量的影响因素

1. 心率：在一定范围内，心排血量随心率加快而增加。若心率超过一定范围，过快时，由于心脏舒张期缩短，使心室充盈量显著减少，每搏输出量将减少，心排血量降低。若心率过慢，心室充盈量已接近极限，不再随着充盈时间增加而增加，将导致心排血量降低。

2. 每搏输出量。

1）心肌的前负荷相当于心室舒张末期的充盈血量。在一定范围内，前负荷增大，心肌初长度增加，心肌收缩力增强，每搏输出量增加。但当心肌初长度增加超过一定限度，心肌收缩力将会减弱，致每搏输出量减少。

2）心肌的后负荷指心肌收缩时遇到的阻力，即外周血管阻力。在心肌前负荷和心肌收缩力不变的情况下，后负荷增大，每搏输出量减少；后负荷减小，每搏输出量相应增多。

3）心肌收缩力：在心脏前负荷、后负荷及心率不变的情况下，心肌收缩力与心脏每搏输出量呈正相关，即心肌收缩力增强，每搏输出量增多；心肌收缩力减弱，每搏输出量减少。

（二）心排血量的监测方法

1. 温度稀释法。
2. 连续心排血量测定法。
3. 心阻抗血流图法。
4. 多普勒心排血量监测法。
5. 部分二氧化碳重复吸入法。

【思考题】

1. 影响有创动脉血压监测准确性的因素有哪些？

2. 简述肺动脉压监测常见并发症。

（尹露）

第三节　中枢神经系统监测与护理

中枢神经系统是神经系统的主要部分，包括脑和脊髓，主要功能有传递、储存和加工信息。中枢神经系统监测项目有意识评估、瞳孔观察、颅压监测、脑血流与脑氧饱和度监测。

一、颅压

颅压是颅腔内容物对颅腔壁的压力，通过分析颅压的变化，可以帮助评估患者颅内情况，指导临床治疗，对预后有积极的作用。正常情况下，成人颅压为 $70\sim200mmH_2O$，儿童颅压为 $50\sim100mmH_2O$。

（一）颅压监测适用范围

1. 颅内动脉瘤和动静脉畸形出血患者。
2. 高血压脑出血患者。
3. 重型颅脑损伤患者。
4. 某些择期开颅术后患者。

（二）颅压监测方法

1. 脑室内压监测：将导管置入侧脑室，连接压力传感器监测。
2. 硬脑膜下压或外压监测：将压力传感器置于硬脑膜下腔或外腔，经导线与监护仪装置相连。
3. 将微传感器连接到脑室内导管上，通过微芯片记录颅压变化引起的电路电阻变化，使用外部设备读取并分析信息。
4. 光纤颅压监测：将光纤探头置于硬脑膜外腔、下腔和脑实质或脑室内，信号经光纤传至颅压监测仪，动态监测患者的颅压。

（三）颅压的影响因素

1. 药物：挥发性麻醉药和氯胺酮可扩张脑血管，增加脑血流，使颅压升高。硫喷妥钠、依托咪酯、丙泊酚等可降低脑代谢和脑血流，从而降低颅压。肌肉松弛药对脑血管无直接作用，但琥珀胆碱可引起肌纤维成束收缩，使颅压出现一过性增高。
2. 动脉二氧化碳分压：一定范围内动脉二氧化碳分压增高可扩张脑血管，增加脑血流，使颅压升高。在神经外科手术中通过适当过度通气降低动脉二氧化碳分压，减少脑血流，使颅压降低。但动脉二氧化碳分压对颅压的调节是有限的，还可引起脑缺血、脑水肿，故不建议动脉二氧化碳分压低于 25mmHg。

3. 动脉氧分压：在稳定的动脉二氧化碳分压下，动脉氧分压在 60~150mmHg 波动时，脑血流和颅压基本无变化。但当动脉氧分压低于 50mmHg，脑血流明显增加时，颅压增高。长时间的缺氧会引起脑水肿，脑组织出现不可逆改变，即使恢复氧供，颅高压也难以改善。

4. 平均动脉压：当平均动脉压在 50~150mmHg 时，可通过脑血管自动调节使脑血流维持在稳定的水平，颅压不改变；当平均动脉压超出以上范围时，脑血流和颅压大小将与血压数值呈正相关改变。

5. 中心静脉压：当中心静脉压升高时，颅内静脉回流阻力增大，颅压增高。

6. 其他因素：患者呛咳、躁动，实施正压通气，可使颅压增高。

（四）颅压监测的护理

1. 患者苏醒后，应做好心理护理，讲解颅压监测的目的及意义。

2. 对重型颅脑损伤患者行颅压监测时，可将床头抬高 30°，以利于控制颅压及提高脑灌注压，从而保证患者充足的脑血流供应，以防脑组织缺血缺氧等继发性损伤的发生。

3. 及时清除气道分泌物，保证气道通畅，避免咳嗽引起颅压增高。

4. 确保引流管固定合适、引流通畅，准确记录引流液的颜色、性状及量。

5. 患者未清醒时，做好保护性约束，防止意外拔管的发生。

二、脑血流

（一）脑血流监测方法

1. 脑血流量测定：采用放射性核素[133]氙的清除率作为脑血流量测定的"金标准"。

2. 脑血流速测定：采用经颅多普勒超声技术，通过测定大脑中动脉的直径和血流速度来评价脑血流状况。

（二）脑血流的影响因素

1. 血液黏滞度：血液黏滞度增加，易导致微栓子而使血流阻力增加，局部脑血流量降低，引起脑供血不足的症状。

2. 动脉二氧化碳分压和动脉氧分压：高碳酸血症可使脑血管扩张，适当地过度通气可以收缩脑血管，临床可用于颅压升高的治疗。动脉氧分压增高对脑血流的影响轻微，但动脉氧分压低于 50mmHg，脑血流明显增加。

3. 静脉回流：静脉回流受阻后，在侧支循环尚未建立起来时，脑内血液积蓄，颅压升高，脑供血受阻。

4. 脑容量：颅内主要有脑组织、脑血流和脑脊液，当其中一种组分容量升高，另一种或两种组分代偿性容量降低时，颅压可维持不变，当容量代偿到达极限后，一种组分容量再继续增加，则会引起颅压增高，降低脑血流的速度。

5. 体位：腹腔镜手术中，头高脚低位可引起脑血流减少。头低脚高位对脑血流的影响不明显。

6. 年龄：脑血流速度随年龄的增加而降低。老年人脑血管对动脉二氧化碳分压变化的反应能力较年轻人弱。

三、脑氧饱和度

脑氧饱和度是脑组织氧含量的直接测量指标。依靠近红外光谱技术可以连续实时地监测脑氧饱和度，可直接反映脑组织缺血、缺氧状态，指导临床医师进行管理，降低相关并发症的发生率。该疗法具有无创、连续、方法简便、价格低廉的特点。

（一）脑氧饱和度监测方法

1. 颈静脉球部氧饱和度监测是最早用于临床的床旁脑氧饱和度监测的方法。

2. 脑组织氧分压监测可用于严重颅脑创伤患者的 ICU 管理，现已广泛用于 ICU 床旁监测和围手术期麻醉管理。

3. 近红外光谱监测是非侵入式的床旁脑氧饱和度监测技术，是应用较广泛的脑氧饱和度监测方法。

（二）脑氧饱和度影响因素

1. 血容量：大量失血引起的血流动力学不稳定，下腔静脉受压可导致脑氧饱和度下降。

2. 氧供：许多因素（全身低氧、脑缺氧、贫血等）致大脑氧供下降时，脑氧饱和度下降。

3. 操作：电极片位置放置不正确可影响脑氧饱和度的监测结果。

4. 体位：患者从仰卧位改成坐位时，脑氧饱和度会有一个明显的下降并处于持续较低的状态。

【思考题】

1. 简述颅压的影响因素。
2. 简述影响脑氧饱和度监测的因素。

（尹露）

第四节　围手术期体温监测与护理

体温恒定是维持机体各项生理功能的必要条件。围手术期由于环境温度、手术操作或麻醉药作用等的影响，机体体温调节异常、产热和散热间的动态平衡被破坏，易引起低体温。低体温可导致患者麻醉复苏延迟、出凝血时间延长、组织缺氧、心脏负荷加重等一系列不良反应。加强围手术期体温监测，是促进患者术后恢复、减少围手术期并发症，降低死亡率的重要举措。

一、围手术期影响体温的因素

1. 环境因素：手术室温度低会导致体温降低，手术室温度高、手术单覆盖厚、无影灯照射时间长会导致体温升高。

2. 手术因素：手术部位暴露面积大，长时间、大量输注低温液体或库存血，用大量冷溶液冲洗体腔，易导致体温降低；髋关节手术使用骨黏合剂时会导致体温升高。

3. 麻醉因素：麻醉药抑制体温调节中枢、机械通气时吸入大量冷干气体会导致体温降低，麻醉过浅、肌张力增加、大量使用抗胆碱能药和各种原因导致的二氧化碳蓄积会导致体温升高。

4. 年龄因素：婴幼儿和老年患者术中易发生低体温，因为婴幼儿体温调节中枢发育不全、皮下脂肪薄、体表面积与体积比值较大；老年患者血管调节反应差，代偿能力弱。

5. 疾病因素：甲状腺功能减退、体温调节中枢障碍、严重脊髓损伤、恶病质等会导致体温降低；甲状腺功能亢进、嗜铬细胞瘤、病毒或细菌感染、恶性高热等会导致体温升高。

二、围手术期体温变化对机体的影响

（一）体温降低对机体的影响

1. 麻醉及术后恢复时间延长：体温降低会使肝肾功能降低，麻醉药代谢减慢、作用时间延长。

2. 心脏负荷加重，抑制窦房结功能，使传导减慢；抑制心肌收缩，增加心肌细胞对钙离子的敏感性，增加心室颤动发生率。

3. 出凝血时间延长：体温降低会影响凝血相关酶活性，使凝血因子和纤维蛋白原减少，导致凝血功能障碍。

4. 代谢紊乱：体温每下降 $1℃$，机体耗氧量可下降 7%，机体代谢减慢，酶促活动减少，一定程度上有利于器官保护和高能量物质的储存；但体温降低后血红蛋白携氧能力也会随之下降，严重时可导致部分组织和器官缺氧，引起乳酸性酸中毒。

5. 增加伤口感染发生率：体温降低会使皮肤血流和氧供减少，抑制组织对氧的摄取；损害机体免疫功能，抑制中性粒细胞氧化杀伤作用；引起蛋白质衰竭、负氮平衡，使伤口感染发生率增加。

6. 深静脉血栓形成发生率升高：体温降低会使血管收缩，血液黏稠度增加，导致静脉血淤积，易引起深静脉血栓形成。

（二）体温升高对机体的影响

1. 机体代谢率增高、氧耗增加，当氧耗大于氧供导致相对性缺氧时，易发生代谢性酸中毒和高碳酸血症。

2．心率加快、心脏负荷增加，易导致心律失常和心肌缺血。

3．出汗和血管扩张，可导致血容量降低及静脉回流减少。

4．机体水分蒸发增加，导致水、电解质、酸碱平衡紊乱。

5．脑组织耗氧增加，导致脑缺氧、脑水肿。大脑皮质过度兴奋或高度抑制，表现为烦躁、惊厥、淡漠，甚至昏迷。

三、围手术期体温监测

（一）监测技术

1．体温计监测：目前常见体温计有水银体温计、电子体温计、红外线体温计、液晶贴片体温计等，其中电子体温计是围手术期体温监测较常用的仪器，一般分为半导体热敏电阻和热电偶两类，可测量核心温度。

2．人工智能连续监测：在临床应用可穿戴的体温监测传感器，通过蓝牙传输，结合标准的计算方法，测得核心温度。

（二）监测部位

1．血管内：血管内测温主要指在肺动脉内置入漂浮导管时通过漂浮导管的温度感受器测温，以及在进行脉搏指示连续心排血量监测时利用股动脉置管进行测温，临床中常将肺动脉测温作为核心温度测量的"金标准"。但血管内测温具有侵入性且操作复杂、价格昂贵，并有出血、感染等风险，围手术期极少使用。

2．直肠：一般成人插入深度为距肛门 8~10cm。在急性体温变化时测量结果相对滞后。

3．鼻咽：鼻咽部接近颈内动脉，能准确反映脑部温度，一般插入深度为外耳道至鼻孔的距离。鼻咽测温操作简单，且清醒患者耐受性高。

4．膀胱：膀胱测温是通过带温度探头的导尿管测量膀胱内尿液的温度。膀胱冲洗及腹腔、盆腔的开放会影响其温度监测的准确性。

5．食管：食管测温是经口或经鼻将电子测温探头置入食管中下 1/3 或 1/4 处测温的方法，是除肺动脉测温外较为精确的测温技术。一般插入深度为口唇到耳垂距离和耳垂到胸骨柄距离的总和。食管测温常用于心脏手术需要人工降温和复温时的温度监测。但食管测温探头放置位置较深，盲插有误入气管、支气管，损伤鼻咽、声门、食管的风险。

6．其他：腋窝、鼓膜、口腔、皮肤等也是临床常用的测温部位，在这些部位测温简便易行、成本低，但易受外在因素影响，不适用于围手术期连续体温监测。

围手术期一般选择精确、稳定、能代表核心温度的测量部位，如肺动脉、直肠、鼻咽、膀胱、食管等处，但具体测温方式应根据手术方式、手术时间、疾病种类来选择。

四、围手术期体温监测的注意事项

1. 术前评估患者情况，观察高危患者皮肤颜色、温度、湿度，必要时行连续体温监测。

2. 鼻咽测温容易造成鼻黏膜损伤，应充分润滑，且动作轻柔，有阻力时应换另一侧鼻孔尝试。有鼻部明显出血倾向和肝素化患者，禁鼻咽测温。

3. 腹泻、肠道感染患者禁测直肠温度；心肌梗死患者不测直肠温度，其易刺激肛门引起迷走神经反射，导致心动过缓。

4. 测温探头应有刻度/标记，能观察置入深度、位置，保证温度测量的准确性和连续性。

5. 妥善固定温度探头，避免患者皮肤受压；去除温度探头时，再次检查监测部位皮肤情况。

五、围手术期体温保护的护理措施

（一）加强术中体温监测

对可能出现体温变化或手术时间大于30min的患者增加体温监测次数或采取连续体温监测，观察患者皮肤颜色、温度、湿度。除需控制性降温外，术中体温应大于36℃，若发现患者体温明显改变，应立即处理。核心温度低于36℃视为低体温。

（二）低体温的护理

1. 皮肤散热是患者热量丢失的重要部分，升高手术间温度，减少皮肤暴露，使用充气式加温毯、加热灯等都可以有效地保护体表温度。

2. 术中大量输入冰冷液体和用冰冷液体灌洗体腔可明显降低体温，此时可使用输液加温器和加热灌洗液。

3. 使用循环紧闭的麻醉回路和湿热交换器，使机械通气患者吸入气体的温度和湿度接近生理状态。

（三）体温过高的护理

1. 降低体表温度，降低手术间温度，在大血管行经处如腋窝、腹股沟、腘窝等处放置冰袋，使用冰毯、冰帽。

2. 使用冰冷液体灌洗体腔。

3. 严重脱水时大量补液。

4. 在循环稳定的情况下，可遵医嘱使用硝普钠、硝酸甘油等药物扩张血管；经胃肠或直肠使用阿司匹林或对乙酰氨基酚。

5. 注意钠石灰罐的温度，及时更换，以防吸入气体温度过高。

6. 若鉴别诊断确认发生恶性高热，除对症治疗外，应立即终止手术，停用吸入麻醉药和琥珀胆碱，更换新的麻醉回路（有条件时更换未使用吸入麻醉药的麻醉机），使用特效药丹曲林。

（康敬萍　尹露）

第五节　麻醉深度监测与护理

麻醉深度取决于麻醉药用量和手术刺激两种因素之间的平衡。麻醉深度的监测有利于调控麻醉药的用量，实现用最少的麻醉药达到最好的麻醉效果的目标，不仅可以防止麻醉药过量所造成的危险，缩短术后苏醒时间，还可以避免术中知晓和体动等不良反应，提高麻醉质量。

一、麻醉深度的临床观察

临床观察为麻醉深度判断的基本方法，观察内容主要为临床体征的变化。临床体征的变化是机体对外科伤害性刺激的反应和全身麻醉药对这些反应抑制效应的综合结果。其表现主要包括呼吸系统变化、循环系统变化、眼征、消化道体征及骨骼肌反应等。体征受多种因素的影响，用于判断麻醉深度时，应加强判断，去伪存真，综合分析。

（一）呼吸系统

呼吸系统主要受肌肉松弛药和阿片类药物的影响，全身麻醉期间患者出现呃逆或支气管痉挛、人机对抗时提示麻醉过浅。要抑制以上现象的发生，需要进一步加深麻醉。

（二）循环系统

适当的麻醉深度可维持患者心率、血压在正常范围内。心率、血压突然增加提示麻醉过浅；而麻醉过深对心率和血压起抑制作用。

（三）眼征

适当的麻醉深度下患者瞳孔中等偏小，对光反射消失。麻醉过深或使用抗胆碱药可致患者瞳孔扩大，使用吗啡可致患者瞳孔缩小。浅麻醉状态下患者瞳孔对光反射恢复，且在疼痛刺激下出现流泪反射。

（四）消化道体征

浅麻醉时，患者唾液分泌增加，可有吞咽动作。肠鸣音随麻醉的加深而呈进行性抑制。

（五）骨骼肌反应

一般认为患者对手术刺激是否有体动反应是麻醉深度是否适宜的判断指标。

二、麻醉深度的电生理方法测定与护理

随着电子计算机的发展，利用电生理方法测定麻醉深度的技术越来越多，与传统的通过临床观察判断麻醉深度相比，其具有客观、可量化的特点。

（一）BIS 监测

1. BIS 监测原理：BIS 是将脑电图的功率和频率经快速傅立叶转换和双频谱分析得出的混合信息综合成一个无量纲数字，用以表示大脑的抑制程度，范围为 0～100，100 代表完全清醒，0 代表大脑皮质抑制，数值越小，麻醉深度越深。

2. BIS 监测影响因素。

1）电极片：错误的放置或粘贴不紧会增加阻抗，使数值偏高。

2）麻醉药和辅助用药：某些麻醉药和辅助用药会影响 BIS 监测结果，如依托咪酯引起的肌痉挛可导致 BIS 一过性增高；氯胺酮对脑电的刺激可引起 BIS 短暂升高。

3）肌电图和肌肉松弛药：肌肉松弛可使电极附近的肌电图信号减弱或消失，从而使 BIS 降低。肌肉松弛药也因可减少牵张感受器的传入而影响觉醒，从而影响 BIS 监测的准确性。

4）其他因素：噪声、电刀、低温、低血容量、中枢神经系统疾病（阿尔茨海默病和脑瘫等）、过敏性循环障碍等。

3. BIS 监测的护理。

1）放置电极片之前，对皮肤进行清洁，粘贴时注意避开毛发。

2）定期检查电极片的位置和固定情况，如电极片松脱，局部按压 5s 后仍不能显示数值，应及时更换电极片。

3）BIS 监测期间，保持患者额头清洁干燥，避免汗液或油脂等影响监测数值。

4）严密监测患者生命体征及 BIS 数值变化，防止麻醉过深或过浅。

5）电极片与患者皮肤直接接触，监测过程中及时关注患者皮肤情况，发现异常及时处理。

（二）听觉诱发电位监测

1. 定义：声音刺激听觉传导通路，经脑干至听觉皮质到达联合皮质的生物电活动。主要的听觉诱发电位（Auditory Evoked Potential，AEP）包括脑干听觉诱发电位、中潜伏期听觉诱发电位和长潜伏期听觉诱发电位。

2. 数值量化：丹麦 Danmeter 公司采用先进的外源输入自回归模型（ARX），将听觉诱发进行量化，转换为一个与麻醉深度成正比，由 0～100 分度的 ARX 联指数（A-Line ARX-Index，AAI），临床上 AAI 60～100 为清醒状态；40～60 为睡眠状态；30～40 为浅麻醉状态；30 以下为临床麻醉；20±5 为记忆完全消失状态。

（三）Narcotrend 监测

Narcotrend 来源于自发性脑电的活动，Narcotrend 监测利用多参数统计，经微计

算机处理，将全身麻醉阶段细分成 6 个阶段，即 A、B0-2、C0-2、D0-2、E0-2 和
F0-1，以及进行 15 个亚级的脑电分级，并同时显示 α 波、β 波、γ 波、δ 波的功率谱
变化情况和趋势。阶段 A 是清醒状态，阶段 B 是镇静状态，阶段 C 是浅麻醉状态，阶
段 D 是常规普通麻醉状态，阶段 E 是深度麻醉状态，阶段 F 是脑电活动消失状态。该
方法已应用于静脉麻醉药丙泊酚、依托咪酯、硫喷妥钠和吸入麻醉药氟烷、恩氟醚、地
氟醚、七氟醚的麻醉深度监测。但对于复合麻醉的麻醉深度监测的研究很少，有待进一
步探索。

（四）熵指数

熵指数是通过患者前额的传感器采集不同频率的脑电信号和肌电信号形成状态熵和
反应熵两个数值。状态熵反映皮质活动情况，可用于催眠评估；而反应熵则用于衡量额
肌肌电图。状态熵值为 0~99，反应熵值为 0~100，可进行临床手术的麻醉深度在 40~
60 较为适宜。EEG 活动与肌肉活动相分离特性可提供所探测到的活动的即时信息，并
减少误差。在全身麻醉期间，如果麻醉适宜，状态熵和反应熵是相等的。

【思考题】

1. 影响 BIS 监测的因素有哪些？
2. 简述 BIS 监测的护理措施。

（尹露）

第六节　动脉血气监测与护理

动脉血气监测是指利用血气分析仪对血液中的 pH 值、动脉二氧化碳分压及动脉氧
分压等相关指标进行测定，以了解肺的呼吸功能和体内酸碱平衡状态，是重症监护医学
重要的监测手段之一，常用于判断机体是否存在酸碱平衡紊乱、缺氧及缺氧程度等。

一、动脉血气监测目的

1. 动态评估患者通气和氧合状态。
2. 了解患者体内酸碱平衡状况。
3. 指导呼吸机参数的调整及监测呼吸机治疗效果。
4. 为制订或调整治疗方案和护理计划提供一定的依据。

二、动脉血气监测适用范围

1. 各种疾病、创伤等致呼吸功能不全者。
2. 行心肺复苏等抢救措施后需要继续监测者。
3. 有各种疑难杂症，需行血气分析协助诊断者。

三、动脉血气监测主要指标正常值及临床意义

详见第十章第三节内容。

四、动脉血气监测护理要点

1. 若患者意识清醒，需向其做好解释沟通工作，取得其理解与配合，动作轻柔，操作熟练。

2. 严格执行无菌操作技术，防止感染。

3. 桡动脉处采血前，需做 Allen 试验，确保尺动脉、桡动脉间存在良好的侧支循环。

4. 采集动脉血后，在穿刺部位按压 5~10min 直至不出血，防止出血或血肿。

5. 有出血倾向、服用特殊药物（如华法林）或行溶栓治疗的患者，采集动脉血后需延长按压时间或行加压包扎，且应尽量避免选择深动脉采血。

6. 活动后喘息明显的患者安静休息 30min，或吸痰后 20min，或氧浓度改变后 15min，或呼吸机参数调节后 30min 再行动脉血气监测，以利于机体自身调节酸碱平衡状态。

（钟媛）

第七节　肌肉松弛监测与护理

肌肉松弛监测是在使用肌肉松弛药后对神经肌肉功能变化进行监测，可指导肌肉松弛药及其拮抗剂的合理使用，减少不良反应，提高麻醉质量和安全。临床工作中可通过嘱患者配合睁眼、伸舌、抬头、抬腿以及测定握力、潮气量、吸气负压等方式粗略估计神经肌肉阻滞恢复程度，但无法准确定量或定性评估肌肉松弛药作用。测试时需患者有一定的肌力配合，其他因素如麻醉深度、阿片类镇痛药的使用等亦会影响评估结果。临床多使用肌肉松弛监测仪监测使用肌肉松弛药后神经肌肉阻滞程度。

一、肌肉松弛监测仪原理

肌肉松弛监测仪主要由周围神经刺激器和诱发肌肉收缩效应的显示器两部分构成。周围神经刺激器可产生矩形电脉冲波，刺激运动神经产生冲动，引起肌肉收缩效应。诱发肌肉收缩效应的显示器通过收集肌肉收缩效应相关信号，经一系列分析处理显示反映神经肌肉阻滞程度的监测结果。

二、电刺激模式

不同的脉冲波频率与不同的刺激时间组合成不同的电刺激模式。常见的电刺激模式有单刺激、强直刺激、四个成串刺激、强直刺激后单刺激肌颤搐计数和双短强直刺激。

（一）单刺激

单刺激是最基本的电刺激模式，一次刺激产生一次肌颤搐。脉冲波频率有1.0Hz和0.1Hz。1.0Hz常用于确定超强刺激和监测肌肉松弛药是否起效，0.1Hz用于监测肌肉松弛药时效和恢复情况。单刺激操作简单，引起的疼痛和后效应小，但需将其监测结果与用药前对照值比较，以确定肌肉松弛程度，故使用过程中需保持各项刺激条件恒定。

（二）强直刺激

强直刺激可引起肌肉强直收缩。强直刺激常用脉冲波频率为50Hz，持续5s。强直刺激可使非去极化肌肉松弛药及去极化肌肉松弛药引起的Ⅱ相阻滞出现衰减和易化，故临床中常用于判断肌肉松弛药阻滞性质。强直刺激可引起患者明显疼痛及刺激后效应的特点，限制了其临床应用。

（三）四个成串刺激

四个成串刺激由4次频率为2Hz的单刺激组成，两次刺激间隔10~30s，产生T1、T2、T3、T4四次肌颤搐。随着阻滞程度的加深，T4、T3、T2、T1相继消失，肌力恢复时，T1最先恢复，其后依次是T2、T3、T4。根据刺激后是否出现衰减判断阻滞性质。T4/T1比值可用于判断非去极化阻滞深度，T4消失时，相当于单刺激时肌颤搐抑制75%，T3、T2、T1消失分别对应肌颤搐抑制80%、90%、100%。T4/T1≥0.9表示肌力完全恢复。

（四）强直刺激后单刺激肌颤搐计数

非去极化阻滞对单刺激和四个成串刺激无反应时，可以用强直刺激后单刺激肌颤搐计数来评估更深的肌肉松弛程度。先给予一次50Hz持续5s的强直刺激，以后每间隔3s给予一次1.0Hz单刺激，记录肌颤搐数量。该方法可用于评估深度非去极化阻滞时阻滞程度，估计使用不同肌肉松弛药时肌力恢复时间。

（五）双短强直刺激

双短强直刺激由两串短程的强直刺激组成，每串包含3~4个频率50Hz的单刺激，串间距750ms，该方法主要用于监测非去极化肌肉松弛药残余阻滞。

三、肌肉松弛监测适用范围

1. 肌肉松弛药药动学或药效学受影响的患者，如肝肾功能障碍者、全身情况差者。
2. 合并重症肌无力或肌无力综合征等对肌肉松弛药反应异常者。
3. 术中要求绝对无体动或需要深度肌肉松弛的手术患者。
4. 不宜使用肌肉松弛药拮抗剂的患者。
5. 手术结束需要确定肌肉松弛药效果是否完全消退的患者。

6. 重度肥胖、严重胸部创伤、呼吸功能受损等术后需充分恢复肌力的患者。

7. 长时间使用或持续静脉泵注肌肉松弛药的患者。

四、肌肉松弛监测的护理要点

1. 麻醉诱导前放置电极，并将电极与神经刺激器相连。

2. 电极安置应避开瘢痕、病变组织等区域，用脱脂剂清除皮肤表面油脂，降低人体阻抗。

3. 电极重叠或导电膏在电极间的扩散可引起电极短路，使用过程中注意观察。

4. 通过观察刺激反应调整电极于正确位置。

5. 因皮肤温度降低影响神经传导功能和增加皮肤电阻，应做好术中保暖工作。

6. 超强刺激和强直刺激可引起患者疼痛，在麻醉诱导前和苏醒期避免使用超强刺激和强直刺激电流。

【思考题】

1. 简述肌肉松弛监测适用人群。

2. 简述四个成串刺激概念和肌力完全恢复的标志。

（钟媛）

第八节　其他监测与护理

一、血糖监测

血糖监测是糖尿病管理中的重要组成部分，其结果有助于评估糖尿病患者糖代谢紊乱的程度与特点，为制订合理的降糖方案提供依据，帮助糖尿病患者调整饮食、运动及药物治疗方案。

1. 血糖正常值：空腹血糖（FPG）$3.9 \sim 6.1$mmol/L，餐后 2 小时血糖 $\leqslant 7.8$mmol/L。

2. 血糖监测途径及方法：经毛细血管、静脉和组织间液监测血糖。监测方法有实验室检测法、动态血糖连续测定法、便携式血糖仪监测法。

3. 糖尿病诊断标准：糖化血红蛋白（HbA1c）$\geqslant 6.5\%$；空腹血糖$\geqslant 7.0$mmol/L；口服糖耐量试验（OGTT）时 2 小时血糖$\geqslant 11.1$mmol/L；伴有典型的高血糖症状的患者，随机血糖$\geqslant 11.1$mmol/L。

4. 影响血糖值的因素。

1）天气变化，肢端末梢寒冷。

2）精神紧张、情绪变化、失眠等。

3）生活不规律，过度疲劳或吃含糖食物。

4) 剧烈的运动或未进行日常合理运动。

5) 未规律服药或胰岛素注射部位吸收不好。

6) 其他因素：感染、外伤、手术、妊娠期或月经期等。

5. 血糖监测的注意事项。

1) 严格执行查对制度，与患者做好解释沟通工作，取得理解和配合。

2) 询问患者进食第一口饭的时间，以确定测血糖时间。

3) 操作前评估患者采血部位皮肤情况，一般选手指两侧。

4) 采血部位消毒待干后方可实施采血，采血时禁止用力挤压指尖。

5) 勿将手伸入试纸盒内取试纸，避免污染试纸盒内部和血糖试纸测试区。

6) 采血时，患者手指朝向外侧或下方，避免血液飞溅造成职业暴露。

7) 做好用物处理：使用后的血糖仪用蘸湿的清水棉球轻拭，若有血迹污染，可用乙醇棉球擦拭；采血针丢入锐器盒，试纸条丢入黄色医疗废物垃圾袋。

8) 血糖仪需定期检查、清洁、校准。

9) 根据患者血糖值，行个体化健康宣教。

二、血栓弹力图

血栓弹力图（Thromboelastography，TEG）是一种能够动态监测整个凝血过程的分析仪。TEG 可针对某一全血标本的凝血功能进行全面的考察，动态分析血块形成和纤维蛋白溶解的全过程。

1. 监测原理：将 0.36mL 的新鲜全血置于小杯（恒温 37℃），当小杯中的血液保持液态时，小杯的活动不影响探针，此时 TEG 描记图上表现为一直线。而当杯中相应的血块开始形成时，纤维蛋白细丝与小杯的运动联系起来，血块提供的剪切应力和弹力通过探针传导，经过放大后可得到相应宽度的 TEG 描记图。

2. 临床意义：TEG 主要用于对凝血、纤维蛋白溶解全过程及血小板功能进行全面监测并指导成分输血，如可简化凝血功能障碍的诊断；指导抗凝、促凝药物的合理使用；监测抗血小板药物、抗纤维蛋白原药物的疗效；评估纤维蛋白原的功能及指导其在临床的合理使用；帮助评估围手术期凝血功能及术前手术风险；帮助判断出血原因，指导止血治疗和科学输血；帮助预测术后血栓风险。

3. 常用参数及意义（表 12－8－1、图 12－8－1）。

表 12－8－1 TEG 常用参数及意义

参数	正常值	意义
R 时间（凝血反应时间）	4～8min	从样本置入小杯至 TEG 曲线宽度达 2mm 的时间，表示最初纤维蛋白的形成
K 时间（血块形成时间）	1～4min	从 R 时间的终点至 TEG 曲线宽度达 20mm 的时间，相当于凝血酶生成的时间
α 角度	47°～74°	TEG 曲线最大弧度处做切线与水平线的夹角，表示凝血块形成的速度

参数	正常值	意义
MA（最大幅度）	55~73mm	TEG 曲线最大宽度数值，反映血小板数量、功能及纤维蛋白原浓度，用于评估正在形成的血块最大强度或幅度
CI（凝血综合指数）	−3~3	反映整个凝血的高凝状态与低凝状态
LY30（纤维蛋白溶解指数）	0~8%	反映纤维蛋白溶解情况
A60	MA−5mm	MA 后 60min，测量血块的溶解或退缩

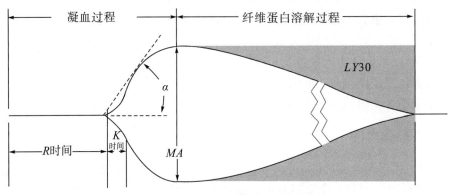

图 12−8−1　TEG 常用参数及意义

【思考题】

1. 简述影响血糖监测准确性的因素。

2. 相比临床常见的凝血酶原时间、国际标准化比值等凝血功能检查指标，TEG 有何优势？

（钟媛）

第四篇

麻醉恢复护理

第十三章　麻醉恢复期患者的护理常规

第一节　出入 PACU 的标准

一、患者转入 PACU 的指征与流程

（一）PACU 转入指征

1. 手术结束后喉罩、气管导管未拔除者。
2. 全身麻醉后意识尚未恢复或意识恢复后自主呼吸尚未完全恢复者。
3. 各种原因导致术后肌无力或肌力差者。
4. 循环系统不稳定及术中电解质紊乱者。
5. 术后 SpO_2 不佳者。
6. 行神经阻滞及术前合并严重并发症，术后需要监测治疗者。
7. 椎管内麻醉平面过高或距最后一次给药时间过短者。
8. 术中某些原因导致手术并发症需监测者。
9. 等待病理结果确定是否需要二次手术者。
10. 全身麻醉门诊患者：胃镜检查、肠镜检查、纤维支气管镜检查、经食管超声心动图检查等者。

（二）PACU 转入流程

1. 手术间麻醉护士或麻醉医师在手术结束前 5～10min 致电 PACU 进行床位预约；门诊或住院患者行经食管超声心动图检查，由超声科或住院医师与 PACU 联系。
2. PACU 护士接到预约电话后，了解该患者的情况，进行接收准备。
3. 患者在麻醉医师监护下由手术间送至 PACU，转运途中观察患者病情变化，保证气道通畅，各种管道固定妥当。
4. 患者入 PACU 后，及时安置床位，固定床刹。有气管导管、喉罩者，立即连接麻醉机，安置心电监护仪，观察患者生命体征变化，妥善固定管道，清点随身物品。
5. 手术间麻醉医师、麻醉护士与 PACU 麻醉医师、护士进行详细的交接班。

6. PACU 护士进行持续的病情观察并做好护理记录。

二、患者转出 PACU 的指征与流程

（一）PACU 转出指征

1. 改良 Aldrete 评分（表 13-1-1）≥9 分或达到术前相应水平。

表 13-1-1　改良 Aldrete 评分表

评分项目	评分标准
活动力	2 分＝按指令移动四肢； 1 分＝按指令移动两个肢体； 0 分＝无法按指令移动肢体
呼吸	2 分＝能深呼吸和随意咳嗽； 1 分＝呼吸困难； 0 分＝呼吸暂停
循环	2 分＝全身血压波动幅度不超过麻醉前水平的 20%； 1 分＝全身血压波动幅度为麻醉前水平的 20%～49%； 0 分＝全身血压波动幅度超过麻醉前水平的 50%
意识	2 分＝完全清醒； 1 分＝可唤醒； 0 分＝无反应
血氧饱和度	2 分＝呼吸室内空气情况下血氧饱和度≥92%； 1 分＝需辅助给氧情况下维持血氧饱和度≥92%； 0 分＝即使辅助给氧情况下血氧饱和度＜92%

2. 疼痛、恶心呕吐等并发症较入 PACU 时减轻或得到控制。

3. 各类引流管及输液通路固定良好、通畅。

4. 根据病情需要转入 ICU 或相应科室。

（二）PACU 转出流程

1. PACU 护士评估患者达到出室指征，由麻醉医师再次评估并出具转出 PACU 医嘱。

2. PACU 护士致电相应科室护士，告知患者即将离开 PACU，做好接收准备。

3. PACU 护士完善记录，区域护理组长检查 PACU 记录单后和医师共同签字。

4. 出 PACU 前，护士核对患者身份，检查随身管道、伤口、液体、病历、随身物品等，做好防跌倒措施，并进行健康宣教。

5. PACU 护士携带转运急救箱站于患者头侧监护患者，持续关注病情变化。

6. 转运工勤人员联系电梯，尽快平稳地推送患者。

7. 危重患者或转 ICU 患者需要麻醉医师共同转运。

8. 到达相应科室妥善安置患者后与病房或 ICU 护士、医师进行交接。

【思考题】

1. PACU 转入指征有哪些？
2. 简述患者转出 PACU 流程。

（朱巧红　郑萍　殷小容）

第二节　PACU 患者的护理常规

一、PACU 患者的监护

1. PACU 患者均为特级护理，应持续进行心电监护，5min 记录一次生命体征，至少在入室和出室时进行体温监测。同时，PACU 医护人员应关注患者意识状态及专科体征等。

2. 给予持续低流量鼻导管吸氧、面罩给氧或机械通气，避免低氧血症。

3. 观察患者呼吸情况，如频率、节律、胸廓起伏、口唇颜色等，及时发现异常并处理。

4. 热情接待患者，做好体位护理、安全护理、健康宣教和心理护理。

5. 对于意识清醒无禁忌患者，应抬高床头 30°～40°。对于麻醉未醒的成年患者，取去枕平卧位，头偏向一侧，防止反流误吸；对于婴幼儿，取平卧位并在肩下垫一软枕，呈头后仰状态，保持气道通畅。

6. 妥善固定各种管道并保持通畅，保证置管处敷料清洁干燥。关注引流液颜色、性状和出量，并准确记录。

7. 观察伤口情况，保持患者伤口敷料清洁干燥；关注专科体征，如腹部手术患者重点观察腹部体征，血管介入术后患者重点观察患肢肢端循环和足背动脉搏动情况等。

8. 做好患者保护性约束：刹车制动、肩带保护和床栏保护。对于带气管导管、引流管、导尿管、胃管等，或躁动、不配合的患者，需约束双上肢，必要时，遵医嘱给予药物镇静镇痛。

9. 掌握各种仪器设备的正确使用方法。

10. 使用微量泵输注药物时，应根据监测指标调整输注速度和药物浓度。

11. 必要时，配合麻醉医师采取床旁气管插管、心肺复苏术等抢救措施。

二、PACU 患者可能出现的异常情况

有以下异常情况应及时汇报麻醉二线医师并协助处理。

1. 呼吸频率<5 次/分或>35 次/分；呼吸节律异常，有呼吸动作而无呼吸音；口唇发绀；明显的呼吸困难，出现吸气三凹征。

2. 患者气道不通畅（如舌后坠、喉痉挛等）、SpO_2 进行性下降、吸氧状态下 SpO_2

<90%，患者有面色、口唇发绀等危及生命的情况。

3. 腹膜刺激征明显，引流量增多，血压、心率异常。

4. 疑似活动性出血或其他病情变化。

三、PACU 患者跌倒的预防

1. 接收患者时做好刹车制动、肩带保护和床栏保护。

2. 对于术后有引流管、中心静脉置管、胃管等，或躁动、不配合的患者，应约束其双上肢，必要时行四肢约束。

3. 主动向患者及家属进行健康宣教，告知在床上活动的注意事项、约束的必要性和重要性，患者及家属应知晓跌倒的风险及后果。

4. 加强巡视，及时评估患者意识状态，是否存在跌倒的风险。

5. 对于躁动患者，应专人床旁监护并报告医师，分析躁动原因，遵医嘱及时给予药物，观察不良反应，做好交接班。

6. 当班护士应具备高度责任心，严格执行预防跌倒的护理常规，掌握跌倒的应急预案。

四、PACU 患者压力性损伤的预防

1. 患者入 PACU 行常规监护后，常规检查患者全身皮肤（尤其是受压部位）情况。

2. 加强特殊患者（低龄、发热、行石膏固定、消瘦、年老、四肢瘫痪、手术时长>2h 等患者）皮肤的检查与交接，如与交接单不符，及时通知巡回护士行床旁交接。必要时通知外科医师及麻醉二线医师。

3. 整理监护仪导线、输液及引流管道，避免局部皮肤受压造成压力性损伤。

4. 对于受压部位皮肤异常的患者，定时协助翻身，局部减压，翻身时勿拖、拉、硬拽。

5. 整理并保持床单元清洁、平整、干燥，床上无硬物渣屑。

6. 对于鼻导管吸氧患者，避免患者鼻面部受压部位皮肤压红或损伤。

7. 加强床旁巡视及严格交接班，做好受压皮肤保护，关注患者主诉。

五、PACU 患者管道的护理

1. 患者入 PACU 后，护士应检查留置管道的名称、位置、标识，并使用"高举平台法"进行二次固定。

2. 防止管道扭曲、折叠、脱落及非计划拔管，做好患者的保护性约束。检查引流管各连接处，确定其连接紧密。

3. 记录引流液的颜色、性状和量，有异常要及时通知麻醉医师和外科医师，并做好相应的处理和交接班。

4. 观察引流管周围皮肤有无红、肿、损伤等情况。

5. 对于躁动患者，及时通知麻醉医师床旁查看，分析原因，遵医嘱使用药物，观

察呼吸状态和生命体征，防止意外发生。

6. 向患者及家属进行健康宣教，说明留置管道的目的和重要性。

【思考题】

1. 简述 PACU 患者的监护要点。
2. PACU 患者出现哪些异常情况需要及时汇报？

（殷小容）

第三节　麻醉亚专业 PACU 建立的必要性

根据各专科手术的特点、麻醉方式及术后观察重点不同，设置麻醉亚专业 PACU 非常必要。

1. 术后患者的拔管指征不同：拔管指征与年龄、术式、麻醉方式等有关，如胸外科手术与普外科手术的拔管指征不同，小儿与成人的拔管指征不同。

2. 术后麻醉恢复期患者观察重点不同：神经外科手术患者术后重点观察神志、瞳孔的变化；腹部手术患者术后重点观察腹部体征、引流液；骨科手术患者术后重点观察肢端循环及肢体活动；肾泌尿手术后患者重点观察出入量等。

3. 采用不同麻醉方式，术后体位不同：如椎管内麻醉患者术后取去枕平卧位，其他术后无禁忌证的患者取半卧位，即抬高床头 $15°\sim30°$。

4. 行专科手术安置特殊引流管后的护理、放置位置及观察要点不同。

5. 采用不同手术、不同麻醉方式的患者清醒后，其健康宣教的侧重点不同：如胸外科手术后患者，主要是鼓励患者深呼吸、咳嗽、咳痰等。

麻醉亚专业 PACU 可设置在该专科手术间旁，可就近接收和复苏手术后患者，节约转台时间，提高手术间的利用率。麻醉亚专业区域分工可以规范各级各类人员职责，最大限度地进行科学配置，提高工作效率和工作质量，使 PACU 护理工作更加科学化、标准化和流程化。

【思考题】

从哪些方面可以说明设置麻醉亚专业 PACU 非常必要？

（郑萍　殷小容）

第四节　普外科手术患者麻醉恢复期的护理常规

普外科是以手术为主要治疗方法的临床科室，治疗范围包括肝、胆道、胰腺、胃肠、肛肠、血管、甲状腺和乳腺等，是外科系统最大的专科。普外科手术患者具有年龄跨度大、病情轻重不一及合并其他疾病等特点，故对麻醉方法与麻醉药物的选择，需根据患者全身状况、重要脏器损害程度、手术部位、手术预计时间、麻醉设备条件及麻醉医师技术的熟练程度进行综合考虑。PACU护理常规需结合患者专科疾病特点、术后常见并发症、麻醉方案等制订。

一、普外科手术患者麻醉恢复期的护理重点

（一）腹部外科疾病

1. 腹部手术常见术后并发症：出血、皮下气肿、反流误吸、电解质平衡紊乱等，应加强对引流液的量、颜色、性状的观察，触诊手术部位皮肤，观察腹部体征、心电图波形等。

2. 开腹手术创伤大，术中暴露时间长，发生围手术期低体温概率较高，术后疼痛较剧烈。

（二）血管外科疾病

1. 血压变化。
2. 有无出血征象。
3. 肢体血运情况。
4. 术侧肢体动脉搏动情况，术侧远端皮肤温度、颜色情况。

（三）甲状腺疾病

1. 手术部位出血情况，气管是否移位。
2. 患者讲话声调、发声情况。
3. 患者主诉。
4. 呼吸困难征象。

（四）乳腺疾病

1. 对于胸带包扎者，关注其包扎松紧情况，过紧会导致肢体血流供应不良，过松则不利于皮瓣与胸壁贴合愈合。
2. 有无胸闷、气促、呼吸困难等征象。

二、普外科手术患者麻醉恢复期的护理流程

1. 监测患者生命体征，观察意识、呼吸机顺应性、自主呼吸恢复等情况。
2. 每5min记录一次患者生命体征，每15min书写一次观察记录，实时记录特殊事件。
3. 由于麻醉药代谢不完全，特别是肝功能异常者，恢复期极易出现躁动，应适当地约束患者，保障安全。

4. 妥善固定患者的引流管，采用"高举平台法"固定引流管的引出部分，引流瓶或引流袋按专科疾病要求放置于合适的位置，观察引流液的量、颜色、性状，观察伤口敷料渗血情况，及时发现异常情况并处理。

5. 协助麻醉医师在拔除气管导管前正压通气，监测 SpO_2，吸引气管导管内、咽喉部、口腔内的分泌物。

6. 拔除气管导管后及时给予面罩吸氧，观察患者胸廓扩张度、呼吸频率、呼吸节律，监测 SpO_2，指导患者深呼吸和咳嗽、咳痰，进行健康宣教。

7. 评估患者疼痛部位、程度，及时处理。

8. 胃管或引流管接负压引流瓶时，确保负压状态，持续引流。

9. 评估患者达到出室标准后，通知麻醉医师再次评估并开具出室医嘱，护士和转运工勤人员护送患者回病房。

10. 处理患者用物，清洁和消毒床旁设备。

【思考题】

1. 简述各专科麻醉恢复期观察重点。
2. 简述普外科手术患者麻醉恢复期护理流程。

（郑萍　殷小容）

第五节　神经外科手术患者麻醉恢复期的护理常规

神经外科手术由于涉及中枢神经系统的操作，除麻醉药外，其手术本身也会影响神经功能的恢复，因此麻醉恢复期并发症的发生率远远高于其他类型手术。神经外科手术后，若患者在麻醉恢复期血压波动剧烈或严重呛咳，有导致颅内出血的风险，要求在呼吸功能恢复且在一定镇静的情况下行气管拔管，避免气管导管刺激引起的不良反应，增加拔管难度和手术周转时间。加之神经外科某些特殊部位如脑干区等的手术，其操作本身对患者呼吸功能也会造成一定损伤，因此神经外科手术患者麻醉恢复期的观察和护理要点具有特殊性。

1. 接收护理：妥善安置患者，持续行麻醉机支持呼吸和持续行心电监护。与手术间麻醉医师进行交接班，了解患者手术名称、手术部位、手术时间、麻醉时间、麻醉用药、术中出入量等。

2. 呼吸系统的监测与护理。

1）神经外科手术后，为避免呛咳所致的血压剧烈波动，通常在深麻醉下进行拔管。但深麻醉拔管后有发生上气道梗阻的风险，主要表现为呼吸运动幅度小、肋间和胸骨上凹陷，吸气时胸壁活动不协调等。另外，肌肉松弛药的残余作用是术后发生短暂性低氧血症的高危因素，且患者发生低氧血症的危险性显著高于二氧化碳潴留。但需要注意的是，经鼻蝶窦入路行垂体瘤切除术患者，由于双侧鼻孔被油纱布填塞，应特别注意气道通畅情况，充分抽吸气道分泌物，待患者完全清醒后再拔除气管导管。

2）在拔除气管导管前，应备齐气管插管用物、气管切开包、吸痰用物、通气面罩及各种抢救器材和药品，并及时对呼吸系统并发症做出相应处理：①在麻醉尚未苏醒前吸出气管内的痰液，避免在浅麻醉下吸痰引起呛咳。②拔管前充分吸引口咽部的痰液，避免分泌物刺激引起喉痉挛及阻塞。③在拔除气管导管后，专人守护于床旁，随时观察患者胸廓扩张度及口唇颜色，对呼吸抑制做出及时反应，需注意呼吸方式的改变可能提示呼吸中枢和神经系统受损。④短暂的屏气或呼吸抑制可以通过托起下颌的方式开放气道缓解。选择与患者面部匹配的面罩，必要时挤压呼吸球囊辅助通气，若自主呼吸不能恢复，应立即通知麻醉二线医师，并协助处理。⑤舌后坠可以托起下颌开放气道，或放置口咽通气管、鼻咽通气管，放置时注意选择合适的型号，充分润滑，动作尽量轻柔，避免损伤口腔、鼻腔等。

3. 循环系统的监测与护理。

1）神经外科手术后，患者可能由于出血、脱水剂的使用、手术操作对垂体的影响、镇痛不全及各种管道的刺激等因素出现血压波动。这种血压波动对于某些患者来说（如动脉瘤术后）可能导致潜在出血风险。当患者出现血压增高时，应将增高后血压值与其基础血压值进行对比，了解患者血压升高的程度，并寻找血压升高的原因，进行对因处理。需特别注意嗜铬细胞瘤切除术后患者血压的波动情况。

2）术后常见的心律失常主要有窦性心动过缓、窦性心动过速、室性期前收缩等。心律失常与患者循环系统的生理或病理改变有关，也与内环境的紊乱有关。当患者在PACU发生心律失常后，应关注心电监护变化及患者主诉，必要时遵医嘱给予纠正心律失常的药物。

4. 神经系统的监测与护理。

1）观察患者意识情况，入PACU后常规观察患者双侧瞳孔大小及对光反射，警惕术后出血引起脑疝、脑梗死等意外发生。神经外科手术患者由于手术部位的特殊性，术后有可能会出现恢复期躁动、苏醒延迟、失语和肢体活动障碍等情况。

2）为防止患者意外拔管和跌倒，需进行保护性约束，妥善固定各种管道。充分给氧，保持气道通畅。

3）评估患者运动及感觉功能，包括患者的面部肌肉运动及对刺激的反应。

4）评估患者瞳孔变化、形状、大小及是否等大等圆。若出现眼球不自主活动或不协调、双眼偏离中线等异常的眼球活动情况，应及时通知外科医师，并客观记录。

5. 消化系统的监测与护理。

1）术后由于颅压的改变，患者可能出现恶心、呕吐。而颅压的改变又分为两种情况，一种是患者肿瘤切除后颅压瞬时降低，造成低颅压；另一种是颅内出血或者颅内组织水肿引起的高颅压。

2）患者清醒时发生恶心、呕吐，为防止反流误吸，应立即抬高床头，嘱患者头偏向一侧，深呼吸，立即通知麻醉医师，观察患者的生命体征变化。必要时，遵医嘱给予止吐药。通知外科医师，了解手术情况，询问是否需要监测颅压，了解颅压的变化。

6. 泌尿系统的监测与护理：由于手术部位的特殊性，神经外科手术患者特别是垂体瘤术后患者易发生尿崩症。对于此类患者，应仔细观察并记录尿液颜色和量等。当患者尿量>250mL/h时，应立即通知外科医师，遵医嘱给予患者垂体后叶激素皮下注射治疗。同时，适当加快输液速度，补充血容量。注意复查动脉血气分析，了解电解质、酸碱平衡等情况。

7. 体位护理：因手术的特殊性，对体位有相对严格的要求。幕上或幕下开颅患者禁止曲颈；幕上开颅患者，床头抬高 30°～45°；幕下开颅患者，需取平卧位；经蝶骨入颅手术患者，采用高半卧位。

8. 评估患者疼痛程度，并及时处理。

9. 患者达到出室标准后，麻醉医师开具出室医嘱。PACU 护士和转运工勤人员送患者回病房，需转至 ICU 的患者需在严密监测下由麻醉医师、PACU 护士和转运工勤人员共同转运。

10. 处理患者用物，清洁和消毒床旁设备。

【思考题】

1. 在神经外科手术患者拔除气管导管前，应对呼吸系统并发症做哪些处理？

2. 神经系统手术患者麻醉恢复期应重点做好神经系统哪些方面的观察和护理？

（刘娟　郑萍　殷小容）

第六节　胸外科手术患者麻醉恢复期的护理常规

胸外科手术涉及多个器官，包括气管、肺、食管、纵隔等，麻醉管理更为复杂。其中肺隔离术是胸外科手术麻醉的常用技术，临床常用于肺隔离的气管导管有双腔管、支气管封堵导管、Univent 管、单腔支气管导管等。隔离通气（单肺通气）可使手术侧肺萎陷，创造良好的手术视野，不仅利于手术操作，而且保证了患者的通气。该技术的广泛应用使麻醉恢复期患者极易发生低氧血症，因此呼吸系统监测成为重点。

1. 接收护理：妥善安置患者，行持续呼吸支持和心电监护。与手术间麻醉医师进行交接班，了解患者手术名称、手术部位、手术时间、麻醉时间、麻醉用药、术中出入量等。

2. 呼吸系统的监测与护理：胸外科手术患者普遍采用经胸入路的手术方式，该方式对呼吸系统和循环系统会造成一定的影响，加之肺隔离技术的使用，单肺通气时导致肺内通气/血流比例失衡，手术操作的影响，萎陷肺关胸前膨胀不佳，均可能导致麻醉恢复期患者发生低氧血症。行持续呼吸机辅助呼吸，可据患者呼气末二氧化碳分压及血气分析结果，调整吸入氧浓度，在维持呼气末氧分压>60mmHg 时吸入氧浓度尽可能地接近空气的氧浓度。待患者完全清醒，呼吸功能恢复良好再协助麻醉医师拔除气管导管，给予面罩吸氧，观察患者胸廓起伏情况，听诊双肺呼吸音。鼓励患者多做深呼吸，有效咳嗽，减少术后肺不张的发生。对于术前合并有上气道感染、肺气肿、哮喘的患者，需要密切观察，同时做好抢救的准备。若患者 SpO_2 持续性下降，且无呼吸抑制或呼吸道梗阻发生，应警惕气胸的发生，立即听诊双肺呼吸音，单侧呼吸音减弱或消失时应高度怀疑气胸发生，协助麻醉医师或外科医师置入胸腔引流管排气。

3. 循环系统的监测与护理：开胸会使胸膜腔内压发生改变，纵隔随呼吸摆动，易导致低血压和心律失常的发生。麻醉恢复期持续进行心电监护，观察心电图波形，监测水、电解质平衡。

4. 胸腔闭式引流管的护理：胸腔闭式引流管在胸壁的置入位置与引流目的密切相关。保持管道密闭和通畅，胸腔闭式引流瓶应低于引流口平面 $60\sim100cm$。观察胸腔闭式引流瓶内水柱波动情况，嘱患者咳嗽或深呼吸，观察有无气泡溢出和引流液的颜色、性状、量，当引流量超过 $200mL/h$ 时，应警惕术后出血。触诊胸壁，判断是否有皮下气肿的发生。

5. 体位护理：除行气管切除吻合术的患者，拔除气管导管后一般采取半卧位。气管切除吻合术后宜采用颈部屈曲位，以减轻吻合口的张力。

6. 疼痛的护理：对于胸外科手术患者而言，术后充分的镇痛管理至关重要。使用数字分级评分法对患者进行疼痛评估，主要评估多模式镇痛方案的效果，及时将结果反馈给麻醉医师，为镇痛方案的调整提供依据。

7. 患者达到出室标准后，麻醉医师开具出室医嘱，PACU 护士和转运工勤人员送患者回病房，需转至 ICU 的患者尚需要在严密监测下由麻醉医师、PACU 护士和转运工勤人员共同转运。

8. 处理患者用物，清洁和消毒床旁设备。

【思考题】

1. 肺隔离术是胸外科手术麻醉的常用技术，临床常用肺隔离方法有哪些？
2. 胸外科手术安置胸腔闭式引流管的观察和护理要点有哪些？

（潘燕　郑萍　殷小容）

第七节　骨科手术患者麻醉恢复期的护理常规

骨科手术创伤大、出血多，术后疼痛重，患者在麻醉恢复期易发生神经、呼吸、循环及代谢等异常，甚至危及生命。为了保障患者安全，应监测生命体征，确保患者安全、平稳地渡过麻醉恢复期。

1. 接收护理：妥善安置患者，行持续呼吸支持及心电监护。进行交接班，了解患者基本情况及治疗要点。

2. 呼吸系统的监测与护理：骨科手术患者高龄、术前合并肺部疾病、麻醉药残留、吸入氧浓度过低、肺组织通气/血流比值降低、手术创伤、失血、术后疼痛、腹胀、肺栓塞等均会导致患者麻醉恢复期出现不同程度的呼吸抑制，低氧血症和二氧化碳潴留。

观察患者 SpO$_2$、口唇颜色、胸廓扩张度、呼吸频率，颈椎前路手术患者还需关注伤口是否出血导致血肿形成，发现异常时提高吸入氧浓度、面罩正压通气、球囊辅助通气，必要时准备气管插管、气管切开、负压吸引用物，协助麻醉医师气管插管或气管切开。

3. 循环系统的监测与护理：术中失血、麻醉药的使用、快速心律失常可导致患者在麻醉恢复期出现低血压；术后剧烈的疼痛，老年患者术前合并高血压，是麻醉恢复期患者出现高血压的常见原因；术前合并心血管疾病，术中水、电解质平衡紊乱未得到纠正，术后发生急性冠状动脉综合征等易导致麻醉恢复期出现心律失常。监测患者生命体征，遵医嘱复查血气分析，分析患者出现血压波动和（或）心律失常的原因，遵医嘱使用药物，调节输液速度，观察用药效果。

4. 体位护理。

1）对于脊柱疾病患者，术后取平卧位，手术部位制动，避免剧烈运动，协助轴线翻身。

2）全髋关节置换手术后患肢应处于功能位。手术患肢向外打开 30°，放软枕或梯形枕于双大腿间，保持患肢处于外展中立位，足尖向上，防止患肢内收、内旋而导致假体脱位。

3）全膝关节置换手术后患肢膝关节保持过伸位，并用膝支具固定。

4）人工肩关节置换手术后患肢屈肘 90°固定、制动，保持肩关节中立位并用臂托固定。

5）踝关节置换手术后用石膏后托固定患肢踝关节，并背伸 90°。

6）肘关节置换手术后患肢用软枕抬高，肘关节呈屈曲功能位。

7）骨肿瘤手术后要抬高患肢，减轻水肿。

8）上肢骨折手术后患肢肘部屈曲 90°，前臂稍前旋，用臂托固定于胸前。如怀疑发生骨筋膜室综合征，则不宜抬高肢体，防止影响肢体血液灌注。

9）股骨颈骨折、股骨粗隆骨折手术后患肢可用软枕抬高，呈外展中立位，双腿之间放一软枕。

10）股骨干骨折手术后禁止做主动直腿抬高运动，胫骨平台骨折手术后患肢用夹板或石膏固定后给予正确体位，严禁外旋。

11）膝关节镜手术后抬高患肢 15°～20°，腘窝下垫小软枕，膝关节屈曲 5°。此体位有利于各韧带松弛，膝关节相对稳定，也有利于患肢静脉回流，以减轻肿胀并缓解疼痛。

12）锁骨骨折手术后 6h 内采取平卧位。

5. 疼痛护理：疼痛常由创伤刺激、炎症因子释放、肢体急性缺血引起。患者疼痛的评估应至少每 15min 进行一次，分析疼痛的原因，特别注意鉴别肢体急性缺血引发的疼痛。遵医嘱使用镇痛药，使用具有呼吸抑制作用的阿片类镇痛药时要加强对呼吸的观察，注意区别麻醉药代谢缓慢引起的呼吸抑制。

6. 神经损伤的监测与护理：由于机械损伤、手术创伤均可能引起周围神经的损伤，使该神经支配的区域出现感觉障碍、运动障碍、营养障碍，因此要关注患肢的皮肤温度、动脉搏动、是否肿胀，评估患肢的感觉和运动情况，发现异常及时与麻醉医师、外科医师沟通、交流。颈椎手术患者要观察有无声音嘶哑、吞咽呛咳等情况。

7. 引流管的监测与护理。

1）骨关节置换术患者引流液的量大于 50mL/h 时，及时汇报外科医师，必要时，遵医嘱关闭引流管。夹管时应注意观察髋部、大腿外侧及腹股沟处有无肿胀，防止引流液积聚。

2）脊柱疾病患者引流液为暗红色，24h 引流量小于 200mL。如果引流液为鲜红色且量大，应考虑有活动性出血，及时汇报外科医师。对于经前路手术者，观察腹部体征、呼吸状况，可能会安置胸腔闭式引流管，按照胸腔闭式引流管护理要求进行护理。

3）骨肿瘤和上下肢骨折截肢患者伤口用弹力绷带加压包扎。床旁应备止血带，以防残端血管缝线脱落引起出血而危及生命。保持负压封闭式引流持续有效。注意保护引流系统，避免尖锐物品刺破半透膜导致负压引流失败。根据引流情况调整负压仪的参数。

4）对于颈椎疾病患者，术后床旁应准备气管切开包、负压吸引器、开口器、舌钳、吸痰盘。观察患者颈部肿胀情况，气管是否居中，切口周围张力有无增高，有无发声改变、胸闷、气促、呼吸困难、发绀等症状。观察患者呼吸频率、节律、深度和血氧饱和度。当患者自诉呼吸异常时，应立即通知麻醉医师并记录。

8. 皮肤护理：骨科患者长时间手术体位的维持易导致局部皮肤出现缺血性改变，发生压力性损伤。在麻醉恢复期，对于允许翻身的患者，要协助翻身，局部减压，保持床单元整洁干燥；对于使用石膏固定肢体的患者，石膏边缘对肢体皮肤的摩擦易导致皮肤破损，可使用棉垫将皮肤与石膏分隔开，减少摩擦；创伤患者可能有大面积或多处皮肤损伤，应加强皮肤护理，避免皮肤感染、坏死。

9. 心理护理：创伤患者由于意外事故而致肢体或躯体器官残缺、功能改变，面对突如其来的意外伤害，患者没有任何心理准备，在超强度应激源的作用下，其心理防御机制濒临崩溃，某些患者持续几天处于"情绪休克期"，表现为异常的平静与淡漠，表情木然，少言寡语。应关心患者，态度和蔼，语言轻柔，进行操作前需解释沟通，缓解患者紧张、焦虑情绪。

10. 根据出室医嘱，PACU 护士和转运工勤人员送患者回病房，需转至 ICU 的患者需要麻醉医师、PACU 护士和转运工勤人员共同转运。

11. 处理患者用物，清洁和消毒床旁设备。

【思考题】

1. 骨科手术后患者体位护理要点有哪些？
2. 骨科手术后引流管的监测与护理要点有哪些？

（杨娟　徐惠　郑萍　殷小容）

第八节　泌尿外科手术患者麻醉恢复期的护理常规

泌尿外科手术患者多高龄，且伴有肾功能损害，手术常用截石位，对患者循环系统和呼吸系统均有较大影响，同时体位摆放不当还会导致压力性损伤、神经损伤或间隔室综合征。膀胱镜下手术是泌尿外科常见的手术方式之一，其中膀胱镜直视下进行的经尿道前列腺切除术（TURP）与一些严重并发症相关，麻醉恢复期的监测和护理侧重于以下方面。

1. 接收护理：妥善安置患者，行持续呼吸支持和心电监护。进行交接班，了解患者基本情况及注意事项。

2. 呼吸系统的监测与护理：截石位或头低脚高位易导致功能残气量的减少，患者易出现肺不张与低氧血症；TURP 中冲洗大量液体可引起水中毒、肺水肿，患者出现呼吸困难；腹腔镜手术中二氧化碳气腹可导致膈肌抬高，不利于患者呼吸。拔管前吸尽气道内分泌物，拔管后抬高床头，予以面罩吸氧，观察患者胸廓扩张度、呼吸频率、SpO_2、口唇颜色。

3. 循环系统的监测与护理：低血压是泌尿外科患者麻醉恢复期常见的循环系统并发症。患者由截石位恢复到平卧位后回心血量减少会导致低血压，麻醉药引起的血管扩张会进一步加重低血压。手术切除肾上腺肿瘤后，患者体内激素水平骤降，血管张力减低而容积增大，血容量相对不足，易出现低血压；出血、膀胱破裂、TURP 后综合征也可导致低血压。

4. 伤口及引流管的监测与护理。

1）观察患者伤口敷料有无渗血，腹腔镜手术患者有无皮下气肿，对患者双上肢行保护性约束。对于行膀胱全切＋回肠代膀胱术患者，术后引流管较多，应分别妥善固定留置胃管、创腔引流管、回肠代膀胱造口袋，保持通畅，观察引流液的颜色、量和性状，发现异常及时处理。观察造口皮肤情况及尿液引流情况，正常造口颜色为粉红色，表面平滑且湿润，造口袋中的尿液超过 1/3～1/2 时应及时排放，并记录。

2）泌尿外科患者术后多留置导尿管进行膀胱冲洗，应妥善固定导尿管，根据患者冲洗液的情况来调节膀胱冲洗的速度，色深则快，色浅则慢。根据冲洗液的颜色、性状及量，估计出血量。如发现冲洗液为深红色，伴有小血块，轻轻挤捏仍引流不畅，应及时通知外科医师床旁处理。若患者出血量多、膀胱胀、血压下降、心率增快、出现休克症状，立即停止膀胱冲洗，建立第二静脉通路，加快输液速度，准备抢救药品及物品，协助医师做好抢救工作。

3）对于安置有输尿管、支架管（双 J 管）的患者，术后应避免剧烈活动，以免移位，如有腰部胀痛等不适，应及时查明原因，并给予相应处理。

4）对于安置有肾造口管的患者，入 PACU 未清醒时或躁动不安时，应做好保护性约束，妥善固定肾造口管，避免牵拉，严防脱落。引流袋位置要低于造口处。待患者清醒后告知其肾造口管的重要性，切勿自行拔出。观察患者腰部体征，有无腰胀；观察肾造口管周围敷料是否清洁干燥，有渗血渗液时应及时更换。

5）膀胱冲洗、膀胱痉挛均易造成患者不同程度的不适，常表现为阵发性的小腹及会阴部痉挛性疼痛，尿液从导尿管周围流出，与手术创面、导尿管刺激、血块刺激或引流不畅有关。应关注患者主诉，及时安慰，并向患者讲解膀胱冲洗的常见症状。出现膀胱痉挛时，指导患者深呼吸，全身放松。痉挛明显时，立即通知医师，给予解痉或镇痛药物处理。

5. TURP 并发症的监测与护理。

1）TURP 后综合征：TURP 会使前列腺的静脉窦开放，大量冲洗液会在此时被吸收入血，患者表现为术中或术后的头痛、躁动、意识模糊、发绀、呼吸困难、心律失常、低血压或癫痫。其治疗有赖于早期发现，治疗的原则是排出过多吸收的水，纠正低氧血症和低灌注。

2）低体温：术中使用大量与室温相同的冲洗液会降低患者核心温度，导致低体温，应监测患者体温，用于持续膀胱冲洗的液体要加温至体温水平。发生低体温时，使用主动加温设备进行纠正。

3）膀胱破裂：当患者突然诉腹部疼痛，血压突然升高或降低伴心动过缓，冲洗液引流不畅等时，应怀疑膀胱破裂。立即暂停膀胱冲洗，通知麻醉医师及外科医师进行床旁超声确认，做好二次手术的准备。

6. 皮肤和神经损伤监测与护理：截石位摆放不当容易引起压力性损伤及神经损伤，导致患者皮肤完整性受损，影响运动功能和感觉功能，甚至导致下肢骨筋膜室综合征。关注患者受压部位皮肤情况，翻身减压，使用减压工具如翻身垫、泡沫敷料等。询问清醒患者有无下肢疼痛、麻木不适，能否按指令做足部的背屈运动，及时发现，尽早处理。

7. 患者达到出室标准后，按流程转运患者。

8. 处理用物，清洁和消毒床旁设备。

【思考题】

1. 泌尿外科手术伤口及引流管的监测与护理要点主要有哪些？
2. TURP 常见并发症主要有哪些？

（万勤　郑萍　殷小容）

第九节　日间手术患者麻醉恢复期的护理常规

日间手术的概念最早于 1909 年由苏格兰格拉斯哥皇家儿童医院小儿外科医师 James Nicoll 提出。近几十年来，日间手术在世界各地都有不同程度的发展，而我国对日间手术的定义是患者在 24h 内完成住院、手术治疗、出院的全过程。日间手术患者纳入标准：基础状况良好，无心肺功能疾病，年龄大于 1 岁且小于 70 岁，美国麻醉医师学会（American Society of Anesthesiologists，ASA）分级≤2级。我国日间手术以小儿外科手术、血管外科手术、胆道外科手术和肾内科手术等为主。日间手术患者虽然病情不重，但是年龄跨度大，手术涉及的疾病种类较多，麻醉恢复期的观察和监测重点不同，需要 PACU 护士具备丰富的专科疾病理论知识。

1. 接收护理：安置患者，行持续呼吸支持和心电监护。进行交接班，了解基本情况及注意事项。

2. 呼吸系统的监测与护理。

1）小儿患者气道结构特殊，麻醉恢复期容易发生呼吸暂停、窒息等紧急情况，拔管后易发生喉痉挛，观察呼吸情况、口唇颜色、SpO_2。拔管前充分吸尽气道内分泌物，拔管后可取侧卧位，垫高肩部，保持气道通畅，减少舌后坠、低氧血症的发生。

2）成人患者由于麻醉药代谢不全、肥胖、气腹等，易出现呼吸遗忘、呼吸抑制、舌后坠等情况，应加强胸廓扩张度、呼吸频率的观察。肥胖患者拔除气管导管或喉罩后可取侧卧位。当患者突然发生胸背部疼痛、严重的呼吸困难或 SpO_2 急剧下降时，应警惕肺栓塞的发生。

3. 循环系统的监测与护理：高血压、低血压、心律失常是麻醉恢复期常见的循环系统并发症，应分析原因，遵医嘱用药，并观察用药效果。

4. 伤口及引流管监测与护理：观察患者伤口敷料有无渗血，加压包扎的伤口远端血运情况，引流液的颜色、性状及量。甲状腺手术患者可因伤口出血导致血肿形成，继而压迫气管，引起气道梗阻，需触诊切口周围皮肤，询问患者感受。

5. 疼痛护理：评估患者疼痛情况，遵医嘱使用镇痛药，尽可能地采用多模式镇痛管理方案，尽量减少阿片类药物的用量，以减少术后恶心、呕吐的发生。对于行尿道下裂修补术、包皮环切术的患儿，术后疼痛可引起患儿躁动，影响手术效果，应确认患儿是否行骶管阻滞，对于未行骶管阻滞者，应及时处理疼痛。

6. 恶心、呕吐护理：置患者于坐位或半卧位，头偏向一侧，预防误吸发生，指导患者将胃内容物吐至医疗垃圾袋。遵医嘱使用止吐药，负压吸引装置完好备用。

7. 患者达到出室标准后，按流程转运患者。

8. 处理用物，清洁和消毒床旁设备。

【思考题】

1. 日间手术小儿患者呼吸系统的监测与护理要点主要有哪些？
2. 日间手术成人患者呼吸系统的监测与护理要点主要有哪些？

（卢子英　李慧　殷小容）

第十节　耳鼻喉手术患者麻醉恢复期的护理常规

耳鼻喉手术有患者年龄跨度大，病种复杂多样，包括耳、鼻、咽、喉及头颈外科的各种疾病，手术麻醉时间短、操作快、口鼻腔手术后分泌物和渗血多、气道易水肿，小儿患者较多等特点。鼻、咽、喉手术患者可能存在面罩通气困难或气管插管困难，需做好困难气道的抢救准备。全身麻醉术后苏醒早期是患者各种并发症发生的高危时期，由于手术创伤、疼痛、气管插管、麻醉药残留、分泌物刺激、拔管刺激及心理因素的影响，患者在复苏过程中可能发生呛咳反应、意外拔管、躁动、出血、气道并发症等不良反应，加强这一阶段的监测和护理，可有效降低麻醉及手术相关并发症的发生率和病死率。

1. 接收护理：安置患者，行持续呼吸支持和心电监护。进行交接班，了解基本情况及注意事项。

2. 呼吸系统的监测与护理。

1) 鼻、咽、喉及颈部手术后分泌物较多，局部组织水肿，可导致气道的部分梗阻，在气管导管或喉罩拔除前充分吸尽分泌物，拔管后置患者于半卧位，指导患者呼吸。扁桃体及腺样体摘除术后，小儿患者可取侧卧位，头部下方垫软枕，头稍后仰，下颌抬高。

2) 拔管后，观察患者呼吸情况、口唇颜色、SpO_2，是否出现舌根后坠、分泌物蓄积导致的气道梗阻，可将患者置于颈部过伸位，及时清除分泌物。如患者突然出现呛咳、呼吸困难、口唇发绀，预防误吸发生，立即协助麻醉医师负压吸引气道内血液，重新插管。

3. 循环系统的监测与护理。

1) 患者被送入 PACU 后，PACU 医护人员应向麻醉医师了解患者术中情况，对于有出血倾向的患者应给予密切的关注。拔管前应及时清除口腔内分泌物，观察分泌物颜色和量，无出血后拔管。使患者头偏向一侧，当患者口腔内有分泌物时嘱其吐出，不要咽下，以便观察出血情况。如有异常情况，应协助患者取侧卧位，预防误吸，及时通知外科医师。密切监测患者血压、心率、心电图情况，根据医嘱用药或处置。

2) 根治性颈清扫术患者术后可能出现高血压、心律失常，与颈动脉窦和颈动脉体失去神经支配有关。

4. 伤口及引流管的监测与护理：观察患者伤口敷料有无渗血，观察引流液的颜色、性状及量。保护性约束患者，妥善固定各管道，防止术后坠床和意外拔管。颈部手术可因伤口出血导致血肿形成，继而压迫气管，引起气道梗阻，需触诊切口周围皮肤，询问患者感受。人工耳蜗植入术后应适当抬高床头 15°，防止挤压切口；针对已苏醒的患者，告知防止打喷嚏的方法，避免因打喷嚏而引起伤口再次裂开，导致淋巴液或脑脊液"井喷"。

5. 疼痛护理：评估患者疼痛情况，遵医嘱使用镇痛药，尽可能地采用多模式镇痛管理方案，尽量减少阿片类药物的用量，以减少术后恶心、呕吐的发生。对于行扁桃体切除术的患儿，术后疼痛可引起患儿躁动，导致出血，应给予足够的安慰、拥抱与抚触，使用鼓励性的语言和患儿交流，在确保安全的前提下，协助患儿取舒适体位，如侧卧位或俯卧位，必要时给予镇痛药。

6. 恶心、呕吐护理：置患者于坐位或半卧位，头偏向一侧，预防误吸发生，指导患者将胃内容物吐至医疗垃圾袋。遵医嘱使用止吐药，负压吸引装置完好备用。人工耳蜗植入术后患者常并发眩晕，在接收患者时，应特别注意安置健侧卧位休息，防止其因眩晕出现呕吐，引起窒息或呛咳。

7. 特殊并发症护理：人工耳蜗植入术中医师需充分暴露患者面神经和鼓索神经，以便顺利植入人工耳蜗，因此术后需注意观察是否出现术中面神经损伤而引起的一过性面瘫，有无面部抽搐，露齿时两侧嘴角是否对称等，如有异常，应立即报告外科医师。同时，由于行人工耳蜗植入术的患者听力异常，较一般患者更无安全感，应更有耐心，可采用分散注意力的方法来缓解其焦虑和恐惧情绪。对于小儿患者，应准备一些简单的玩具或图片吸引其注意力，必要时可通过手势来进行交流。头颈部恶性肿瘤根治术后行皮瓣移植修复术，需 15～30min 观察一次皮瓣血运情况，正常皮瓣红润，略带微黄，皮肤丰满而有弹性，与供皮区颜色一致。若皮瓣苍白无弹性，为动脉供血不足，提示发生动脉血管危象；皮瓣发绀并肿胀，为静脉血栓的表现，提示发生静脉血管危象，应及时告知医师。

8. 患者达到出室标准后，按流程转运患者。

9. 处理用物，清洁和消毒床旁设备。

【思考题】

1. 耳鼻喉手术后呼吸系统的监测与护理要点主要有哪些？
2. 耳鼻喉手术特殊并发症的护理要点主要有哪些？

（蒋维香　郑萍　殷小容）

第十一节　妇产科手术患者麻醉恢复期的护理常规

一、妇科手术患者麻醉恢复期的护理常规

妇科常见手术包括子宫及附件切除术、巨大卵巢肿瘤切除术等。患者主要为中老年人，常并存基础疾病。妇科手术主要以开腹和经阴道为主。近年来，妇科手术常在腹腔镜下进行，但由于腹腔镜手术需要人工气腹条件，而大量气体的存在会使腹压增高，对麻醉和术后恢复期的管理都有影响。妇科手术体位较为特殊，常取膀胱截石位或头低臀高仰卧位。应注意了解此类特殊体位对呼吸、循环及血流动力学的影响，以及长时间压迫引起的神经肌肉损伤。麻醉苏醒期间的监测和护理侧重于以下方面。

1. 接收护理：与手术间麻醉医师进行交接班，了解患者基础情况及特殊注意事项。妥善安置患者，行持续心电监护、吸氧（3L/min），根据情况调节氧流量，关注动脉血气分析结果、皮肤情况等。必要时行呼吸机支持。

2. 呼吸系统的监测与护理：由于截石位易导致功能残气量的减少，患者易出现肺不张与低氧血症；腹腔镜手术中气腹可导致膈肌抬高，不利于患者呼吸。应严密观察患

者胸廓扩张度、呼吸频率、SpO_2、口唇颜色。气管拔管前吸尽气道内分泌物，拔管后抬高床头，予以吸氧。

3. 循环系统的监测与护理：妇科手术患者常并存高血压、冠心病，继发贫血、低蛋白血症、电解质平衡紊乱等情况；由截石位恢复到平卧位后回心血量减少可导致低血压，麻醉药引起的血管扩张会进一步加重低血压，需监护患者循环系统情况。

4. 体位护理：依据手术及麻醉方式决定术后体位。全身麻醉患者未清醒时通常采用沙滩椅位。行硬膜外阻滞患者术后采用自由体位（有并发症者除外）。

5. 管道护理：妥善固定引流管并保持引流管通畅，密切观察引流液的量、颜色、性状，对躁动患者给予适当约束，避免引流管意外脱出。

6. 阴道护理：妇科手术多涉及子宫及附件，术后苏醒期除了观察腹腔引流液的情况，更要关注阴道出血情况，应观察并记录阴道分泌物颜色、性状、量及伴随症状。

7. 尿量观察：输尿管在子宫外侧约 2cm 处，子宫动脉外侧向内跨越输尿管前方。在子宫切除术中有可能伤及输尿管，术中分离粘连时牵拉膀胱、输尿管将会影响术后排尿功能。术后应保持导尿管通畅，观察尿液的量及性状。当患者尿量小于 30mL/h，伴血压逐渐下降、脉搏细数、烦躁不安或诉说腰背疼痛、肛门处有下坠感等时，应考虑腹腔内出血的可能。拔出导尿管后要协助患者排尿，以观察膀胱功能恢复情况。

8. 皮下气肿护理：患者入 PACU 后应评估有无皮下气肿，根据血气分析结果，调节呼吸机参数，及时纠正酸碱平衡紊乱。患者清醒后，嘱其深呼吸以促进二氧化碳的排出。患者离开 PACU 前再次评估，并与病房的医护人员做好交接工作，术后继续观察处理。

9. 疼痛护理：妇科手术患者术后疼痛并不严重，特别是腹腔镜手术的开展使创伤更小，术后疼痛比较轻。开腹子宫切除术后疼痛和不适通常集中在切口处，还可能有下背部和肩部疼痛，多由手术台上的体位所致。腹腔镜手术后患者可能出现上腹部和肩部疼痛，多是人工气腹对膈肌刺激所致，术后数日症状可减轻。患者清醒后若有疼痛感，应准确评估患者的疼痛强度，分析疼痛的原因，遵医嘱及时给予有效镇痛处理。对于采用镇痛泵者，则根据医嘱或患者的疼痛程度调节泵速，及时观察和评估镇痛效果。

10. 心理护理：应以关怀的理念为前提，耐心细致地做好沟通工作，减少患者的焦虑。对消极悲观的患者给予鼓励，使患者得到心理上的支持，增强战胜疾病的信心。

11. 隐私保护：患者均为女性，特别强调隐私保护，包括患者的身体及特殊病情的隐私保护。

二、产科手术患者麻醉恢复期的护理常规

妊娠期女性机体发生一系列生理变化，各器官功能亦发生相应改变。妊娠期女性可并存有心脏病、糖尿病、病毒性肝炎等疾病，或并发病理妊娠，如妊娠子痫等。对于无特殊禁忌的孕妇一般采用区域阻滞，而对于伴有妊娠并发症及存在特殊病情的孕妇，为保证孕妇和胎儿的安全，多采用全身麻醉，行剖宫产术。因此，需全面评估产妇病情，在做好 PACU 常规护理基础上侧重以下方面。

1. 接收护理：安置患者，行持续呼吸支持和心电监护。进行交接班，了解产妇基

本情况及伤口、子宫复旧、阴道分泌物、皮肤情况等。

2. 病情观察：在全身麻醉下进行剖宫产的患者多伴有较为特殊的病情，如重度子痫前期、妊娠合并心脏病、特发性血小板减少性紫癜等。患者在进入 PACU 时，护士除进行一般的交接外，更应详细了解患者的特殊病情、术中情况及处理措施，对患者可能出现的各项并发症做好全面评估。严密观察患者的生命体征、检查输液情况、手术伤口、阴道出血情况等。

3. 子宫复旧护理：每半小时观察一次子宫收缩情况和宫底高度，每次观察时均应按压宫底，以免血块影响子宫收缩。密切观察恶露的量、颜色、性状。同时记录宫底高度、恶露情况。如发现异常，及时通知医师做好相应处理。

4. 疼痛护理：由于子宫收缩加上腹部伤口，产科手术患者疼痛一般较为剧烈，应询问患者及其家属是否同意安置自控镇痛泵，及时观察和评估镇痛效果。

5. 心理护理：产妇清醒后由于处于较为陌生的环境，内心渴望家人的陪伴，加之对婴儿情况的担心，易出现焦虑的情况，应及时做好解释和安慰工作，必要时陪伴在产妇床旁，给予心理上的支持，减轻产妇的焦虑。

【思考题】

1. 妇科手术麻醉恢复期的监测和护理要点主要有哪些？
2. 产科手术麻醉恢复期子宫复旧的护理要点主要有哪些？

（杜娟）

第十二节　口腔颌面部手术患者麻醉恢复期的护理常规

口腔颌面部手术患者的困难气道十分常见，口腔颌面畸形可能伴随全身各部位多处畸形存在，且多伴有严重心理问题。其常用麻醉方法包括区域神经阻滞和全身麻醉。手术操作和头位的改变均可能导致气管导管移位，甚至脱出；头面外伤及面颊缺损增加了困难气道的可能性。部分患者由于术后组织的水肿、颜面部结构的改变及术后的包扎，面罩通气变得困难甚至无法通气，而由于担心会破坏修补后的口咽和鼻咽的解剖，通气管和喉罩也无法使用。口腔颌面部手术患者麻醉恢复期的监测和护理侧重于以下方面。

1. 接收护理：安置患者，行持续呼吸支持和心电监护。进行交接班，了解患者基本情况及特别注意评估患者意识、生命体征、呼吸、给氧方式、动脉血气分析结果和人工气道的插入长度和固定是否妥当。

2. 呼吸系统的监测与护理。

1）准确评估：评估患者自主呼吸恢复情况，有无气道梗阻现象及缺氧的表现。给予低流量吸氧（3L/min）。评估患者肤色情况，正常应为红润，如皮肤发绀、苍白，除考虑术中失血使循环不良外，应考虑呼吸功能异常。

2）正确判断气管拔管时机：①完全清醒，定向力恢复。②在无额外刺激的安静状态下测量通气量达满意程度，成人呼吸频率＞10 次/分，小儿呼吸频率＞20 次/分。③喉反射完全恢复，有正常的吞咽反射；肌张力恢复良好，无明显舌后坠。

3）需在达到拔管指征、清除气道分泌物后，协助医师拔除气管导管。

4）急救器械的准备：气管导管拔除后还可以因咽喉或颈部肿胀、出血而引起气道阻塞，故气管导管拔除前应做好困难气道处理准备。准备气管插管、气管切开和人工呼吸等急救器械。为减轻咽喉部肿胀，可使用地塞米松或氢化可的松治疗。

3. 术后并发症的监测与护理。

1）喉头水肿：喉头水肿一般发生在术后 24h 内，症状出现较早者通常病情发展迅速，症状严重，常需要行紧急气管切开；而症状出现较晚者临床表现较轻，病情发展缓慢，非手术治疗常可缓解。小儿气管插管后喉头水肿的预防主要在于气管导管型号的正确选择及术中管理的规范。术后应常规使用肾上腺皮质激素雾化吸入治疗。

2）急性喉痉挛：喉痉挛为拔管后严重的气道并发症，多见于小儿，处理必须争分夺秒，稍有贻误即可危及患者的生命。应立即吸除声门和会厌附近的分泌物，用 100％氧气进行持续气道正压通气，注意托起下颌，直至喉痉挛消失；用小剂量丙泊酚（20～50mg)加深麻醉，直至喉痉挛消失；如上述处理无效，可应用短效肌肉松弛药来改善氧合或协助进行气管插管。

3）恶心呕吐：很多因素均可造成术后恶心、呕吐。呕吐物可能污染包扎敷料和创面，从而增加感染风险，对术后吞咽功能不全的患者可能会增加误吸的风险。因此，预防术后恶心、呕吐对口腔颌面部手术患者显得尤其重要。可采取以下预防措施：术中及术后，头偏向一侧，要及时清除咽腔的分泌物及血液；避免术后低氧和低血压；可给予三联止吐药，如昂丹司琼、氟哌利多和地塞米松等。

4. 镇静、镇痛护理：术后的镇静、镇痛可以减少患者的躁动和头部的移动，避免血管蒂扭曲致游离皮瓣坏死，有助于患者对留置气管导管或气管切开的耐受。应准确评估患者疼痛程度，遵医嘱使用镇静、镇痛药，及时评估患者镇痛、镇静的效果和药物的不良反应。常用的镇静、镇痛药包括咪达唑仑、丙泊酚、芬太尼，非甾体抗炎药对口腔颌面部外科手术患者，起有效镇痛、抗炎作用。

5. 中枢神经系统功能监测与护理：对伴有颅脑挫裂伤的颌面部复合伤患者，应注意颅内监测，特别是瞳孔大小、对光反射及其他反射、意识状况的改变等的监测。

6. 苏醒期躁动的护理：加强安抚措施，做好患者肢体约束，避免意外拔管及坠床。对可能发生的躁动原因进行分析，对症处理。

【思考题】

1. 口腔颌面部手术患者麻醉恢复期呼吸系统的监测与护理要点主要有哪些？
2. 口腔颌面部手术后并发症的监测与护理要点主要有哪些？

（杜娟）

第十三节　麻醉恢复患者的转运安全

　　PACU 作为全身麻醉手术患者转回病房前的中转站，发挥着保证患者安全、提高手术间利用率、加快外科运转的平台作用。PACU 每日收治患者的工作量大，节奏快。患者从手术间转运至 PACU、从 PACU 转运回病房或 ICU，虽然距离短、转运时间不长，但仍然存在意外情况和危险因素。通常医护人员十分重视术中风险的预防，却极容易忽视术后转运风险。术后患者虽然经过一段时间的麻醉恢复，但是麻醉药物的清除情况、患者自身合并疾病、手术影响等因素容易导致术后转运及交接过程中存在安全隐患。PACU 护士作为术后患者转运途中直接提供医疗技术服务的人员，应熟悉术后转运指征、流程，科学评估转运途中可能出现的并发症，进行物资、人员的准备，熟悉各种应急预案，掌握抢救技能等。麻醉护理管理人员应定期对各级护理人员和转运工勤人员进行安全转运相关培训，尽量减少手术患者术后转运风险，确保患者的转运安全。

　　1. 转运人员的设置：转运人员与转运安全密不可分，应由具有相应资格证书并有一定抢救经验或者经过相关培训且考核合格的护士或医师来担任。建议一般情况下患者达到出室标准后由 PACU 护士和转运工勤人员护送。

　　有以下（但不限于以下）情况时需增加麻醉医师护送。

　　1）需要转入 ICU 继续治疗的患者。

　　2）<1 周岁或者≥80 周岁患者。

　　3）伴有重要器官功能障碍或合并有严重高血压、低血压、意识障碍、心肺功能不全患者。

　　4）有特殊引流管道，如胸腔闭式引流管、中心静脉置管、脑室引流管等重要管道患者。

　　5）其他麻醉医师认为需要共同护送患者的情况。

　　2. 严格执行查对制度：患者转出 PACU 前应再次查对患者身份，包括姓名、年龄、住院号等，保证腕带、正在输入的液体、病历、随身物品等均与本人一致。复测生命体征，查看手术部位敷料、引流管、引流液及局部体征，如有异常，通知麻醉医师、外科医师，暂缓出室。检查患者携带的各种管道的连接处是否连接紧密，有无移位、扭曲、受压，各引流袋标签是否准确、完整并妥善粘贴在合适的位置，以便转运途中能随时观察处理。

　　3. 出室标准：详见本章第一节。

　　4. 转运前准备。

　　1）在出室前必须携带成人（小儿）转运急救箱，箱内包括成人（小儿）简易呼吸球囊、成人（小儿）麻醉面罩、50mL 空针、成人（小儿）吸痰管（图 13-13-1）。转运急救箱的数量与 PACU 床位比应≥1：3，以满足临床转运的需要。

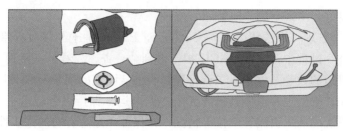

图 13-13-1　转运急救箱

2）需定期对转运急救箱进行维护，实行"三专"管理，即专点放置、专人交接、专人管理。对效期在 3 个月内及外包装有破损的物资进行更换，确保转运物资完好及有效，以便有效控制转运过程中患者的病情变化。

3）PACU 为清洁区，外出转运应穿外出衣，换鞋，以符合医院感染管理要求。对于年龄大、呼吸功能较差并在脱氧状态下 SpO_2 不能维持在 92％以上的患者，转运时应携带储氧装备，预计转运时间大于 15min 或者送 ICU 时，应携带足够的氧气，必要时携带便携式 SpO_2 监测仪或便携式心电监护仪监测患者情况，并与电梯运行人员沟通、协调，提前做好相关准备。

5. 转运途中护理。

1）意识的观察：出室前做好患者的意识评估，对于能准确回答问题但很快入睡的患者，应延长观察时间，并在途中监测其意识变化，随时呼喊患者，并轻拍其肩部。如出现呼之不应，应立即判断呼吸状态、大动脉搏动情况、瞳孔变化等，做好抢救准备，指导转运工勤人员寻求其他医护人员的帮助。

2）呼吸系统的监测与护理：整个转运过程中 PACU 护士应站在患者床头位置，观察患者呼吸状态、口唇颜色，是否存在呼吸抑制、呼吸道梗阻现象，一旦出现上述情况，嘱患者深呼吸、咳嗽，如未缓解，立即开放气道，予呼吸球囊辅助通气，并尽快送往相应科室或返回 PACU 继续治疗。

3）体位护理：根据病情采取合适卧位，转运时应保持转运床运行平稳，上坡、下坡时保持患者头部在上，避免颠簸振荡，车速不宜过快，也不能突然改变患者体位。

4）误吸的预防：出室前嘱患者咳嗽，对于咳嗽无力者，吸净气道分泌物，确保气道通畅。转运期间若发生呕吐，立即头偏向一侧，及时清理口腔内呕吐物，保持气道通畅。如患者无力排出或者为婴幼儿患者，使用转运急救箱内 50mL 空针连接吸痰管进行抽吸，同时组织转运工勤人员将患者转运至相应科室，安慰患者。

5）管道护理：出室前再次检查所有管道是否固定妥当，输液或引流是否通畅，输液袋、引流袋等悬挂是否妥当，根据情况对非计划拔管高危患者进行双上肢的保护性约束。转运途中关注所有管道情况，指导患者保护管道。

6）低体温的预防：将患者从 PACU 转运至没有保温措施的区域（如过道、电梯、户外）时，尽量避免患者身体暴露。在早产儿、大手术等患者离开 PACU 前 15min，通知病房护士调节室温，准备病床，以减少术后低体温的发生。

7）跌倒的预防：转运床常规床栏可保护患者，行肩部保护性约束，向清醒患者做好转运配合的健康宣教；安抚小儿患者，必要时行四肢保护性约束；经常检查转运车各部件性能是否良好，出现问题及时警示、修理。

8）搬运安全管理：推送转运床至床单位后，PACU 护士与接收科室的医护人员共同安置患者。整个过程中，需要 PACU 护士做到"一查、二看、三整理、四搬运"，即一查患者所有管道的数量及位置；二看管道是否已从固定的架子上取下并放置妥善，有无扭曲缠绕现象；三整理管道使其畅通无阻；四搬运。保持患者转运平稳，轻抬轻放，在抬离床面时再次确认无引流管牵拉等情况，并保证搬运患者时的同步性、一致性。

9）交接班：PACU 护士将患者运送至病房或 ICU 后，与接收科室的医护人员共同安置患者，及时完成生命体征的监测。PACU 护士与病房或 ICU 护士行床旁交接，内容包括但不限于患者的基本信息、手术情况、PACU 情况，皮肤情况，引流管位置及引流液的颜色、性状、量，静脉输液通路，血液制品，影像学资料，用药情况，特殊治疗措施，患者的心理状态、随身物品等。PACU 护士准确记录患者的生命体征，有涉及患者隐私交接时，应避免在床旁进行。最后由双方护理人员在 PACU 护理记录单上签全名，PACU 护士将病历移交病房或 ICU 护士。

6. 转运后的处理。

1）将携带至病房或 ICU 的物资带回 PACU 进行终末处理，放置在指定位置备用。

2）更换转运床床单、被套，进行清洁、消毒。

【思考题】

患者出现何种情况时需由麻醉医师及 PACU 护士共同护送出 PACU？

（云麟钧　郑萍　殷小容）

第十四章　小儿、老年人、孕妇、新型冠状病毒感染者麻醉恢复期的监测与护理

第一节　小儿麻醉恢复期的监测与护理

小儿年龄跨度从 0 岁到 14 周岁，从生理、解剖及心理等方面来讲，小儿不是成人的缩影，且年龄大小和麻醉风险成反比。小儿患者由于生理发育上的不完善，代偿能力有限，相较于成人，全身麻醉手术后相关并发症发生率更高。小儿麻醉过程中，呼吸管理是关键点。麻醉护士要重点掌握患儿麻醉手术过程中输血、输液的情况和术中体温、保暖情况；对患儿潜在的护理风险进行评估，制订护理计划。高质量的麻醉恢复期监测与护理在保障患儿生命安全、获得良好的手术效果、减少医患纠纷等方面都具有重要意义。

一、小儿麻醉恢复期的护理评估要点

（一）一般评估

一般评估内容有手术时间、麻醉时间、麻醉用药，术中补液量、出血量、输血量、尿量。

（二）循环系统评估

小儿的基础心率比成人高，副交感神经兴奋、麻醉药过量或组织缺氧均会导致心动过缓，致使心排血量严重减少。患儿在急诊手术或长时间手术时容易发生心动过缓，引起血压降低、心脏停搏和术中死亡。同时，小儿交感神经系统和压力感受器反射发育不完善，心血管系统中儿茶酚胺储备低，婴儿心血管系统对外源性儿茶酚胺反应迟钝。未发育成熟的心脏对挥发性麻醉药产生的抑制作用和阿片类药物所致的心动过缓更为敏感。血管床对低血容量不能进行有效的血管收缩反应。每搏输出量少，心排血量仅靠心率增加来调节，而动脉口径较大、动脉壁柔软，故血压较低。

（三）呼吸系统评估

婴幼儿头大颈短，颈部肌肉发育不完善，鼻腔较狭窄，口小舌大，咽部相对狭小及垂直，容易被分泌物或黏膜组织水肿阻塞。即使气管插管成功建立，也可能被分泌物阻塞气道。小儿肺组织发育尚未完善，胸廓相对狭小，呈桶状，骨及肌肉薄，肋间肌不发达，呼吸主要靠膈肌上下运动，且纵隔在胸腔内占据较大空间，限制吸气时肺的扩张，因此小儿呼吸储备有限。

（四）泌尿系统评估

年长儿的肝、肾功能已趋成熟，蛋白质、脂肪和肌肉含量接近成人。早产儿肾小球滤过率增加较慢。新生儿肾小管功能也不全，对葡萄糖的重吸收差。年长儿较新生儿进入肝肾的血流占心排血量的比重更大，因此2岁以上的小儿中多数药物的半衰期较成人稍短或相当。总体而言，新生儿的药物消除延迟；2~14岁小儿的药物半衰期缩短；随着年龄增长，小儿的药物半衰期也逐渐延长至成人水平。故对小儿进行输液和电解质补充时应精细计算、调节。

（五）消化系统评估

婴儿的食管呈漏斗状，黏膜薄嫩，腺体缺乏，弹力组织及肌层尚不发达。食管下括约肌发育不成熟，控制能力差，常引起胃食管反流。且婴儿胃略呈水平位，贲门和胃底部肌张力低，而幽门括约肌发育较好，故易发生幽门痉挛而导致呕吐。早产儿胃排空更慢，易发生胃潴留。麻醉诱导时的加压给氧及麻醉药的不良反应等因素会导致小儿胃内胀气，呕吐与反流是小儿麻醉常见的并发症。肝是药物代谢的主要器官，肝的大小和肝微粒体酶系的代谢能力决定了药物的代谢速率。肝的重量与体重的比例从新生儿期到成人期逐渐缩小，新生儿及婴儿肝重量占体重的4%。但新生儿体内与药物代谢有关的酶系发育不全，故药物的血浆半衰期较长。

（六）皮肤评估

小儿表皮角质层较薄，皮脂分泌少，皮肤易受损伤和感染，成为全身感染的侵入门户。成人真皮的结缔组织和皮下脂肪使皮肤柔软、韧性强，有一定张力和弹性，能缓冲机械刺激，而小儿较成人差，要预防机械性损伤。医用粘胶相关性皮肤损伤（Medical Adhesive-related Skin Injury，MARSI）是指医用粘胶移除后，皮肤出现超过30min的红斑或者其他皮肤异常表现，包括水疱、大疱、撕裂、浸渍等。由于医用粘胶有助于拉合伤口，利于敷料、造口袋等物品在人体表面的固定，应用广泛。但医用粘胶的使用常导致患者出现MARSI。小儿是MARSI的高危人群。

（七）内分泌系统及代谢评估

交感神经兴奋和下丘脑－垂体前叶－肾上腺皮质分泌增多等一系列神经内分泌反应，在婴儿期就已发育完全。有研究显示，婴儿手术时对疼痛和刺激的内分泌反应要比成人强 3~5 倍，受到伤害性刺激后，可诱发心律失常。术后镇痛对减轻患儿对伤害性刺激的不良反应十分重要。

（八）神经系统评估

新生儿及婴儿中枢神经系统发育尚不完善，但自主神经系统占有一定的优势，迷走神经张力较高，术中心率易发生改变。自主神经系统在出生时就发育较好，副交感神经发育优于交感神经。全身麻醉药主要作用于中枢神经系统，除了具有镇静、催眠的作用，还具有遗忘作用，其阻滞作用是一过性的，但其造成的远期影响机制尚不清楚。术后缺血缺氧通常会引起血脑屏障通透性增加，导致血管源性脑水肿，加重神经元损伤，从而导致神志不清，还可使下丘脑自主神经功能损伤，引起肌张力障碍或姿势异常。

（九）认知功能评估

谵妄是小儿麻醉恢复过程中的常见并发症，持续时间短，通常为 15~20min。谵妄停止后患儿即进入睡眠状态，随着麻醉药的残余作用消失，患儿安静苏醒。儿童和青少年均可出现谵妄，1~9 岁儿童发生率较高，且大多数为身体健康、手术时间短的患儿。谵妄发生的原因很多，除缺氧外，药物作用如吸入性麻醉药、氯胺酮，术前用药阿托品、咪达唑仑等可能也与之有关。患儿常表现为睡眠中突然烦躁不安、易激惹、目光呆滞或眼睛紧闭，向四周扑打、哭闹或对其周围的任何刺激都表现出过度兴奋。

二、小儿麻醉恢复期的相关监测与护理

（一）接收及拔管的监测与护理

患儿带气管导管进 PACU 时，手术间麻醉医师应详细就患儿麻醉、手术情况和特殊事件进行交接班。连接仪器，设置报警限，监测生命体征变化。观察受压部位皮肤情况，帮助患儿取平卧位，头偏向一侧，肩部垫一薄枕使头适度后仰或取侧卧且头后仰位，以保持气道通畅，防止误吸呕吐物。常规双肺听诊，判断患儿是否有痰、气管导管位置是否合适，必要时吸痰。掌握拔管时机，做好再次插管的准备。患儿由于年龄特点，清醒后不能耐受气管导管，表现为极度烦躁、呛咳、身体不停扭动并挣扎，有吐管、手伸向气管导管欲自行拔管动作，应准备好拔管用物及急救插管用具，并适当约束其四肢，以防自行拔管。对于喉罩通气患儿，注意观察并协助进行应急处理。

（二）循环系统的监测与护理

小儿体表面积大，代谢比成人快，不耐受脱水，手术前禁食及手术创伤引起液体丢失，会使患儿处于低血容量状态，必须及时补充溶液。同时也要防止过快、过量输液引起小儿循环超负荷，出现心力衰竭、肺水肿。应保持输液通路通畅，注意出入量平衡。小儿循环系统与成人有所不同，术后缺氧及血容量不足多表现为心动过速及低血压。术后因伤口疼痛、患儿哭闹等常掩盖低血压表现，术后应充分镇痛，识别疼痛与病情变化，及时处理。

（三）呼吸系统的监测与护理

小儿上气道黏膜组织脆弱、疏松，稍给予刺激（如反复插管、频繁咽腔吸引、压舌板开口器使用时间较长、手术操作等）即可损伤并引起组织水肿。在患儿麻醉恢复期加强对其生命体征的监测，关注患儿瞳孔、神经反射、体动、自主呼吸、心率及麻醉深度等，并在拔管前再次清理气道的分泌物。在患儿拔管后，重视体位管理，必要时家长坐位怀抱患儿，将患儿肩部垫高，头偏向一侧，防止分泌物或呕吐物误吸入气管内导致窒息。患儿拔管后，给予常规面罩吸氧，保持气道通畅，预防因舌后坠、喉痉挛、喉头水肿等引发气道梗阻；对于拔管后舌后坠并导致呼吸费力，呈现轻度"三凹征"的患儿，将合适的口咽通气管放置在其口咽部，保证气道通畅。

（四）泌尿系统的监测与护理

输血、输液需计算正确，速度不宜过快。大部分手术需要留置导尿管，测定尿量，小儿尿量宜大于 20mL/h，婴儿大于 10mL/h。对留置导尿管者，防止泌尿系统感染。对未安置导尿管的患儿，如躁动哭闹不止，应考虑是否尿胀，并叩诊膀胱，避免尿潴留。

（五）消化系统的监测与护理

全身麻醉术后患儿气道分泌物增加，此时患儿吞咽反射尚未完全恢复，易致误吸。如发生呕吐，首先置患儿于侧卧位，清除呕吐物和分泌物，保持气道通畅。如果误吸致气道阻塞、缺氧，协助麻醉医师行气管插管，抽吸误吸物，给氧，必要时行气管内冲洗。观察和记录呕吐物的量、性质和呕吐频率、皮肤色泽，更换衣服、床单，清洗面部和口腔，预防继发性感染。遵医嘱给予止吐药。

（六）皮肤的监测与护理

根据小儿皮肤特点，在揭除医用粘胶时，应一手按住皮肤，另一手使用 0°法顺毛发方向缓慢轻柔地移除粘胶以减少 MARSI 的发生。

（七）体温及血糖的监测与护理

由于小儿体温调节功能尚不健全，体表面积相对较大，容易散热，麻醉药抑制体温调节中枢及手术过程中散热增加，术后易出现体温过低甚至体温不升。肺通气不足及麻醉恢复延迟也可以引起小儿术后发生低体温，而低体温又可以导致恢复延迟及呼吸循环抑制，甚至导致不可逆损害。麻醉恢复期环境温度应维持在 24～26℃，相对湿度应控制在 50%～60%，发现体温过低时应正确使用加温设备，避免烫伤发生；对于极少数术后发生高热的患儿，应及时降温，避免发生高热惊厥，可采用温水或乙醇擦浴，冰敷大血管处物理降温，降温时避免发生寒战。大多数小儿对手术刺激有高血糖反应，而输入含糖溶液将加重血糖的升高。早产儿、脓毒症新生儿、母亲患糖尿病的婴儿及接受全肠道外营养的小儿更要注意监测血糖。

（八）神经系统的监测与护理

婴幼儿的神经髓鞘发育尚不成熟，应用呼吸抑制的药物时应慎重。拔管时避免刺激迷走神经诱发咳嗽或喉痉挛。对神志、瞳孔、生命体征、肌张力等情况进行严密监测，及时发现神经系统症状并通知医师。

（九）躁动的监测与护理

患儿面对陌生环境、术后疼痛、恐惧时易出现躁动、哭闹不止。患儿进入 PACU 后及时使用约束带制动其四肢，防止发生坠床及各种引流管、留置针意外脱出等。在 PACU 时看到父母熟悉的面孔可有效缓解患儿惊恐及紧张的情绪。在条件允许的情况下，应当允许患儿家属进入 PACU 陪伴。观察患儿情况，对躁动患儿进行原因分析，遵医嘱做好相应处理。

（十）疼痛的监测与护理

对于认知功能障碍及麻醉状态下的小儿可采用综合评估脸部表情、肢体活动、对伤害性刺激反应的哭声强度和性质的行为学方法。对于新生儿，可以使用新生儿术后疼痛评分；对于表述疼痛困难的小儿，可用 FLACC 量表来进行疼痛的评估。术后急性镇痛较多采用持续静脉注射阿片类镇痛药。非甾体抗炎药广泛用于小儿术后急性疼痛。必须通过疼痛评估观察药物治疗的效果，同时监测镇痛药引起的不良反应。对于使用阿片类药物镇痛的患儿，应定时监测呼吸频率，关注 SpO_2 并做好不良反应处理准备。对于使用自控镇痛泵的患儿，应向家属进行充分宣教，勤巡视病房，及时镇痛。

（十一）出室的监测与护理

当患儿达到出 PACU 标准后，备好急救物品，如小儿转运急救箱、氧气袋、便携式 SpO_2 监测仪等。转运途中观察患儿神志、面色、呼吸，发现异常情况及时采取有效处理措施。转运途中应密切注意管道是否受压、打折、堵塞，观察留置管道部位皮肤有无渗血、肿胀。到达病房后协助病房护士妥善安置患儿，与病房护士于床边进行病情交接并签字。对 1 岁以内的小儿增加一名麻醉医师参与转运，保障患儿安全。

【思考题】

1. 简述小儿麻醉恢复期护理评估要点。
2. 简述小儿疼痛的评估方法。

（崔莹 郑萍 殷小容）

第二节　老年人麻醉恢复期的监测与护理

2000 年我国就步入了老龄化社会；2015 年，我国 60 岁及以上人口总量达到 2.22 亿人，占总人口的比重约为 16.15%；2020 年，老年人口已达到 2.48 亿人，占总人口的比重达到 17.17%。随着年龄的增长，老年人的机体组织形态和脏器功能发生退行性改变，患病概率增高，其中需要手术治疗的比例也逐渐升高。由于老年人的脏器功能减退、代偿功能下降、修复能力差，老年人常合并多种基础疾病，麻醉手术风险较高。老年患者围手术期并发症发生率和死亡率是年轻人的 3 倍。PACU 护士需要加强对老年患者的关注，保障患者在麻醉恢复期的安全。

一、老年人麻醉恢复期的护理评估

（一）一般评估

一般评估内容有手术名称、手术时间、麻醉时间、麻醉用药、术中补液量、出血量、输血量、尿量。

（二）循环系统评估

老年患者动脉壁结构随着年龄的增长而改变，中心动脉的弹性和顺应性下降，常表现为单纯的收缩性高血压。其特点是收缩压增高而舒张压降低，脉压增大，心脏的后负荷增加，即使没有严重的心脏疾病，也可能造成心肌缺血。

（三）呼吸系统评估

老年人口腔、咽、喉与食管等部位组织会发生退行性改变，容易导致吞咽功能障碍，并且老年人咳嗽反射会减弱。

（四）泌尿系统评估

随着年龄的增长，肾重量下降，肾小球数量减少，肾小球硬化比例升高，肾较大血管的血管壁还会发生不同程度的硬化现象，因此肾组织的血流量进行性减低，肾小球滤过率下降，肾功能衰退，对于药物的排泄能力下降，致使药物的半衰期延长，清除率下降，易出现麻醉药的作用持久，甚至蓄积中毒等情况。

（五）消化系统评估

随着年龄的增加，老年人的食管运动发生改变，表现为食管上括约肌的收缩力下降和松弛力下降，食管下括约肌松弛不完全和食管扩张减退，易导致食物反流。

（六）皮肤评估

老年人皮肤厚度减少，一旦老年人皮肤受到摩擦力、剪切应力的损伤，容易出现真皮、表皮分离，引起皮肤水疱，导致Ⅱ度压力性损伤。

（七）内分泌系统及代谢评估

老年人基础代谢率下降，下丘脑体温调节中枢神经元减少，体温调节能力降低，血管收缩反应和寒战反应减弱，周围环境温度下降时易出现体温下降，在麻醉恢复期应注意保温。老年人糖耐量减低，手术应激反应会导致胰高血糖素释放，血糖增高。

（八）神经系统评估

老年人中枢神经系统呈退行性改变，脑组织萎缩，脑体积缩小，神经递质如多巴胺、乙酰胆碱、去甲肾上腺素和5-羟色胺在特定的区域会减少，使用抗胆碱能药物易导致谵妄。老年人血液黏稠，血流缓慢，加之脑血管硬化，发生脑血管病的概率大。

（九）认知功能评估

老年患者在术后易发生谵妄，有研究显示≥70岁的老年人术后谵妄发生率可达30％～50％。老年人对镇静催眠药的吸收代谢能力降低，是导致术后谵妄发生的常见原因之一。而术后低氧血症及电解质平衡紊乱都会增加老年人术后谵妄发生的风险。

二、老年人麻醉恢复期的相关监测与护理

（一）接收的监测与护理

手术间麻醉医师将患者送至PACU，与PACU医护人员进行患者术前、术中情况的交接，填写交接记录。PACU护士妥善安置推床后，立即给予患者呼吸支持和心电监护；妥善固定引流管，保持引流通畅，评估引流液颜色、量等；予以保护性约束及肩带保护，预防非计划拔管及坠床；使用改良Aldrete量表对患者进行评估；患者拔管后使用视觉模拟评分法评估患者疼痛程度；观察患者是否有恶心、呕吐、寒战现象；监测体温；行麻醉恢复相关健康宣教；进行观察记录的书写，至少每15min观察记录一次，动态评估患者恢复情况，通知麻醉医师查看患者，及时遵医嘱处理并记录。

（二）循环系统的监测与护理

由于老年患者特殊的生理功能改变，对麻醉及手术应激的耐受力较差，对药品的代谢较慢，加上术后疼痛、各种管道的刺激，患者容易出现血压异常、心律失常等循环系统并发症。当患者血压>160/100mmHg时，首先将现在血压与麻醉记录单上患者基础血压进行对比。患者术中留置的动脉置管，可带入PACU，继续监测有创动脉血压。老年人术后常见的心律失常有窦性心动过缓、窦性心动过速、室性早搏等，与老年人循环系统的生理或病理改变有关，也与电解质、酸碱平衡紊乱有关。室性早搏患者需急查

动脉血气分析，确定是否有电解质、酸碱平衡紊乱的发生，并及时对因治疗，必要时使用利多卡因，补充电解质后还需复查血气分析，调整治疗方案。

（三）呼吸系统的监测与护理

将带气管导管的老年患者送至 PACU 后立即给予呼吸机辅助呼吸，妥善固定气管导管，检查气管插管深度及位置。拔管后则给予患者中低流量吸氧（3～5L/min）。注意观察患者情况，如果有舌后坠引起的上气道梗阻，可立即托起患者下颌，加大氧流量，并大声呼唤患者；如果有肌肉松弛药代谢缓慢引起的呼吸抑制，给予球囊辅助通气，并遵医嘱使用肌肉松弛药拮抗剂、呼吸兴奋剂；如果有分泌物增多引起的气道阻塞，立即行负压吸引，每次吸引时间不超过 15s；如果有吸气性呼吸困难或三凹征，应警惕喉痉挛或哮喘发作，立即给予面罩高流量吸氧，听诊肺部呼吸音，并遵医嘱应用糖皮质激素和氨茶碱。术前麻醉访视时若发现患者有哮喘史，应嘱患者常规备硫酸沙丁胺醇（万托林），手术时随身携带。如果患者 SpO_2 持续下降，且患者无呼吸抑制或气道梗阻发生，应警惕肺动脉栓塞，立即配合麻醉医师行气管插管及呼吸机辅助呼吸，再行床旁血管超声检查以确诊。

（四）泌尿系统的监测与护理

未安置导尿管的患者，应询问其是否有尿意，叩诊膀胱检查，避免患者发生尿潴留；安置导尿管的患者常常会主诉有尿意，特别是男性患者，可予以耐心解释和安慰，并保证导尿管固定妥当和引流通畅，观察尿液颜色、量，并记录。老年患者术后应有 >40mL/h尿量，结合血压等调整输液量。

（五）消化系统的监测与护理

老年患者食管运动减弱，加上镇痛药、肌肉松弛药的代谢减慢，很容易出现术后恶心、呕吐。患者入 PACU 后，指导患者有恶心不适时立即将头偏向一侧，避免误吸发生，并遵医嘱应用止吐药。床旁常规备负压吸引装置。对于安置胃管、腹腔引流管、T管患者，保证各种管道固定妥当，引流通畅，记录引流液的颜色和量；观察患者腹部膨隆情况并触诊，当有血压下降、引流量急剧增多时，可以对比患者腹部膨隆情况及触诊感受，警惕术后出血。

（六）皮肤的监测与护理

老年患者皮肤弹性差，皮下脂肪减少，当受到持续的压力及剪切应力时，易产生压力性损伤。入 PACU 做好接收护理后，及时评估患者受压部位皮肤情况。根据患者体重指数、手术时间及手术体位，及时在受压部位垫软枕，并每半小时协助患者翻身一次。妥善护理固定胃管、引流管、留置针肝素帽等处的皮肤。

（七）体温及血糖的监测与护理

PACU 室温应维持在 24～26℃，相对湿度在 50%～60%；冬季转运时给予患者双层棉被保暖，操作时减少患者暴露时间，必要时给予主动加温装置保暖；遵医嘱用药，并观察用药后效果。合并糖尿病、术中血糖值波动大、随机血糖值>11.1mmol/L、静脉泵入胰岛素的老年患者，在 PACU 时应每小时进行血糖监测，维持血糖在 7.8～10.0mmol/L。

（八）神经系统的监测与护理

评估患者意识情况，观察瞳孔大小及对光反射，询问患者是否有头晕、头痛、肢体麻木情况，通过其回答，可以判断患者逻辑思维能力是否正常，也可以发现患者是否有吐词不清、语言理解困难等状况，及时发现术后并发症。

（九）谵妄的监测与护理

老年患者术后容易发生谵妄，预防性地行双上肢约束和肩带保护，防止意外拔管和坠床。通过 Richmond 躁动－镇静评分及谵妄评估（CAM－ICU）量表对患者进行评估，当确定患者发生谵妄时，及时通知麻醉医师进行对症处理。

（十）疼痛的监测与护理

老年患者虽然疼痛阈值提高，但是在 PACU 疼痛的发生率较高。每 15min 使用视觉模拟评分法对患者进行疼痛评估，得分≥4 分者，通知医师处理，给予镇痛药。用药后需加强对患者生命体征的监测，及时发现呼吸抑制等药物不良反应。

（十一）出室的监测与护理

当患者达到出 PACU 标准后，PACU 护士向患者交代转运途中的注意事项，做好防坠床、防意外拔管措施，转运途中观察患者意识、面色及呼吸情况，呼唤患者以保证患者处于睁眼清醒状态。对于进行胸科手术或年龄≥80 岁的老年患者，增加一名麻醉医师参与转运，保障患者安全。

【思考题】

1. 简述老年人术后常见的心律失常类型。
2. 简述老年人的皮肤护理内容。

（郑萍　范美龄　殷小容）

第三节　孕产妇剖宫产术后麻醉恢复期的监测与护理

剖宫产手术的麻醉是麻醉学领域风险很大的一个亚专科。麻醉前评估和体格检查的重点包括：（1）回顾产妇身体状况和麻醉史、相关孕产史、药物过敏史、基础血压和心率；（2）根据美国麻醉医师协会指南进行气管、心脏和肺部的检查。

若没有椎管内麻醉禁忌证且能顺利配合实施麻醉操作，产科麻醉多采用椎管内麻醉，但麻醉给药后易导致患者出现血压下降、寒战、恶心、呕吐、镇痛不全等风险。若不能实施椎管内麻醉，常选择全身麻醉，全身麻醉同样存在相应的风险，如新生儿呼吸抑制、反流、误吸、围手术期血压剧烈波动、恢复期躁动、苏醒延迟、肌肉松弛药残留、气道梗阻、通气不足、低氧血症等。此外，产妇在围手术期还可能发生产后大出血、肺栓塞、羊水栓塞等严重并发症。

一、接收的监测与护理

剖宫产术后巡回护士、手术医师和麻醉医师将患者送至 PACU，立即行床旁心电图、血压、心率、呼吸、SpO_2 监测，并与 PACU 医护人员交接患者术前及术中情况；评估患者意识、生命体征、有无皮肤受压、导尿管是否通畅、尿色是否正常、切口辅料及麻醉穿刺部位是否干燥等；填写交接记录；妥善固定推床、引流管及患者肢体，预防非计划性拔管及坠床；每 15min 观察一次并填写观察记录单，动态评估患者恢复情况，产妇清醒时及时进行相关健康宣教。

二、呼吸循环系统的监测与护理

PACU 护士严密监测产妇血压、心率、呼吸、SpO_2 和肤色等，实时向麻醉医师反馈患者的状况。

1. 若在椎管内麻醉下实施了剖宫产术，术后应及时评估患者的麻醉平面，判断有无麻醉平面过高所致的呼吸循环抑制，一般感觉阻滞的平面超过 T4，无论产妇有无呼吸困难的症状，都要警惕低氧血症。全身麻醉苏醒后需关注产妇气道的通畅程度，评估产妇是否合并困难气道，观察产妇的潮气量、呼吸频率是否达到安全上限，监测产妇 $PetCO_2$、SpO_2，观察患者口唇、面色、胸廓扩张度，听诊双肺呼吸音，监测产妇生命体征。

2. 观察产妇有无镇痛药所致的呼吸遗忘或呼吸抑制。若出现短暂的呼吸遗忘或呼吸抑制，可及时唤醒产妇，密切观察；待产妇的症状明显缓解后再送出 PACU；若出现不易缓解的呼吸遗忘或不易唤醒的呼吸抑制，及时给予面罩通气并汇报麻醉医师。当麻醉医师采取措施恢复了产妇的正常呼吸状态后，需持续观察患者 30min，医师评估患者生命体征平稳后再送出 PACU。

3. 产妇在安全拔除气管导管后的一段时间后，也可能再次发生舌后坠、喉痉挛等上气道梗阻症状，需要高度警惕。

4. 若孕妇接受了宫颈环扎术，特别是孕龄≥16 周的孕妇，麻醉后建议采取子宫左倾至少 15°或左侧位，防止仰卧位低血压综合征的发生。

三、疼痛的监测与护理

椎管内麻醉效果欠佳、椎管内麻醉平面快速消退及全身麻醉药的代谢清除均可使产妇在进入 PACU 时出现术后急性疼痛，PACU 护士需了解术中及术后镇痛的用药方式和用药情况，采用数字分级评分法评估产妇的急性疼痛程度。

1. 当产妇已经使用了术后的静脉镇痛泵和腹壁神经阻滞时，若产妇的数字分级疼痛评分为 1～3 分，告知产妇可转移注意力，待药物起效后，疼痛将缓解；若产妇的数字分级评分为 4～6 分，嘱咐产妇可按压镇痛泵的按钮，增加静脉镇痛药剂量；若产妇的数字分级评分为 7～10 分，及时报告麻醉医师，麻醉医师辅以静脉镇痛药，给药后需要监护至少 30min，协助做好疼痛管理。评估患者生命体征平稳后才能送出 PACU。

2. 若产妇术后未选择任何镇痛措施，且出现了不同程度的术后疼痛，可再次宣教，对有镇痛需求的产妇给予镇痛措施。需要注意的是，使用任何的麻醉措施和麻醉药物后，都要加强观察至少 30min，以便及时发现给药后可能出现的不良反应。

3. 若患者使用静脉镇痛泵镇痛，需判断镇痛泵的运行是否正常，核实镇痛泵的参数设置是否合理，观察产妇有无镇痛药所致的呼吸遗忘或呼吸抑制。

4. 若需要在 PACU 实施超声引导下的腹壁神经阻滞，PACU 护士可配合麻醉医师进行局部麻醉药的配制、皮肤消毒和药物推注。完成神经阻滞后，PACU 护士需要观察产妇是否出现口中有金属味、耳鸣、烦躁等局部麻醉药中毒症状，观察产妇的生命体征，一旦出现不良反应，及时向麻醉医师汇报和处理。

四、消化系统的监测与护理

产妇激素水平改变、疼痛刺激、低血压、阿片类药物及强效子宫收缩剂的使用等多种因素均可能导致产妇出现胃部不适症状，常见表现为恶心及呕吐。恢复室应常规准备负压吸引装置和吸痰管，并保证物资处于备用状态。应关注产妇是否有恶心、呕吐的高危因素，除成人一般术后恶心、呕吐高危因素外，术中低血压、强效子宫收缩剂的应用，也可能诱发产妇恶心、呕吐的发生。一旦产妇术后发生了恶心和呕吐，让产妇头偏向一侧，报告医师及时处理。

五、寒战的监测与护理

椎管内麻醉后，阻滞区域的交感抑制、血管扩张，使机体深部热量快速扩散，高达 85% 的剖宫产产妇在蛛网膜下腔－硬膜外联合阻滞后发生寒战，造成氧耗增加，进而加重呼吸、循环系统的负担。此外，产妇术前紧张和焦虑、术中使用低于体温的治疗性冲洗液和静脉输注液体等，均可能造成产妇发生寒战，应注意患者围手术期的保温。若寒战不能缓解，可遵医嘱给予曲马多。使用后注意曲马多的不良反应，包括恶心、呕吐等，加强体位管理，避免发生误吸。

六、产科的监测与护理

术后应关注术中出血量及子宫收缩剂的使用情况，密切关注子宫收缩和阴道流血情况，警惕宫缩乏力、产后大出血的发生。若产妇实施的是非产科手术，术后还应加强宫缩和胎心监测，观察胎心率及其变异。胎心率正常值为 110～160 次/分，胎心率基线持续低于 110 次/分提示胎儿心动过缓。若存在胎心异常，及时通知产科医师进行相应的判断和处理。

七、肺栓塞的监测与护理

孕产妇处于高凝状态伴血液黏滞度升高，发生血栓栓塞的风险增加，应警惕肺栓塞的发生。PACU内应关注患者有无胸闷、气紧、胸痛、咳嗽、咯血、面色发绀和难以纠正的低氧血症。如有应考虑患者发生肺栓塞的可能，及时通知手术医师和麻醉医师，必要时行床旁肺部超声和血液学检查，以便排查。若医师高度怀疑产妇发生了肺栓塞，应做好大抢救的准备，及时进行相应的处理。

八、羊水栓塞的监测与护理

剖宫产围手术期都有可能发生羊水栓塞。若产妇出现呛咳、呼吸急促、心悸、胸痛、乏力、烦躁或濒死感等前驱症状，出现低血氧饱和度、低血压及凝血功能障碍，应考虑羊水栓塞的可能，即刻通知手术医师和麻醉医师到场查看，做好大抢救的准备。

九、出室的监测与护理

当产妇达到出PACU的标准后，应当由有资质的麻醉医护人员陪同转运。转运途中携带安全气囊、麻醉面罩、抢救药、50mL空针、吸痰管等。途中与产妇积极沟通，观察产妇皮肤颜色、意识及呼吸情况等。当产妇安全回到病房后，和病房护士做好病情交接工作。

【思考题】

简述孕产妇发生肺栓塞的原因及应急处理措施。

（柳慧　曾葵　郑萍）

第四节　新型冠状病毒感染者麻醉恢复期的监测与护理

一、麻醉恢复场所

为减少患者转运导致的环境污染，推荐术后在手术间完成麻醉恢复再转运回传染科或ICU隔离病房，若病情危重需要气管插管，行呼吸机辅助呼吸，则带管转入ICU隔离病房。

二、气管拔管相关监测与护理

1. 气管拔管前的监测与护理：观察患者生命体征及麻醉机实时参数，保障患者气管插管的固定稳妥及呼吸回路连接的紧密。妥善固定患者各种管道，检查输液三通接头是否紧密，检查引流袋底部开关是否处于关闭状态，避免引流液、尿液漏出增加暴露风险。观察引流液、尿液颜色及量等。观察患者伤口敷料是否有渗血，若有少量渗血，可加盖几张无菌纱布；若渗血较多，通知外科医师查看和处理。妥善固定手术床的肩带和腿带，对患者双上肢进行有效的保护性约束，防止护理意外事件的发生。观察患者意识及自主呼吸恢复情况，在较深麻醉下进行气道分泌物的吸引，减少呛咳的发生，评估患者自主呼吸恢复是否达到拔管指征。

2. 气管拔管的配合与护理：将呼吸面罩、抢救药品、呼吸球囊、无菌纱布准备妥当。患者达到拔管条件后拔管。麻醉护士断开螺纹管与气管插管，并将连带有呼吸过滤器的螺纹管与呼吸面罩连接备用。麻醉医师拔除气管导管至患者唇部时，用无菌纱布包裹气管导管尾端后再将其丢弃于医疗垃圾桶内，避免附着在气管导管上的分泌物在丢弃过程中污染环境。麻醉护士迅速用呼吸面罩扣住患者口鼻，调节氧流量至中低流量，避免高流量吸氧产生气溶胶。

3. 气管拔管后的监测与护理：观察患者意识、自主呼吸情况及血氧饱和度。保持患者气道通畅，对于清醒患者，可适当调高床头，使患者处于低半卧位并头偏向一侧；对于未清醒患者，取平卧位，头偏向一侧，发生舌后坠时使用口咽通气管或鼻咽通气管，尽可能避免呼吸球囊辅助正压通气的操作。麻醉护士与患者保持一定的距离进行健康宣教。患者停止面罩吸氧，进行观察时，立即为其佩戴医用外科口罩或医用防护口罩。评估患者达到出室标准后，通知外围巡回护士请示医院感染管理部、医务部，做好转运沿途及接收病房的准备工作。

三、转运护理

1. 外围转运医护人员按三级防护标准穿戴好医用防护用品，携带转运急救箱在外走廊等候交接。

2. 手术间医护人员将患者安全转移至负压转运床，并与外围转运医护人员做好交接。

3. 外围转运医护人员按医院指定的路线运送患者到相应的隔离病房继续治疗。在转运途中麻醉医护人员观察患者意识及呼吸状态，同时使用便携式 SpO_2 监测仪监测。

4. 到达隔离病房后与病房的医师、护士做好交接工作。外围转运医护人员和转运工勤人员在隔离病房按标准流程脱下医用防护用品后方能离开污染区。

四、使用后麻醉设备、物品、药品的处理

1. 使用后麻醉设备的处理：麻醉机、微量泵、监护仪等麻醉设备表面需使用含氯2000mg/L 的消毒液或 75％乙醇擦拭消毒，作用 30min 后清水擦拭。使用专用消毒机对麻醉机呼吸回路进行消毒，更换钠石灰，必要时请麻醉机工程师指导消毒。

2. 使用后麻醉物品的处理：一次性使用麻醉物品用后丢弃于双层黄色医疗垃圾袋内，扎带密封，贴上"新型冠状病毒"标识，专人、专车收集，固定路线转运。非一次性使用麻醉物品如密闭式抢救箱、可视喉镜、纤维支气管镜等按照《医疗机构消毒技术规范》进行清洁、消毒、灭菌。新型冠状病毒感染患者痰液、血液等按感染性医疗废物管理，再次加含氯 2000mg/L 的消毒液于一次性负压吸引瓶内，静置 30min 后排入医院污水处理池。

3. 麻醉药品的处理：对于麻醉药盘内未使用完的药液，轻推药液弃于黄色垃圾桶内，勿使药液喷溅。注射器针头弃于锐器盒内，关闭盖子，再使用黄色医疗垃圾袋套装，并贴上"新型冠状病毒"标识。

五、术后参与手术人员的管理

参与手术的所有人员需再次在手术人员情况登记表上进行登记，详细回顾手术全程是否有意外暴露。严格按照标准流程脱下医用防护用品，无意外暴露的手术人员可以免除隔离。出现意外暴露的手术人员应进行医学观察，科室应每日对观察人员进行随访，若有异常症状出现，督促其及时就医。

【思考题】

1. 简述新型冠状病毒感染手术患者的气管导管拔管原则。
2. 简述新型冠状病毒感染患者使用后的麻醉设备的处理方法。

（郑萍　范美龄　殷小容）

第十五章 麻醉恢复期常见并发症的护理

第一节 呼吸系统并发症的护理

一、气道梗阻

气道梗阻是全身麻醉恢复期常见且危险的并发症，可引起患者缺氧和二氧化碳蓄积。若不及时处理，患者血流动力学将发生改变，甚至导致心搏骤停。

案例 麻醉恢复期患者气道梗阻的护理

【病历摘要】患者男，58岁，全身麻醉下行"甲状舌管囊肿切除术、咽瘘皮瓣修补术、会厌舌骨重建固定术"。术后带气管导管入PACU，带机顺应，生命体征平稳；15min后患者神志清楚，自主呼吸恢复，达拔管指征后顺利拔除气管导管，予面罩吸氧（3L/min）；拔管5min后患者突感气紧，三凹征明显，吸气性喘鸣，血压183/92mmHg，$SpO_2$92%。麻醉医师床旁查看患者并予面罩辅助通气，盐酸尼卡地平0.2mg和丙泊酚20mg即刻（st）静脉注射（iv）；5min后患者气紧、三凹征得到明显缓解。

【问题1】该患者发生了什么？

【临床思维】发生了上气道梗阻。该患者拔管后SpO_2下降，三凹征明显，吸气伴有喘鸣，符合上气道梗阻的临床表现。

【问题2】患者出现上气道梗阻的原因可能有哪些？

【临床思维】

1. 舌后坠：肌肉松弛药未完全代谢，舌肌及下颌骨松弛，仰卧位时由于重力作用，舌后坠导致气道梗阻。

2. 喉痉挛：浅麻醉状态下进行气道内操作，如吸痰，放置口咽通气管、鼻咽通气管、气管导管等导致患者喉部肌肉痉挛，引起声门部分或完全关闭，从而导致气道梗阻。

3. 手术因素：咽喉部、气管内手术及术后出血。

4. 呕吐、误吸：患者发生呕吐或误吸时，胃内容物可能会刺激咽喉部引起喉痉挛，甚至直接堵塞咽喉部导致气道梗阻。

【问题 3】该类患者的观察及护理要点有哪些?

【临床思维】

1. 入 PACU 后,与 PACU 医护人员做好交接工作:病灶压迫的时间、性质;术中患者气道是否有软化;术前患者声音有无嘶哑及声门暴露情况、插管是否顺利等。

2. 床旁备齐与患者相匹配的呼吸球囊及面罩、插管用物、气管切开包。

3. 监测患者呼吸状态及关注主诉,病情允许的条件下及时抬高床头,以利于患者呼吸。

4. 及时清除患者上气道分泌物。

5. 做好心理护理,及时消除患者焦虑、紧张的情绪。

(方琳洁　殷小容)

二、低氧血症

低氧血症指血液中含氧不足,PaO_2 低于正常同龄人的正常下限,主要表现为 PaO_2 与 SpO_2 下降。临床上 $SpO_2 \leqslant 90\%$ 可判断为低氧血症。

案例　麻醉恢复期患者低氧血症的护理

【病历摘要】患儿女,1 岁 3 个月,行"双眼非共同性矫正术"。术毕带喉罩入 PACU,20min 后 SpO_2 进行性下降,麻醉医师立即予患儿手动通气,调整喉罩位置,SpO_2 上升但不能维持。静脉推注新斯的明及阿托品后,麻醉医师拔除喉罩,进行面罩加压给氧,SpO_2 上升并维持在 98%~100%。15min 脱氧后患儿 SpO_2 再次下降至 87%,给予患儿面罩吸氧。1h 后,患儿脱氧,口唇红润,SpO_2 为 100%,遵医嘱转回病房。

【问题 1】麻醉恢复期患者发生低氧血症的危险因素有哪些?

【临床思维】

1. 麻醉因素:带管患者,管道移位或脱出;氧气流量不足;药物用量不恰当。

2. 手术因素:气道手术及胸肺部手术导致通气不良,或术后疼痛导致患者憋气。

3. 患者因素:合并有肺血管分流、气胸、肺水肿、肺不张等呼吸系统疾病,颅高压、颅内占位性病变等神经系统疾病或代谢功能异常的患者。

【问题 2】患者发生低氧血症时,该如何护理?

【临床思维】

1. 监测患者呼吸状态,必要时调大氧流量或改变吸氧方式,检查患者有无气道分泌物堵塞。

2. 协助麻醉医师进行面罩通气,遵医嘱用药,保证静脉通路通畅,根据患者情况必要时建立双通路。

3. 对于清醒患者,指导咳嗽、咳痰,协助排痰,病情允许者抬高床头。麻醉未醒患者头稍后仰,偏向一侧,小儿垫肩枕。

4. 及时检查负压吸引、吸氧装置及麻醉机是否完好备用,床旁备简易呼吸装置及插管用物。

5. 必要时采集动脉血液,进行血气分析。

知识 **拓展**

◇ 插管机械通气患者吸痰更易引起低氧血症。

◇ 对于术后拔管时合并轻度或中度低氧血症患者，高流量吸氧与无创机械通气疗效指标相似，但无创机械通气患者的住院时间和 ICU 入住时间更短。

◇ 俯卧位通气可改善心脏术后成人患者的低氧血症。

（方琳洁　殷小容）

三、肺栓塞

肺栓塞是指各种栓子阻塞肺动脉或其分支的一组疾病或临床综合征的总称。引起肺栓塞的栓子主要来源于盆腔内静脉或下肢深静脉的血栓脱落，也可为空气、脂肪、羊水、肿瘤细胞脱落。其中，肺血栓栓塞症是肺栓塞常见类型之一。肺栓塞一旦发生，将加重患者病情，增加患者致残率、死亡率。因此，麻醉护士应加强围手术期肺栓塞识别、预防及处理的学习。

案例　麻醉恢复期患者肺栓塞的护理

【病历摘要】患者女，45 岁，因"右膝关节疼痛伴行走障碍 4[+] 年"入院，诊断为"右膝关节骨性关节炎"，长期服用糖皮质激素及避孕药物，其余既往史无特殊。在全身麻醉下行"右膝关节人工关节置换术"，手术顺利。拔管后由麻醉医师护送入 PACU，实施一级监测，予鼻导管吸氧（2L/min）。入 PACU 10min 后，患者无明显诱因突发意识消失，血压 75/40mmHg，心率 120～140 次/分，SpO_2 50%～60%（鼻导管吸氧 2L/min）。立即进行紧急气管插管、呼吸机辅助通气，用肾上腺素及去甲肾上腺素维持血压，动脉收缩压持续波动在 85～90mmHg，SpO_2 维持在 75%～85%。行床旁急诊超声，心脏超声提示：患者有心功能不全征象，右心室和右心房扩大，三尖瓣重度反流。

【问题 1】该患者此时发生了什么？

【临床思维】肺栓塞。患者为女性，长期服用糖皮质激素及避孕药物，且下肢关节运动障碍，长期制动，行骨科手术，具有下肢深静脉血栓形成及肺栓塞的危险因素。该患者突发意识障碍，伴有循环衰竭及氧合不能维持的情况，心脏超声提示右心功能障碍伴肺动脉高压征象。

【问题 2】该患者在 PACU 内发生了肺栓塞应如何紧急处理？

【临床思维】

1. 一旦发生肺栓塞，应及时提高吸入氧浓度，积极纠正低氧血症，严重情况下应行机械通气。

2. 补充有效血容量，必要时使用血管活性药物维持患者循环稳定。

3. 头部降温，减轻颅脑损伤，条件允许情况下，可行高压氧治疗。

4. 使用低分子量右旋糖酐、肝素等进行抗凝或溶栓治疗。

【问题 3】对于发生肺栓塞或高度怀疑肺栓塞的患者，如何在 PACU 内进行护理？

【临床思维】

1. 严密监测患者生命体征、意识状态、瞳孔变化、皮肤温度，做好护理记录。

2. 观察患者有无胸痛、咳嗽、咯血、气促加重等症状，警惕新的血栓栓塞发生。

3. 已有下肢静脉血栓形成者，应卧床休息，抬高下肢，使患肢高于心脏水平，以促进静脉回流，减轻静脉淤血，缓解肿胀和疼痛。

4. 溶栓治疗护理：治疗前评估患者有无活动性内出血、自发性颅内出血、出血性疾病等禁忌证。溶栓过程中观察患者有无口腔黏膜和牙龈出血、呕血、黑便等消化道出血征象。避免不必要的肌内注射和反复静脉穿刺。

5. 做好心理护理，解除患者疑虑，平复患者不良情绪，提高其治疗的依从性。

【思考题】

简述诱导及麻醉管理过程中引起患者上气道梗阻的常见原因。

（李雪平　殷小容）

第二节　循环系统并发症的护理

一、低血压

低血压是麻醉恢复期常见的并发症之一，常以收缩压或平均动脉压的绝对值或相较基础血压下降的程度来定义，通常将患者麻醉诱导前血压作为基础血压，低血压指收缩压较基础血压下降10%~40%，平均动脉压较基础血压下降20%或30%。

案例　麻醉恢复期患者低血压的护理

【病历摘要】患者男，62岁，全身麻醉下行"左半肝切除术"。术中采用静吸复合麻醉，手术时长为2h 18min。手术顺利，拔管后由麻醉医师护送入PACU。入PACU后，为患者实施麻醉术后一级监测，带入引流管，引流出血性液体15mL，腹软，心率105次/分，呼吸17次/分，SpO_2 99%，血压76/58mmHg。检查血压袖带放置是否正确，排除干扰后再次监测血压为74/51mmHg。患者神志清楚，诉头晕、心悸，立即通知麻醉医师，遵医嘱加快补液，监测患者生命体征。补液15min后，监测患者血压为79/52mmHg，麻醉医师经静脉推注间羟胺0.2mg，3min后测血压为95/56mmHg，遵医嘱继续补液。1h后，患者血压为106/62mmHg，自诉头晕、心悸好转。

【问题1】麻醉恢复期患者发生低血压的危险因素有哪些？

【临床思维】

1. 低血容量：PACU患者发生低血压的主要原因之一，多为术中补液不足。

2. 麻醉药：麻醉药的残余作用可能会引起低血压。

3. 麻醉方式：神经阻滞麻醉时局部麻醉药物误入血管可抑制患者循环系统，致血管扩张。

4. 其他：过敏反应、低温后复温、肾上腺功能不全等均可引起 PACU 患者低血压的发生。

【问题2】如何预防患者在麻醉恢复期发生低血压？

【临床思维】

1. 手术中按患者需要量积极进行补液，维持水、电解质平衡。

2. 术中出现低血压时，分析原因，积极进行对症处理。

3. 做好术中患者保温工作，准确记录出血量、尿量等。

4. 患者入 PACU 后，PACU 医护人员应与手术间麻醉医师进行病情交接，了解患者基础血压水平、术中循环及出入量情况。

5. 麻醉恢复期观察患者面色、神志、引流液性状及引流量。

6. 记录患者生命体征及关注患者主诉。

【问题3】该患者发生低血压后，PACU 护士应如何进行护理？

【临床思维】

1. 评估血压数值是否准确：检查血压袖带大小是否适宜、位置是否正确、松紧是否合适，患者是否因为体位改变而出现低血压。排除干扰后若血压仍低，应立即通知医师。

2. 必要时再次建立静脉通路，备齐升压药物。

3. 遵医嘱对症处理。

1）补充血容量：根据患者情况可补充胶体液、晶体液或者血液制品。

2）对于过敏反应和输血反应引起的低血压，应立即停止输血，使用抗过敏治疗和糖皮质激素治疗，等等。

（唐雪姣　殷小容）

二、高血压

高血压是心脑血管疾病的主要危险因素之一。围手术期高血压目前尚无统一标准，相关文献报道收缩压、舒张压或平均动脉压超过基线 30% 以上，或原有高血压的患者在围手术期收缩压和（或）舒张压再升高超过 30mmHg，可诊断为围手术期高血压。术前合并高血压的患者，尤其是未经系统药物治疗的患者，术后发生高血压的风险更高。因此应积极预防和处理麻醉恢复期患者的高血压。

案例　麻醉恢复期患者高血压的护理

【病历摘要】患者女，73 岁，既往高血压病史，全身麻醉下行"腹腔镜下胆囊切除术"。术中采用静吸复合麻醉，手术时长为 43min，手术顺利，拔管后由麻醉医师护送入 PACU，为患者实施全身麻醉术后一级监测，监测血压为 174/83mmHg，心率为 63~67次/分。遵医嘱静脉推注盐酸尼卡地平注射液 0.3mg。用药 10min 后，血压降至 132/72 mmHg。

【问题1】麻醉恢复期患者发生高血压的危险因素有哪些？

【临床思维】

1. 药物因素：反跳性高血压，见于可乐定或 β 肾上腺素能受体阻滞剂的停药反应；高血压患者术前突然停用降压药；血管收缩药的全身吸收，如肾上腺素等；药物之间的相互作用；三环类抗抑郁药或单胺氧化酶抑制剂与麻黄碱合用时可产生严重的高血压反应。

2. 麻醉因素：吸痰等操作刺激、液体过量。

3. 患者因素：原发性高血压、嗜铬细胞瘤、甲亢危象、子痫、肾功能不全、糖尿病、心血管疾病等基础疾病，缺氧、高碳酸血症、焦虑、过度紧张、疼痛等导致儿茶酚胺分泌增多。

4. 手术因素：颅脑手术（颅压增高），颈动脉、血管和胸腔内操作易导致术后高血压，术后疼痛、躁动、寒战、缺氧、导尿管刺激等。

【问题2】如何预防该患者在麻醉恢复期发生高血压？

【临床思维】

1. 术前应评估患者发生高血压的危险因素，了解高血压史及治疗情况，尽可能降低术后高血压的风险。

2. 判断危险分级并指导治疗，术前遵医嘱使用降压药，控制血压。

3. 术中合理选用麻醉药。

4. 患者入 PACU 后，与手术间麻醉医师交接，了解病情、术中情况、基础血压水平等。

5. 适时清除气道分泌物，解除上气道梗阻，保持气道通畅，吸氧。

6. 予温毯机适当保暖，维持正常体温。

7. 避免刺激性操作，进行充分的术后镇痛，避免疼痛及躁动致血压增高。

8. 关注膀胱充盈情况，防止膀胱过胀使血压增高。

9. 做好心理护理，保持情绪稳定。

【问题3】该患者发生高血压后，应如何进行护理？

【临床思维】

1. 患者在 PACU 发生高血压时，立即报告麻醉医师。

2. 监测患者血压，注意测量无创血压时，袖带大小、松紧合适，位置正常。血压异常时，应该核定血压测定的正确性，必要时可使用持续有创动脉血压监测。

3. 积极配合医师分析高血压原因并对因处理，如镇静镇痛、纠正低氧血症和高碳酸血症、降低颅压、排空膀胱等。

4. 根据高血压严重程度分级对症、支持治疗。遵医嘱用药后，监测药物效果及不良反应，预防潜在并发症（心力衰竭、脑血管意外、肾功能衰竭等）。

5. 书写护理记录，做好交接。

6. 做好心理护理，缓解患者焦虑、紧张情绪。

（吴书梅　殷小容）

三、心搏骤停

心搏骤停是指各种原因导致心脏突然失去有效的舒缩功能，有效的血液循环突然停止，在无预兆的情况下突然出现的心搏停止。

案例　麻醉恢复期患者心搏骤停的护理

【病历摘要】患者女，88 岁，因消化道出血入内镜中心进行无痛胃镜下止血。术毕入 PACU，给予全身麻醉后一级监测，心率 85 次/分，呼吸 20 次/分，血压 98/52mmHg，鼻导管吸氧（3L/min）。15min 后，患者呼之不应，叹息样呼吸，SpO$_2$ 及血压测不出，未扪及颈动脉搏动，通知麻醉二线医师，立即行心肺复苏，快速建立静脉通路，立即静脉推注肾上腺素 1mg，行床旁气管插管。5min 后患者心脏恢复搏动，暂停心肺复苏，持续麻醉机辅助呼吸。与患者家属沟通病情后，家属要求转入 ICU 继续治疗。

【问题1】麻醉恢复期患者发生心搏骤停的危险因素有哪些？

【临床思维】

1. 麻醉因素：部分麻醉药可诱发心搏骤停。

2. 患者因素：高龄、心功能差，合并慢性心力衰竭、心律失常、消化道出血。

【问题2】如何预防患者在麻醉恢复期发生心搏骤停？

【临床思维】

1. 麻醉前进行充分的术前访视和系统评估；对于有并发症的患者，完善相关检查，控制病情；向家属交代麻醉风险。

2. 对麻醉前已存在的血容量不足、出血等，应尽可能做好抗休克准备。

3. 避免使用易诱发心律失常的药物。

4. 关注患者生命体征的变化，备好抢救用物。

5. 做好患者心理护理，避免患者情绪激动。

【问题3】患者发生心搏骤停后，应如何进行抢救？

【临床思维】

1. 发现患者疑似心搏骤停时，首先判断大动脉是否搏动。如果没有搏动，大声呼救，取得其他人的帮助。

2. 有效进行心肺复苏及气道开放。

3. 快速建立静脉通路，遵医嘱静脉推注肾上腺素等抢救药。

4. 遵医嘱尽早除颤。

5. 必要时采集动脉血，进行动脉血气分析。

【问题4】心搏骤停经过抢救后，患者病情稳定，应如何进行护理？

【临床思维】

1. 监测患者生命体征，避免再次发生心搏骤停，确保抢救物资处于完好备用状态。

2. 建立静脉通路，遵医嘱用药，注意观察用药后效果及不良反应，维持循环稳定，适当补充容量。

3. 抢救后尽早对患者进行脑复苏，如使用冰帽进行头部降温。

4. 预防压力性损伤、呼吸系统和泌尿系统感染等并发症的发生。

5. 做好保护性约束，防止患者躁动导致坠床和非计划拔管事件的发生。

6. 床旁悬挂标识，提醒医护人员重点观察此患者。

7. 抢救记录应在 6h 内完成并保证记录准确、客观、真实。

（贾安娜　殷小容）

第三节　消化系统并发症的护理

一、恶心、呕吐

恶心、呕吐是麻醉恢复期常见的并发症之一，普通患者发生率约为 30%，而高危患者发生率高达 80%。恶心、呕吐可导致患者电解质平衡紊乱、吸入性肺炎、伤口裂开等不良结局，患者舒适度、满意度下降，麻醉恢复时间延长，因此应积极预防和处理麻醉恢复期恶心、呕吐。

案例　麻醉恢复期患者恶心、呕吐的护理

【病历摘要】患者女，48 岁，全身麻醉下行"腹腔镜乙状结肠切除术"。术中采用静吸复合麻醉，手术时长为 2h 45min，手术顺利，拔管后送入 PACU。为患者实施麻醉术后一级监测，生命体征平稳。15min 后患者诉恶心并呕吐淡黄色液体 10mL，安置患者，头偏向一侧后遵医嘱予托烷司琼 0.5mg。用药 30min 后，患者无恶心、呕吐发生，定向力恢复良好，遵医嘱回普通病房。

【问题1】麻醉恢复期患者发生恶心、呕吐的危险因素有哪些？

【临床思维】

1. 麻醉因素：术中吸入麻醉药及围手术期使用阿片类药物可诱发恶心、呕吐。

2. 患者因素：年轻患者发生率高；女性发生率高；不吸烟者发生率高；有恶心、呕吐病史或晕动症史的患者发生率高。

3. 手术因素：胆囊切除术、腹腔镜手术、妇科手术、耳鼻喉手术、眼科手术等手术易导致患者恶心、呕吐；手术时间越长，麻醉药用量越大，恶心、呕吐的发生率越高。

【问题2】如何预防患者在麻醉恢复期发生恶心、呕吐？

【临床思维】

1. 麻醉前应量化该患者恶心、呕吐发生的危险因素，判断危险分级并指导治疗。

2. 尽可能降低恶心、呕吐的基线风险：如术中避免或最小剂量使用吸入麻醉药；优先使用丙泊酚作为主要的麻醉用药等。

3. 术中选择性使用止吐药物：5—羟色胺受体阻滞剂，如昂丹司琼；糖皮质激素，如地塞米松；多巴胺受体阻滞剂，如氟哌利多；抗组胺药，如苯海拉明。

4. 术中采用多模式镇痛方案，减少围手术期阿片类药物的使用。

5. 在病情允许的条件下，减少浅麻醉下吸痰，尽早拔除气管导管，减少咽部刺激。

6. 针刺内关穴或内关穴注射。

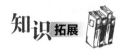

术后恶心、呕吐的非药物管理措施

◇ 穴位刺激：建议选择足三里穴和内关穴。

◇ 呼吸控制：麻醉前行呼吸控制训练。

◇ 咀嚼口香糖：腹腔镜手术患者或接受乳房手术的女性患者术后咀嚼口香糖。

◇ 芳香疗法：使用生姜或薰衣草香薰。

【问题3】患者发生恶心、呕吐后，应如何进行护理？

【临床思维】

1. 患者在PACU发生恶心、呕吐时，立即取头低脚高位或侧卧位，头偏向一侧，及时清除口腔内分泌物及胃内容物，以防误吸。

2. 监测患者生命体征并记录患者呕吐次数、呕吐物性状及呕吐量。

3. 若患者剧烈或频繁呕吐，立即通知麻醉医师，遵医嘱使用止吐药并注意观察药物不良反应。

4. 做好患者心理护理及健康宣教。

（万勤 尹露 殷小容）

二、反流、误吸

反流、误吸是围麻醉期的严重并发症之一。全身麻醉药抑制患者保护性反射，患者气道自身保护机制丧失，药物代谢不全或残留易导致患者反流、误吸。吸入呕吐或反流的胃内容物可引起缺氧、肺不张、肺炎、支气管痉挛、心动过速或低血压等严重并发症，甚至可致死亡，因此应积极预防和处理麻醉恢复期的反流、误吸。

案例 麻醉恢复期患者反流、误吸的护理

【病历摘要】患者男，60岁，因"进食后腹痛伴恶心、呕吐4h"入院，诊断为"完全性小肠梗阻"。在全身麻醉下行"开腹回肠切除肠吻合＋肠粘连松解术"。手术顺利，拔除气管导管后由麻醉医师护送入PACU。患者带入静脉通路、左桡动脉置管、胃肠减压管及导尿管。为患者实施麻醉术后一级监测，生命体征：心率105次/分，有创动脉血压121/70 mmHg，呼吸25次/分，SpO_2 98%（鼻导管吸氧2L/min）。患者诉腹部疼痛难忍，疼痛评分5分。经评估，麻醉医师予曲马多100mg，患者自诉疼痛缓解，疼痛评分2分。给药10min后，患者胃肠减压管引流出大量黄绿色液体，口鼻处有黄绿色液体溢出。同时患者剧烈呛咳伴有喉部喘鸣，心率骤升至130～140次/分，SpO_2急剧下降至80%。

【问题1】该患者此时发生了什么？

【临床思维】患者发生了反流、误吸。该患者为饱胃患者，诊断为肠梗阻，行急诊手术，麻醉诱导期与恢复期均具有较高的反流、误吸风险。患者口鼻处出现胃内容物，且具有呛咳、喘鸣，伴 SpO_2 下降，故考虑患者发生反流、误吸，需紧急进行处理。

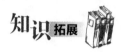

反流、误吸的临床表现

◇ 呕吐，反流，气道内吸引出胃内容物。

◇ 吸入性肺炎：当胃液 pH 值＜2.5，误吸量＞25mL 时更为严重，表现为呼吸困难，呼吸急促，肺内弥散性哮鸣音和湿啰音。

◇ 吸入性肺不张（Mendelson 综合征）：在误吸发生不久或 2～4h 后出现哮喘样综合征，患者出现发绀、心动过速、支气管痉挛和呼吸困难。

◇ 通气不足，气道梗阻。

【问题 2】该患者发生了反流、误吸后，应如何进行紧急处理？

【临床思维】

1. 反流、误吸处理原则：解除气道梗阻，减轻肺损伤。

2. 维持患者氧供及氧合的同时，立即将患者置于头低位并偏向一侧，吸引管充分进行口腔及气道吸引，尽量清除胃内容物后行气管插管。

3. 置入气管导管后经气管导管反复吸引，有条件者可行纤维支气管镜检查并吸引冲洗气管内分泌物。

4. 使用呼气末正压 5～10cmH_2O 纠正低氧血症。

5. 应用糖皮质激素缓解支气管痉挛及气道炎症反应。

【问题 3】如何预防麻醉恢复期反流、误吸的发生？

【临床思维】

1. 识别患者是否为反流、误吸高危人群。

2. 若无禁忌，患者清醒后可尽早抬高床头。

3. 可为高危患者置入粗大胃管（直径≥7mm）吸引胃内容物，减压。若患者已带入胃管，可经胃管进行负压吸引。

4. 若患者术后剧烈或频繁呕吐，应遵医嘱使用止吐药治疗并观察药物不良反应。

反流、误吸发生的高危人群

◇ 口咽部及鼻咽部有分泌物或出血的患者：头面部外伤、鼻出血的患者或行口咽部、鼻咽部手术时，由于止血不彻底，可能造成误吸。若患者未完全清醒，则更易发生。

◇ 急诊及饱胃的患者：未严格禁食的急诊患者及胃排空延迟、胃液分泌增多的患者易发生误吸。

◇ 反流性疾病患者：食管括约肌松弛症患者可因药物所致食管括约肌松弛或张力减低易出现反流。此外，腹压增高的患者及各种原因引起胃压增高者也易出现反流，如产妇、幽门梗阻或高位肠梗阻病者。琥珀胆碱因引起肌肉颤动使胃压增高，引起胃内容物反流。

◇ 婴幼儿、老年患者：由于婴幼儿神经系统发育尚不完全，保护性反射能力较弱，腹内张力较高等生理特点，其误吸发生率较高。老年患者也因其食管括约肌松弛、反射迟钝等特点，属于反流误吸高危人群，若合并有内外科疾病如脑血管病变和腹腔内病变等，误吸的发生率更高。

◇ 其他患者：肥胖、糖尿病、腹部大手术特别是上消化道手术患者及各种原因引起食管下括约肌松弛或有食管裂孔疝的患者也属高危人群。

（曾小淇　殷小容）

第四节　其他常见麻醉恢复期并发症的护理

一、苏醒延迟

苏醒延迟指全身麻醉后超过预期苏醒时间，患者意识未恢复，不能对外界刺激如语言或行为做出反应。目前对苏醒延迟的时间界定没有明确的定论，但大部分文献支持以2h为界。

案例　麻醉恢复期患者苏醒延迟的护理

【病历摘要】患者男，75岁，体重80kg，全身麻醉下行"肝门胆管癌根治＋门静脉修补＋肝中静脉切除再植术＋腔静脉修补＋胆管成形术＋胆囊切除术"，麻醉时长为9.3h，术中出血较多，术后送至PACU。入室时生命体征平稳，呼之不应，通知麻醉医师床旁查看患者后，遵医嘱给予温毯机保暖，加快补液，继续观察。2h后患者呼之反应弱，不能准确对答及回应，通知麻醉医师，行床旁血气检查，遵医嘱使用氟马西尼注射液，继续观察；随后患者意识逐渐恢复，肌力Ⅴ级，送回病房。

【问题1】苏醒延迟常见原因主要有哪些？

【临床思维】

1. 药物因素：麻醉药物用量多或患者代谢功能障碍使麻醉药残留是麻醉后苏醒延迟常见的原因之一。

2. 麻醉因素：低温可降低麻醉药代谢速率；低氧、呼吸抑制可延缓吸入麻醉药排出；麻醉中低血压。

3. 患者因素：高龄，肥胖，体内代谢率降低；本身患有呼吸系统疾病，易发生低氧血症，致使药物代谢慢，易残留；肝肾功能异常，男性较女性发生率高等。

4. 手术因素：手术时间长，药物用量大；术中出入量不平衡；术后切口疼痛或膈肌活动受限，引起通气不足。

【问题 2】苏醒延迟患者的护理要点有哪些？

【临床思维】

1. 麻醉医师术前应全面进行评估，识别苏醒延迟高危患者，加强术中监测，全身麻醉前后，可给予穴位针刺治疗。

2. 若因麻醉药残留或过量引起苏醒延迟，遵医嘱使用拮抗剂，观察患者用药后生命体征及呼吸状态。

3. 预期手术时间长的患者，可采用复合硬膜外阻滞，以减少术中麻醉药的使用量，降低苏醒延迟的发生率。

4. 患者低体温时，可采用温毯机给予主动保温。

5. 根据患者呼吸及氧合状态，选择适宜的吸氧方式，保持患者气道通畅，避免缺氧。

6. 患者低血压时，通知麻醉医师查看，配合医师积极处理并记录。

7. 保持患者功能体位，协助患者翻身，防止压力性损伤；行保护性约束，防止患者发生非计划拔管及坠床。

8. 加强监测：如监测患者瞳孔大小、对光反射、肌张力、每小时出入量及引流液性状等。

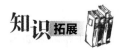

苏醒延迟的非药物管理措施

◇ 全身麻醉诱导前，接受足三里穴、内关穴、合谷穴、上巨虚穴 4 个穴位的针刺治疗。

◇ 手术结束后，接受人中穴、涌泉穴的针刺治疗。

◇ 联合加温。

（方琳洁　殷小容）

二、谵妄与躁动

全身麻醉恢复期躁动是指麻醉恢复期出现的一种意识与行为分离的精神状态，表现为无法安抚、易激惹、倔强或不合作。典型者会出现哭喊、手脚乱动、呻吟、语无伦次、定向力障碍及类似偏执狂的思维，是全身麻醉常见的并发症之一。

案例　麻醉恢复期患者谵妄与躁动的护理

【病历摘要】患者男，75 岁，既往合并高血压、糖尿病，药物控制满意。因"股骨头坏死"收治入院，全身麻醉下行"股骨头置换术"，术中采用静吸复合麻醉方式，术毕髂筋膜间隙阻滞镇痛，顺利拔除喉罩，连接静脉镇痛泵入 PACU 进行恢复。30min 后，患者突然出现躁动、幻觉、胡言乱语、不听劝阻，欲自行拔除静脉输液管道及心电监护仪导线。麻醉医师床旁查看后，经静脉推注氟哌利多 1mg，15min 后患者安静。

【问题1】麻醉恢复期患者发生谵妄与躁动的影响因素有哪些？

【临床思维】

1. 患者因素：学龄前儿童和老年人多见；术前过度紧张；神经器质性病变导致意识不清，或自身存在精神障碍，烦躁不能配合；既往有酒精成瘾或阿片类药物成瘾，术后亦可出现类似戒断综合征的表现；合并有低氧血症、气道梗阻、高碳酸血症、低血糖、尿潴留等并发症。

2. 药物因素：术前使用东莨菪碱、巴比妥类或阿托品等药物；术中持续性应用全身麻醉药物，作用于中枢神经系统；肌肉松弛药的残留作用。

3. 手术因素：在耳鼻喉、气道、乳腺及生殖系统等与情感关系较为密切的部位进行手术操作。

4. 管道因素：多数患者术后会留置导尿管、胃管、创腔引流管等一种或多种引流管道，留置各种管道可产生不良刺激。

5. 疼痛因素：术后疼痛。

6. 术前神经系统功能障碍或呼吸、循环功能障碍。

7. 其他因素：环境改变、尿潴留、体位不适、快速苏醒等。

【问题2】麻醉恢复期患者发生谵妄与躁动的临床表现有哪些？

【临床思维】

1. 严重的焦虑、躁动、兴奋、极度烦躁和挣扎。

2. 心率增快，血压增高，呼吸浅慢，伴或不伴有 SpO_2 下降。

3. 剧烈的不协调的"拍击"运动，如用力拍打床板等。

4. 多动、谵妄，试图坐起等。

5. 儿童患者常表现为易激惹、不能停止的哭闹及无法安抚等。

【问题3】麻醉恢复期患者发生谵妄与躁动的危害有哪些？

【临床思维】

1. 对患者本身：交感神经兴奋可引起各种循环系统并发症。谵妄与躁动非常严重时或有暴力倾向，如发生非计划拔管、手术切口裂开、手术部位出血、伤口缝线断裂、尿潴留等。

2. 对手术预后：一旦谵妄与躁动未得到及时处理或处理不得当，或将对手术效果造成极大不利影响，如脊柱外科手术、脑外科手术、耳鼻喉科手术等。

3. 对医护人员：需要更多的医护人员来安抚及保护患者，工作量增加。

【问题4】如何评估麻醉恢复期患者发生躁动的程度与分级？

【临床思维】目前对躁动程度的评估及分级标准尚不一致，临床常用以下几种（表15-4-1、表15-4-2）。

表 15-4-1　Riker 镇静—躁动评分（SAS）

分值（分）	描述	定义
1	不能唤醒	对恶性刺激无或仅有轻微反应，不能交流及服从指令
2	非常镇静	对躯体刺激有反应，不能交流及服从指令，有自主运动
3	镇静	嗜睡，语言刺激或轻轻摇动可唤醒并能服从简单指令，但随即又入睡
4	安静合作	安静，容易唤醒，服从指令
5	躁动	焦虑或身体躁动，经言语提示劝阻可安静
6	非常躁动	需要保护性束缚并反复言语提示劝阻，咬气管导管
7	危险躁动	拉拽气管导管，试图拔除各种导管，翻越床栏，攻击医护人员，在床上辗转挣扎

注：恶性刺激指吸痰或用力按压眼眶、胸骨或甲床 5s。

表 15-4-2　Ramsay 镇静程度评分表

分值（分）	描述
1	焦虑或焦躁不安，或两者均有
2	合作，定向力正常，安静
3	仅对指令有反应
4	入睡，但对击眉间或强声刺激有敏感反应
5	入睡，但对击眉间或强声刺激反应迟钝
6	无反应

【问题 5】麻醉恢复期患者谵妄与躁动的预防和护理措施有哪些？

【临床思维】

预防措施：

1. 完善术前访视，进行术前心理干预及健康宣教，减轻患者焦虑与恐惧情绪，以取得患者的积极配合和理解。

2. 操作前做好解释、沟通工作，动作轻柔，避免暴力加重损伤。

3. 在病情允许的情况下，满足患者合理需求，协助其取舒适体位。

4. 尽可能保持病室安静，避免嘈杂环境引起患者烦躁。

5. 保障有效供氧和维持气道通畅，监测生命体征，避免缺氧和二氧化碳蓄积。

6. 术中维持适当的麻醉深度，术后充分镇痛，避免不良刺激。

7. 术后符合拔管的标准时，及时拔除喉罩或气管导管，减轻导管刺激。

8. 加强安全护理，做好保护性约束，防止意外事件的发生。

护理措施：

1. 床单元刹车制动，拉好床栏，行肩带约束，必要时行四肢有效安全约束。

2. 妥善固定各引流管、导尿管、胃管等，保证其有效引流，防止因患者躁动而意外拔管。

3. 保持床单元整洁干燥，防止皮肤完整性受损。

4. 躁动患者由专人护理，保证安全。

5. 遵医嘱应用镇静药、镇痛药，观察用药效果及不良反应。

6. 综合分析引起躁动的原因，积极处理，如主诉伤口疼痛难忍，及时通知麻醉医师进行干预等。

7. 对神志清楚的患者，进行有效沟通，做好心理安抚。

8. 积极排除术后其他并发症，如气管切开患者痰液堵塞无法咳出，烦躁，导致窒息。同时，尽量减少对患者的刺激，保持舒适安静的环境。

（钟媛　殷小容）

三、过敏反应

过敏反应是围麻醉期常见的临床急症之一，严重威胁患者的生命。围麻醉期过敏反应的发生率为 1/20000～1/13800，死亡率高达 3%～9%，约占围麻醉期死亡的 5%～7%，因此应积极预防和处理过敏反应。

案例　麻醉恢复期患者过敏反应的护理

【病例摘要】患者女，52 岁，龙虾过敏史。全身麻醉下行"双侧全髋关节置换术"，术中采用静吸复合麻醉，手术时长 1h 47min，手术顺利，拔管后送入 PACU。为患者实施麻醉术后一级监测，血压 85/46mmHg，心率 70～75 次/分，评估患者皮肤时发现胸部散在风团伴瘙痒。暂停聚明胶肽注射液静脉输入，遵医嘱静脉注射地塞米松 5mg。用药 25min 后，生命体征平稳，风团消失，继续观察。定向力恢复后，遵医嘱转回普通病房。

【问题1】麻醉恢复期患者发生过敏反应的危险因素有哪些？

【临床思维】

1. 药物因素：抗菌药物、非甾体抗炎药、肌肉松弛药、人工胶体（尤其是明胶类）等。

2. 患者因素：过敏史，或有过敏体质。

3. 手术因素：实施肝包虫手术。

4. 其他：输入血液制品等。

【问题2】如何预防患者在麻醉恢复期发生过敏反应？

【临床思维】

1. 麻醉前详细询问病史。

2. 麻醉期间尽可能避免使用易过敏药物，降低过敏风险。

3. 术前可疑过敏者，酌情于麻醉前使用激素或抗组胺药。

4. 用药前做好急救准备工作，包括急救药物、物品、人员的搭配。

5. 患者入 PACU 时，交接班麻醉医护人员应进行详细交接班，粘贴过敏警示牌。

【问题3】该患者发生过敏反应后，应如何进行护理？

【临床思维】

1. 应让患者立即停止接触可疑致敏原，如停止输入可疑液体或药物，通知医师。

2. 监测患者生命体征，客观、真实地做好护理记录。

3. 保持气道通畅，吸入氧气。呼吸抑制时，立即开放气道，用简易人工呼吸器辅助呼吸，给予高流量吸氧。做好气管插管准备，必要时，配合麻醉医师完成气管插管。

4. 遵医嘱用药：如苯海拉明、氢化可的松、地塞米松等，注意药物间的相互作用及配伍禁忌。观察用药效果及不良反应。

5. 做好基础护理，防止压力性损伤等护理不良事件的发生。

6. 做好心理护理及健康宣教。

7. 详细做好交接工作。

【思考题】

苏醒延迟的原因有哪些？

(吴书梅　殷小容)

第十六章 疼痛治疗与护理

第一节 疼痛的概述

一、疼痛的相关概念

疼痛为一种令人不快的感觉和情绪体验，伴随着现有的或潜在的组织损伤。疼痛包含两方面：痛觉和痛反应。痛觉是一种意识现象，属于个人的主观知觉体验，受个人心理、性格、经验、情绪和文化背景的影响；痛反应是指机体对疼痛刺激产生的一系列生理病理变化。

二、疼痛的分类

（一）按病理生理学分类

1. 伤害感受性疼痛：由外周伤害性感受器激活或敏化导致。
2. 神经病理性疼痛：由外周神经结构或中枢神经结构的损伤或获得性异常造成。

（二）按疼痛强度分类

1. 轻度痛：指疼痛可以忍受，能正常生活，睡眠不受干扰。
2. 中度痛：指疼痛明显，不能忍受，患者要求使用镇痛药，睡眠受到干扰。
3. 重度痛：指疼痛剧烈，不能忍受，需要镇痛药，睡眠严重受到干扰，可伴有自主神经功能紊乱。
4. 极度痛：一种持续性剧痛，伴血压、脉搏等生命体征变化。

（三）按时间模式分类

1. 一过性疼痛：指疼痛在短时间内一次或数次出现。
2. 间断性疼痛：指不定期的，没有规律的疼痛。
3. 周期性疼痛：指疼痛发生经过一个相当规律的时间间隔，呈规律性变动。
4. 持续性疼痛：机体组织受到各种损害刺激而产生的持续性疼痛。

（四）按机体部位分类

1. 躯体性痛：指身体痛，包括头痛、背痛、肢体痛、胸痛、腹痛、腰痛等。
2. 内脏性痛：指痛觉发生缓慢、持续时间长、定位不准确、对刺激性质分辨能力差，对机械牵拉、缺血、炎症等刺激敏感的一类疼痛。

（五）按病程长短分类

1. 急性痛：在短期内产生且持续时间通常不超过 3 个月的疼痛。
2. 慢性痛：间断或持续时间超过 3 个月的疼痛。慢性痛在躯体或内脏组织均可以发生。

（六）按表现形式分类

1. 原发痛：指组织内的神经末梢直接受到机械性或化学性刺激而产生的疼痛。
2. 牵涉痛：当某些内脏器官发生病变时，常在体表的一定区域产生感觉过敏或痛觉，这种现象称牵涉痛。
3. 反射痛：又称扩散痛，是指神经的一个分支受到刺激或损害时，疼痛除向该分支支配区放射外，还可累及该神经的其他分支支配区而产生疼痛。

【思考题】

1. 简述疼痛按表现形式的分类。
2. 简述疼痛的定义。

第二节　疼痛的评估

对患者疼痛进行全面评估，有助于了解患者对镇痛的需求，为治疗、护理提供有效依据。

一、疼痛评估原则

（一）倾听患者主诉

疼痛是患者的主观感受，对于意识清醒的患者而言，疼痛评估的"金标准"即为患者主诉。医护人员应鼓励患者充分表述疼痛感受和疼痛相关病史。对于婴幼儿和一些无法自述疼痛的患者，应鼓励家属或照顾者及时汇报，结合患者的表情、行为表现进行疼痛评估。

（二）全面评估疼痛

参与疼痛治疗的医护人员还应全面评估患者疼痛情况，在询问中可以按照 PQRST 的顺序获得相关信息。此外，还应询问疼痛病史、发作原因、疼痛伴随症状、既往疼痛的治疗及效果等。另外，还需要考虑患者精神状态及相关心理社会因素。PQRST 为：

P——促发和缓解因素（Provoking or Precipitating Factors）。

Q——疼痛的性质（Quality of Pain）。

R——疼痛的部位及范围（Radiation of Pain）。

S——疼痛的严重程度（Severity of Pain）。

T——疼痛的时间因素（Timing），包括减轻或加重的时间、疼痛发作的时间及疼痛持续的时间。

（三）动态评估疼痛

在对患者进行初步疼痛评估后，需根据患者疼痛情况、治疗计划等实施常规的动态疼痛评估。

1. 评估的时机。

（1）患者主诉出现新的疼痛时。

（2）进行新的操作时。

（3）在疼痛治疗措施达到峰值效果后。

（4）对于一些长时间存在的疼痛，如慢性痛，需要根据疼痛情况规律地进行评估。

2. 评估的内容。

（1）现在的疼痛程度、性质和部位。

（2）过去 24h 最严重的疼痛程度。

（3）疼痛缓解的程度。

（4）治疗方案实施中存在的障碍。

（5）疼痛对日常生活、睡眠和情绪的影响。

（6）疼痛治疗的不良反应。

二、疼痛评估常用工具

（一）WHO 疼痛分级

WHO 将疼痛按程度划分为四级：

0 级：无痛。

1 级（轻度疼痛）：有疼痛感但不严重，可忍受，睡眠不受影响。

2 级（中度疼痛）：疼痛明显，不能忍受，睡眠受干扰，要求用镇痛药。

3 级（重度疼痛）：疼痛剧烈，不能忍受，睡眠严重受干扰，需要用镇痛药。

（二）数字分级评分法

数字分级评分法：此方法从 0~10 共 11 个点，表示从无痛到最痛（图 16-2-1），由患者根据自己的疼痛程度打分。此表便于医务人员掌握，容易被患者理解，便于记录，是临床上应用较为广泛的评估方法。但此量表使用时个体随意性较大。

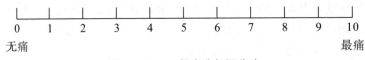

0　1　2　3　4　5　6　7　8　9　10
无痛　　　　　　　　　　　　　　　　最痛

图 16-2-1　数字分级评分法

（三）视觉模拟评分法

视觉模拟评分法：在纸上画一条粗直线，通常为 10cm，在线的两端分别附注词汇，一端为"无痛"，另一端为"最剧烈的疼痛"，患者可根据自己所感受的疼痛程度，在直线上某一点做一记号，以表示疼痛的强度（图 16-2-2）。从起点至记号处的距离长度就是疼痛的量。该方法灵活、方便，易于掌握，在临床上广泛应用。该方法较适合文化程度较低或认知功能损害的患者。

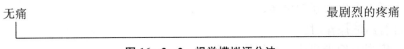

无痛　　　　　　　　　　　　　最剧烈的疼痛

图 16-2-2　视觉模拟评分法

（四）Wong-Banker 面部表情法

该方法于 1990 年开始用于临床，使用 6 种面部表情描述疼痛，0 表示非常愉快，无疼痛；1 表示有一点疼痛；2 表示轻微疼痛；3 表示疼痛较明显；4 表示疼痛较严重；5 表示剧烈疼痛，但不一定哭泣（图 16-2-3）。疼痛评估时要求患者选择一张最能表达其疼痛的面部表情。这种评估方法简单、直观、形象，易于掌握，不需要任何附加设备，特别适用于急性疼痛者、老人、小儿、文化程度较低者、表达能力丧失者及认知功能障碍者。

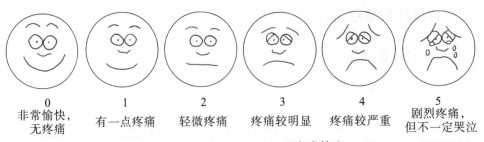

0　　　　1　　　　2　　　　3　　　　4　　　　5
非常愉快，　有一点疼痛　轻微疼痛　疼痛较明显　疼痛较严重　剧烈疼痛，
无疼痛　　　　　　　　　　　　　　　　　　　　但不一定哭泣

图 16-2-3　Wong-Banker 面部表情法

（五）语言分级评分法

语言分级评分法对于每个疼痛分级都有描述，用无疼痛、轻度疼痛、中度疼痛、重

度疼痛、剧烈疼痛及无法忍受的疼痛来帮助患者描述自己的疼痛。此方法容易被患者理解，但精确度不够，有时患者很难找出与自己的疼痛程度相对应的评分。

0 级（无疼痛，No Pain）：无疼痛感受。

1 级（轻度疼痛，Mild Pain）：可忍受，能正常生活，睡眠正常。

2 级（中度疼痛，Moderate Pain）：轻微干扰睡眠，需用镇痛药。

3 级（重度疼痛，Severe Pain）：干扰睡眠，需用镇痛药。

4 级（剧烈疼痛，Very Severe Pain）：干扰睡眠较重，伴有其他症状。

5 级（无法忍受的疼痛，Worst Possible Pain）：严重干扰睡眠，伴有其他症状或被动体位。

（六）术后疼痛评分法（Prince-Henry 评分法）

该方法适用于≥7 岁，胸腹部手术后患者疼痛的测量，或气管切开后插管不能说话患者的疼痛测量，需要在术前训练患者用手势来表达疼痛程度。

0 分：咳嗽时无疼痛。

1 分：咳嗽时才有疼痛发生。

2 分：深呼吸时即有疼痛发生，安静时无疼痛。

3 分：静息状态下即有疼痛，但较轻，可忍受。

4 分：静息状态下即有剧烈疼痛，难以忍受。

【思考题】

简述疼痛评估的原则。

第三节　常用镇痛药

镇痛药是主要作用于中枢神经系统或外周神经系统，选择性地抑制和缓解各种疼痛，减轻疼痛所引起的恐惧、紧张和不安情绪的药物。常用的镇痛药包括非甾体抗炎药、阿片类镇痛药、非阿片类镇痛药等。

一、非甾体抗炎药

非甾体抗炎药常作为阿片类镇痛药的辅助药来控制急性疼痛，可减少阿片类镇痛药用量，减轻阿片类镇痛药的不良反应。常用的非甾体抗炎药包括阿司匹林、布洛芬、对乙酰氨基酚、帕瑞昔布钠、塞来昔布、氟比洛芬酯等。

1. 阿司匹林：一种历史悠久的非甾体抗炎药，可缓解轻度至中度的疼痛。通过抑制环氧化酶，减少前列腺素的合成，减少对机械性或化学性刺激敏感的物质（如缓激肽、组胺）合成来产生镇痛作用，属于外周性镇痛药。因阿司匹林对胃肠道刺激较大，影响血小板功能，易导致凝血功能异常，故目前麻醉科基本不用。

2. 布洛芬：用于缓解轻度至中度疼痛，通过可逆、竞争性抑制环氧化酶，减少前列腺素的合成，从而产生镇痛作用。其镇痛作用与阿司匹林相似，比对乙酰氨基酚作用强。消化道反应为常见的不良反应，大剂量使用时有骨髓抑制和肝功能损害，严重肝肾功能不全者或严重心力衰竭者禁用。

3. 对乙酰氨基酚：不会显著抑制外周前列腺素的合成，也不会引起严重的消化道反应或血小板功能障碍，在正常范围内使用基本不会产生不良反应。自20世纪90年代"多模式镇痛"概念出现后，对乙酰氨基酚被广泛应用于术后镇痛。对乙酰氨基酚与阿片类镇痛药联合使用是中度至重度疼痛常用的口服镇痛方案之一。

4. 帕瑞昔布钠：常用于术后疼痛的短期治疗，可通过选择性抑制环氧化酶2，减少前列腺素合成而产生镇痛作用，具有与阿片类镇痛药相当的镇痛效果。镇痛作用可维持6～12h或更长。推荐剂量为40mg，可通过静脉注射或肌内注射给药。不良反应同其他非甾体抗炎药。禁忌证包括对帕瑞昔布钠或磺胺过敏、重度心力衰竭、冠状动脉搭桥手术、活动性或既往有消化性溃疡史、胃肠道出血或穿孔、妊娠期及哺乳期。

5. 塞来昔布：通过选择性抑制环氧化酶而产生镇痛作用，可用于治疗成人急性疼痛，缓解患者中度到重度的疼痛。胃肠道的不良反应类似于其他非甾体抗炎药。长期使用本品可能引起严重心血管血栓性不良事件，增加心肌梗死和卒中的风险。

6. 氟比洛芬酯：一种新型的非甾体抗炎药，通过抑制前列腺素合成产生镇痛作用，起效迅速，可用于术后及各种癌痛的镇痛，无中枢抑制作用，且不会影响麻醉患者的苏醒。经静脉注射，其消化道反应发生率明显低于同类其他药品。

二、阿片类镇痛药

详见第八章第四节。

三、非阿片类镇痛药

非阿片类镇痛药作用于中枢神经系统，影响痛觉传递而产生镇痛作用。

1. 曲马多：为非阿片类镇痛药，是神经调理性药物，但与阿片受体有很弱的亲和力。其作用强度为吗啡的1/10～1/8，无呼吸抑制作用，依赖性小，镇痛作用显著。口服、注射吸收好。口服后10～20min起效，作用维持4～8h。用于各种中、重度急慢性疼痛，如癌痛、各种术后疼痛、牙痛、关节痛、神经痛及分娩痛。常见不良反应包括出汗、眩晕、恶心、呕吐、食欲减退及排尿困难等。静脉注射速度过快还可引起面部潮红、多汗和一过性心动过速。长期使用不能排除产生耐药性或药物依赖性的可能。用于脑损伤、代谢性疾病、中枢神经系统感染患者时应考虑可能增加癫痫发作的危险性。严重脑损伤、视物模糊、呼吸抑制患者禁用。

2. 氟吡汀：通过作用于去甲肾上腺素下行性疼痛调控途径而产生镇痛作用，不被纳洛酮拮抗。其镇痛效价与喷他佐辛相等，约为吗啡的50%，无呼吸抑制作用，也不产生便秘、尿潴留等不良反应。长期服用不产生耐受性和依赖性，口服容易吸收，服用后20～30min起效，作用持续3～5h，血浆药物浓度达峰时间为0.5～1.0h，主要由尿液排出。常用于术后疼痛、创伤及烧伤所致的疼痛治疗。胆汁淤积者、妊娠及哺乳期女性、对氟吡汀过敏者、肾功能不全者、低白蛋白血症者禁用。

第四节　术后疼痛的治疗与护理

目前手术已成为治疗疾病的基本方法，但其在治疗疾病的同时也会造成机体的损伤，不可避免地引起患者术后疼痛。术后疼痛可引起机体不良反应，增加患者的痛苦。严重的术后疼痛常常导致患者睡眠不足、情绪低落，严重影响患者预后，并且降低了患者的生活质量。术后疼痛的有效治疗，有助于提高手术患者的安全及舒适度，促进患者术后快速康复。

国内术后疼痛治疗现状：研究显示约 80% 的术后患者反映镇痛不足，44.5% 的患者经历了中度以上的疼痛，32.8% 的患者抱怨医护人员没有及时地给予镇痛，50% 以上的患者术后 72h 仍疼痛不止。术后镇痛质量不高的原因主要是没有规范使用镇痛药和镇痛技术和（或）管理不当。其中医护人员对疼痛管理的态度、对镇痛药物知识的掌握和运用能力是关键影响因素。

一、术后疼痛的治疗

（一）更新术后镇痛观念

医护人员应改变传统的术后镇痛观念，从伦理及人道主义角度考虑，对不同文化程度、民族、信仰、观念、用药史等患者进行个体化术后镇痛。医护人员应熟练掌握每种镇痛治疗方法的利弊，并根据临床经验和专业知识进行取舍，以满足不同患者术后镇痛的个体化需求。

（二）多模式镇痛

尽可能完善控制患者术后疼痛，包括超前镇痛、患者参与镇痛方法的选择、常规疼痛评估、使用新型的镇痛装置和技术，如患者自控镇痛（Patient Controlled Analgesia，PCA）、硬膜外镇痛、持续外周神经阻滞镇痛及心理疗法等。

二、术后疼痛的护理

（一）一般护理

1. 保持良好的病房环境，创造良好的氛围，减轻患者术后的不良情绪，提高患者的疼痛阈值。

2. 做好疼痛健康宣教，让患者了解术后疼痛，消除对疼痛的恐惧，从而减轻疼痛体验。

3. 尽量将治疗、护理集中在适宜的时间段进行，避免对睡眠的干扰，以促进患者良好的睡眠，减轻术后疼痛。

4. 加强护患沟通，做好心理护理。及时给予精神安慰，指导患者放松以缓解疼痛。

5. 根据手术部位协助患者取恰当体位，减轻手术切口张力引起的疼痛。指导患者在咳嗽、咳痰、翻身时，用双手轻压切口两侧以减轻疼痛。

6. 鼓励患者及时报告疼痛及参与术后疼痛管理。

7. 重视患者的疼痛主诉，准确客观地评估患者疼痛的原因、部位、性质、程度，及时通知医师镇痛。

（二）熟练掌握常用镇痛药的药理知识

用药后密切关注药效及不良反应。使用对呼吸有明显抑制作用的镇痛药如芬太尼类、吗啡、哌替啶后应保持气道通畅，及时给予有效吸氧，密切关注患者神志、呼吸、氧饱和度的变化。如发生呼吸抑制，及时协助医师抢救。

（三）指导患者正确使用 PCA

密切关注 PCA 是否正常运行，患者在使用 PCA 的过程中有无不良反应。

三、PCA 技术及护理

PCA 是指借助一些（电子或机械）装置，由患者自己控制小剂量使用镇痛药的方法。在遵循"按需镇痛"的原则下，减少医护人员的操作，减轻患者的疼痛。PCA 是现代疼痛治疗的有效方法，可满足社会个体化镇痛的需求，是术后疼痛治疗的重要手段。对于术后急性疼痛，目前临床上常用的治疗方法有患者静脉自控镇痛（PCIA）、患者硬膜外自控镇痛（PCEA）、患者神经阻滞自控镇痛（PCNA）等。

1. PCA 的优点：与传统的静脉注射镇痛药相比，PCA 有明显的优点。

1）在镇痛治疗期间，镇痛药的血药峰浓度较低，血药浓度波动小，呼吸抑制发生率低。

2）镇痛效果好，给药及时，起效快。

3）PCA 能克服镇痛药的药代动力学和药效动力学的个体差异，做到按需给药，降低术后并发症的发生率。

4）提高患者及家属对医疗质量的满意度。

5）减轻医护人员的工作负担。

2. PCA 的原理：PCA 通过一个反馈回路来实现功能，即在信号输入控制器－信号输出过程中，反馈信息进入信号输入端，如果此信息达到足够量，控制器将改变系统的输出。在 PCA 回路中，当患者认为疼痛时，便可给予镇痛指令，PCA 运转，输注镇痛药，产生镇痛作用。PCA 系统主要由贮药盒（器）、助力泵、输注控制器和连接管路构成。核心部分输注控制器的功能部件包括自控按键或按钮、输注模式设定（包括输注速度或剂量调节、给药时间间隔锁定、限速控制）和安全报警装置（包括抗反流装置或单向活瓣、空气过滤及报警）。

3. PCA 的给药模式：根据患者的情况和医护人员的习惯，PCA 给药模式分为如下几种。

1）单纯 PCA：患者完全自控，疼痛时患者按压 PCA 控制装置，给予一次单次剂量。

2）背景输注+单次剂量：连续输注一定量药物，在患者疼痛时增加一次单次剂量。

3）负荷量+背景输注+单次剂量：在患者疼痛时首先给一个负荷量让患者快速消除疼痛，再连续输注一定量药物，在疼痛时由患者增加一次单次剂量。

4）连续输注：以一恒定的速度输注药物，不是真正意义上的 PCA，仅为一种镇痛药给药方式。

4. PCA 的参数设置。

1）负荷量：是指 PCA 开始时首次用药的剂量。设置负荷量的目的是迅速达到镇痛所需的最小有效镇痛浓度（Minimum Effective Analgesic Concentration，MEAC），使患者快速消除疼痛。

2）单次剂量：是指患者每次按压镇痛泵时所给的药物剂量。其设置目的是维持一定的血药浓度，又不产生过度镇静。

3）锁定时间：是指 PCA 装置两次单次剂量间的间隔时间，设置目的是防止前次单次剂量尚未起效时患者再次给药，预防药物过量中毒。锁定时间由药物的起效速度、PCA 的用药途径决定。

4）持续输注速度：设置持续输注速度或背景输注速度的目的是维持相对稳定的血药浓度，减少指令用药的次数。

5）最大用药量：是 PCA 的另一安全保护设置，有 1h 剂量限制和 4h 剂量限制。其设置目的是对超过平均用药量的情况引起注意并加以限制。

5. PCA 泵的种类：目前临床使用的 PCA 泵主要分为两大类，一类为电子泵（图 16-4-1），另一类为一次性使用机械泵（图 16-4-2）。机械泵有背景剂量输注，速度无法调节，但能按需给药。电子泵可以根据需要设置输注速度，甚至可以实现无背景剂量输注。

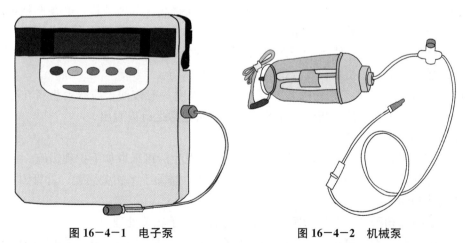

图 16-4-1 电子泵　　　　　图 16-4-2 机械泵

有背景剂量和无背景剂量 PCA 的区别：两种方式均可达到有效的术后镇痛。然而新的研究表明，有背景剂量 PCIA 可能会增加成年患者呼吸抑制的发生率，故 2016 年美国疼痛学会（APS）在《术后疼痛管理指南》推荐患者使用无背景剂量的 PCIA。值得注意的是，这一结论是在使用吗啡作为 PCIA 镇痛药的前提下基于循证医学证据得出的，对于国内目前广泛使用的芬太尼、舒芬太尼是否应该进行无背景剂量 PCIA 尚未有统一的认识。吗啡和羟考酮这类中长效镇痛药，推荐在无背景剂量 PCIA 中使用。

6. PCA 的护理。

1）一般护理。

（1）掌握各种 PCA 泵的工作原理、参数设置、使用方法、常见故障处理及镇痛药特性，对不能处理的故障，及时通知麻醉医师。

（2）在患者转入和转出时应检查 PCA 的连接情况，与麻醉医师、病房护士做好交接，了解 PCA 的给药途径、用药方案。

（3）使用 PCA 时应保持管道通畅，防止导管扭曲、打折、受压、牵拉或脱落，确保 PCA 的正常运行。

（4）PCA 泵应低于患者心脏水平位置放置，电子 PCA 泵勿接近磁共振仪，不可在高压氧舱内使用。

（5）做好健康宣教：向患者及家属详细介绍 PCA 泵的使用方法及可能出现的不良反应，如出现不良反应及时通知医师。

（6）评估患者疼痛程度及镇痛方案，详细记录患者的镇痛方案、用药剂量、用药速度、镇痛效果及不良反应，出现镇痛不全或过度镇痛时，及时通知医师并协助处理。

（7）严密监测患者生命体征变化，特别是老年患者、危重患者及苏醒延迟患者的观察。

（8）术后定期随访。

（9）镇痛泵应使用单独的通路，避免和输血治疗在同一输液通路内进行。

2）各类 PCA 的护理要点。

（1）PCIA 的护理：使用 PCIA 者尽可能使用单独的静脉通路，如果连接三通接头，需将 PCIA 泵连在延长管近端；若在 PCIA 的静脉通路滴注其他液体，必须严格控制开始的给药速度，防止将管道内的镇痛药快速冲入人体内而导致危及生命的状况。

（2）PCEA 的护理：使用 PCEA 泵时，导管固定在后背，应让患者保持正确卧姿，防止导管受压、牵拉、折断，导致镇痛泵无法正常运行。

（3）PCNA 的护理：使用 PCNA 泵时，导管深度一般较浅，应嘱咐患者在变换体位时防止导管受压、牵拉、折断，导致镇痛泵无法正常运行或脱出。

7. PCA 的不良反应及护理。

1）恶心、呕吐：PCA 较为常见的不良反应，发生后可采取如下护理措施。

（1）评估镇痛泵中药物是否易导致恶心、呕吐，排除手术相关因素、胃管因素、低血压及其他药物的影响。

（2）及时通知医师，并协助医师根据患者病情给予相关处理。

（3）呕吐严重者暂停进食，呕吐时嘱患者头偏向一侧，防止误吸，必要时遵医嘱进行胃肠减压。

（4）严密监测患者生命体征，保持气道通畅和口腔清洁。

（5）如使用止吐药，注意观察药效及不良反应。

2）镇痛不全。

（1）检查镇痛泵是否正常运行。

（2）评估患者疼痛的部位、性质、发生及持续时间。

（3）询问患者镇痛泵按压情况。

（4）若疼痛评分≥4分，协助患者加压给药一次，并观察镇痛效果。如无缓解，及时通知医师，遵医嘱给予镇痛药。

（5）使用镇痛泵前向患者做好健康宣教，降低患者对镇痛泵的期望值。指导患者在咳嗽、变换体位前按压镇痛泵预防给药。

3）镇痛过度：镇痛过度易致嗜睡或呼吸抑制，相应护理措施如下：①镇痛泵里含有麻醉性镇痛药，患者使用后易出现轻度嗜睡，老年患者及危重体弱患者程度更重。如不影响神志和呼吸，可不必处理，加强观察；患者若苏醒延迟或长时间处于深度嗜睡状态，应停用镇痛泵及其他阿片类药物，通知医师，加强病情观察。②患者发生呼吸抑制时，应关闭镇痛泵并停用镇静、镇痛药物，保持气道通畅，必要时通知医师，进行球囊辅助通气，做好抢救准备。

4）腹胀、便秘。

（1）关注患者术后胃肠道恢复情况，如无禁忌，应主张早日进食。

（2）鼓励患者多翻身或下床活动，促进胃肠道功能恢复。

（3）如患者出现严重腹胀、便秘，通知医师及时处理。

四、疼痛管理专业团队的建立及展望

术后疼痛管理是近年来麻醉学科发展的亮点，建立一支专业的急性疼痛服务（Acute Pain Service，APS）团队是实现术后有效镇痛服务的基础。APS在1988年就已被提出，但目前国内大部分医院的术后疼痛管理缺乏连续性，术中及麻醉恢复期主要由麻醉医师负责，术后则由病房护士和医师负责。传统的镇痛模式以医师为主体，但医师往往不能及时有效评估患者疼痛。护士是患者的直接照顾者，与患者的关系密切，清楚患者的疼痛情况，但护士疼痛管理知识水平普遍不高。

目前，APS仅在少数医院开展，尚缺乏可以借鉴的团队构成及管理模式。然而，改善患者术后疼痛的关键是新的组织结构，而不是新的镇痛药或新技术，故组建APS团队显得尤为重要，APS新模式团队可由麻醉医师、外科医师、护士、物理治疗师和药剂师组成，团队可以将更复杂的镇痛技术，如胸段硬膜外镇痛，从ICU转到普通病房。多学科和团队协调的模式，可从决定做手术的那一刻至患者出院后的30天，为患者进行连续的、高质量的疼痛管理，以打破现在碎片化疼痛管理模式。

【思考题】

1. 术后疼痛时可采取什么镇痛方法？

2. 患者使用镇痛泵可能发生哪些不良反应？

（邓懿　张元歌　毛永巧　殷小容）

第五篇

麻醉护理临床教学与科研

第十七章 麻醉护理临床教学

第一节 麻醉护理临床教学方法

一、麻醉护理临床教学方法概述

麻醉护理临床教学是将麻醉专科知识融入护理学教学中，应用医学教学方法，将知识点通过师生互动传授给麻醉护士的活动。临床医学教学方法多样，包括讲述法、病案讨论法、小组制学习法、基于问题导向学习（Problem Based Learning，PBL）教学法、模拟教学法等。

1. PBL 教学法：PBL 是 20 世纪 60 年代美国神经病学教授 Barrows 创立的一种自主学习模式。该模式倡导把学习置于复杂的、有意义的问题情境中，让学习者通过合作解决真实的问题，学习隐含在问题背后的科学知识，培养学生解决问题的能力，从而让学生达到自主学习、终生学习的目的。PBL 教学法是近年来受到广泛重视的教学方法，已在多所医学院校得到应用。在我国，PBL 在临床继续教育中有一定的尝试，但还需继续探索教学方法，找到一个适合护理学的模式。

2. 模拟教学法：模拟系统及其应用已成为医学教育、培训和研究的重要部分，其发展和应用进展迅速，结果令人满意，得到了业界的高度赞誉。

模拟系统有计算机视频模拟系统（微型模拟系统）和基于仿真人的模拟系统两类，后者又分为脚本控制和模型驱动。

麻醉危机资源管理（Anesthesia Crisis Resource Management，ACRM）是模拟教学法的实际应用，在国际麻醉学领域因其基于人为因素的模拟培训而受到青睐。课程方案的设定应着重于既定的教学目标而不仅仅关注"极力地"模仿现实。模拟系统对研究麻醉护理中的人为因素、失效模式及形成新的治疗护理理念（如使用清单和过程管理、远程医疗）等很有价值。模拟教学法常常设定多维度和多过程，重视每个维度和过程中知识点的培训及考核，是护理教学方法的重要补充。

3. 其他的教学方法：案例式教学法、小组制学习法等较成熟的方法，在实际的教学中可交叉使用，避免单一的教学模式。每种教学方法都有优点和缺点，也有适合与不适合，应注意取舍。

4. 应用各种教学方法的注意事项：传统教学方法与PBL教学法、模拟教学法在护理专业教学领域中依然处于尝试阶段，特别是模拟教学法。还有较多的问题需要规范和探索，如以下方面。

1）问题设计的科学性和系统性：问题是学习的基础，无论是何种教学方法，准确的问题及准确的知识点是教学目标达成的基础、出发点及学习活动不断发生和总结的要点。设计问题时，要考虑问题的现实意义，同时要考虑学习者的学习态度、能力、动机等。这些问题还要具备一定的系统性和科学性，可从前面问题的思考和解答自然过渡到下一个问题，实际上就是需要有一定逻辑性，不能太突然，不要为了出现问题而硬设置问题。

2）教师作用的转变：教师在教学活动中历来都是承担主导角色，作用非常重要。在PBL教学法或模拟教学法中，教师应该起到辅导者及向导的作用，使学习者不断地向正确的方向前进。教师应具备扎实的专业知识，同时能在适当的时候给学生以适当的启发，帮助他们通过自己的思考和判断，发现问题、思考问题、解决问题。老师需要有一定的技巧和方法，通过实践积累更多的经验。

3）学生自身能力的挖掘：麻醉护士均是具有一定临床经验的实践者，只是大家对教学方法和主动参与缺乏一定的经验。因此，学生在学习过程中，应主动参与，具备一定的文献检索能力、逻辑思维能力，发现问题、分析问题、解决问题的能力，同时也要具备一定的沟通能力、表达能力、自主研究和总结知识点能力。对学生的知识要求高时，对部分学习能力不强的学生，在分组时就应该有所体现和考虑。

4）教学机构还应具备相应的软件和硬件配置：无论是PBL教学法还是模拟教学法，均需要有一定的投入。合理使用设备，可为临床护理教学提供保障，让护理人员快速成长，真正将书本知识点应用到临床，同时又将临床经验或遇到的问题反馈到教研活动中，有助于提高学习者专业水平。

二、麻醉护理临床教学应遵循的原则

（一）科学性和系统性

麻醉护理临床教学是基于继续教育内涵开展的，应充分整合医学、护理学的各系统知识，需注意科学性、系统性，让专科护理人员能将零散的思维统一起来，形成整体思维。

（二）可行性和实用性

麻醉科研成果是否可以及时应用于临床一线，要有充分的论证，并保证患者安全。对于可行性评估一定要基于循证依据，且经过大量模拟实验、动物实验且进行小范围观察，还需要科学地总结和跟踪，随访，最终形成可用的技术。

（三）标准化和个体化

麻醉护理临床教学既要重视标准化学习，也要重视个体化培养。

（四）一体化

理论联系实际，麻醉护理临床教学要结合临床实践，整合基础知识、临床知识等，将跨学科和团队协作教育等纳入教学中，实现一体化教学。

（五）坚持调查和改进

麻醉护理临床教学要传授学习者专科知识，鼓励学习者坚持调查，对相关问题进行优化、解决。

（六）形成职业认同

麻醉护理临床教学应进行职业反馈和评估，创建氛围好的合作性学习环境，帮助学习者形成职业认同。

三、麻醉护理临床教学关注点

麻醉护理在临床中处于起步阶段，很多三级医院中设定的麻醉护理只停留在物品管理、计费管理、科研资料管理等一些事务性工作。从行政工作或总务护理工作中分一部分有能力的人到前端进行复苏管理、手术间患者麻醉监护等相关工作也只是近几年的事情。临床教学与管理还需要从业人员多学习、多思考、多践行。

（一）患者安全关注点

患者安全是医疗护理工作的头等大事。麻醉护理安全管理有别于病房或 ICU，患者、家属及手术团队对手术安全期望值非常高，且各自任务不同。随着麻醉围手术期医学的发展，手术麻醉的安全系数越来越高。患者安全关注点包括生命体征维持在安全水平，保证手术顺利进行；护理相关并发症，如压力性损伤、低体温、器械损伤、医院感染等。

（二）密切配合外科手术关注点

外科手术的成功需外科医师、麻醉医师、麻醉护士、手术室护理人员、工勤人员等的密切合作。麻醉应为手术提供适宜条件，如肌肉松弛、单肺通气、血压控制、血循环部分阻断等。密切配合外科手术的关注点包括麻醉用药，观察并及时反应，协助麻醉医师、外科医师保证患者安全。

（三）药物管理关注点

能顺利进行麻醉很大程度上得益于麻醉药物的使用。这些药物较多的与"毒、麻、精"相关，所以加强药物管理至关重要。药物管理关注点包括存量管理、丢弃药物管理、安瓿管理等。

（四）设备管理关注点

如前所述。

（五）耗材管理关注点

如前所述。

【思考题】

1. 简述麻醉护理临床教学常用教学方法。
2. 简述麻醉护理临床教学应遵循的原则。

（刘雨薇　范美龄　龚仁蓉）

第二节　麻醉护理临床教学内容

一、课堂教学内容设置特点

（一）相关内容紧密结合

麻醉医学基础理论与护理学知识有机结合，不能完全独立分开。

（二）激活已有知识

结合护理人员在基础护理学习、专科护理学习中获得的知识，从多维角度保证患者安全。

（三）促进教学方法的掌握及教学理念的推广

麻醉护士培养目标之一是具备一定的教学能力，要促进教学方法的掌握和教学理念的推广。

（四）重视培养自主学习能力和评判性思维能力

麻醉护士在临床实践中需要不断地学习，培养自主学习能力和评判性思维能力。

二、实践教学内容

1. 根据教学大纲，制定具体的量化标准。每项任务完成时均需要老师进行评价，得出结论，总结提高。
2. 个性化量化：根据学习者自身的情况，制定量化的病种、患者的风险程度，做到个性化教学，真正让学习者掌握该类疾病或手术的麻醉护理知识。

3. 评判性思维方式的培养：以小组制或个体化方式对案例进行分析、讨论，且与实践过程进行对照，掌握该类手术的麻醉护理内容。

4. 教会学习者对案例进行总结，为未来麻醉护理科研和麻醉护理教学提供素材和方法。

三、人文教学内容

人文知识是人类总体知识构成中的一个重要组成部分，是通过语言（符号）把握、体验、解释和表达人文世界。这种把握、体验、解释和表达有两种不同的水平或层次，一是感性的，二是理性的；或者说一是习俗的，二是理论的。感性的、习俗的人文知识是我们通过日常生活所获得的，这些知识是零碎的、浅显的，彼此之间甚至是相互冲突的。但是，正是这些知识为我们日常生活价值的判断及实践提供了暂时的依据。理性的、理论的知识是我们通过专门的学习获得的，学习历史、哲学、宗教、文学、科学等都可以获得这种系统的、理论的人文知识。这种人文知识因为其系统性、理论性、深刻性而对生活有更充分的揭示，因此也更能启发人们的自我反思，帮助人们表达自我的人文境界。也正是借助这两种人文知识，一代又一代人才能提出、探索和回答他们所面临的问题。

（一）医学人文

医学人文大致可分为人文知识、人文能力和人文精神三个层面。

1. 人文知识层面：主要强调对医学领域的相关人文学科的掌握，包括哲学、历史、法律、宗教、伦理、文学、艺术和行为科学，其中以医学与人文科学相交叉的边缘学科为核心，如医学伦理学、医学哲学、医学法学、心身医学、社会医学、医学心理学、人文社会科学及行为科学等。另外，该层面还注重对人生意义与目的的领悟，对社会的广泛了解和对生物－心理－社会医学模式的深刻理解等。

2. 人文能力层面：主要为口头和文字表达能力、动手能力、心理承受能力、协调人际关系能力、评判性思维能力、审美能力及分析、解决问题的能力，强调将所掌握的人文知识与实际工作相结合，从而适应实际工作的需要和要求。

3. 人文精神层面：包括社会责任感、人生价值取向、道德情操、人格修养、生活情趣、言谈举止与行为习惯、对生命的尊重和敬畏、为人民健康服务的意识、对"医乃仁术"的体验与追求等。要正确认识社会、心理、环境等因素在医疗中的作用，自觉抵御各种错误思想文化的渗透和侵蚀，保持严谨的科学作风、态度和不断追求的上进心。

其中，涵养人文精神是人文素养修养的本质和根本目的。人文精神以一定的人文知识和能力为基础，但掌握人文知识和能力必须以正确的人文精神为指导方向。

（二）医学人文素质修养

医学人文素质修养是人文素质修养的一个分支，在包含人文素质修养共性的同时，由于其独特的关注点而有鲜明的个性。医学人文素质修养的内涵集中体现在对患者的价值和患者的生命与健康、权利与需求、人格与尊严的关心、关怀和尊重。从内容上看，医学人文素质修养是一种更加强调"尊重人性"和"职业道德性"的特定状态下的人文素质修养。

我国有着注重和提倡医德修养的优良传统，古代医学著作中不乏"救世济人、仁爱为怀""医乃仁术""无恒德者不可为医"等意义深远的人本主义思想。这些思想都体现了人文知识和人文情怀的积淀和培养对于医护人员的重要性。

（三）医学人文教学方法

在麻醉护理临床教学中，应将人文知识融入麻醉护理临床教学。护理工作涉及众多的人文知识，特别是围手术期护理，因环境因素、家属无法陪伴在患者身边，护理人员要体现更多的人文关怀，帮助患者渡过手术期；保障患者安全，做好身心护理，关怀患者。例如：进入手术室后，麻醉前，护士需陪伴在患者身边，避免患者坠床、紧张等；在用药过程中，应该观察患者、保护患者安全等。在教学中，应将各关键环节知识点及关注点传达给临床一线护理人员，才真正体现人文护理在临床中的应用。

【思考题】

1. 简述护理临床教学内容。
2. 简述课堂教学内容设置特点。

（刘雨薇　范美龄　龚仁蓉）

第三节　麻醉护理临床教学考核

一、理论考核

1. 护理知识：护理基础理论知识、专科知识、护理操作理论知识、监护理论知识、手术室护理知识（如环境管理、无菌技术、医院感染控制）等。
2. 麻醉知识：麻醉管理，药物知识，如生理、病理等。

二、临床实践考核

（一）内容

1. 案例分析：编制一些特定的案例，对知识点进行考核，考查学习者是否掌握临床关键点或关注点，以保障患者安全。
2. 模拟训练：根据角色分配，分析角色应完成的任务。
3. 实用技术操作考核。
4. 赛道式考核：通过案例，在每一站设定需要解决的问题，涉及判断、决策、操作等。

（二）形式

考核形式：综合考核、平时考核、集中考核，成绩占比不同，旨在考核学习者的综合能力。

三、评价

1. 制定岗位胜任能力评价表。
2. 结合日常工作表现，工作日记、完成病例（独立完成或协助完成，有指导教师协助评价）。
3. 形成性评价。

【思考题】

1. 临床实践考核包括哪些内容？
2. 临床实践考核形式有哪些？

（刘雨薇　范美龄　安晶晶）

第十八章　麻醉护理科研

第一节　麻醉护理科研选题

麻醉护理是护理学科的分支，其选题与科研方法应该隶属于护理研究。但麻醉护理本身又具有特殊性，围手术期护理中只有较短的时间在手术间、PACU，就时间概念来说，是短暂的，匆匆而过，但安全对围手术期或整个医疗过程来说，非常重要，如果管理不当，可能给患者整个围手术期带来较多的安全隐患，甚至使者失去生命。因此，麻醉护理科研应从临床护理做起，从基础到安全，从质量到人文，全面考虑。

一、基本原则

科研选题需遵循5个基本原则：合理性原则、效益性原则、需要性原则、可行性原则和创造性原则。

（一）合理性原则

合理性原则是指科研选题必须在合理范围，选择麻醉护理相关内容，如麻醉安全所涉内容非常广泛，在选择的时候应将安全内容进行罗列，一一进行推演，且重点考虑麻醉护理领域存在的隐患。选题应有助于解决临床现场的问题，通过科学的手段总结已有的经验并推广。

（二）效益性原则

效益性原则是指科研选题要考虑经费、成效等问题，选题的大小与经费密切相关。如果选题太广、太大，就有可能不能完成；如果选题过小，经费就不容易批准。需做好经费预算，对使用的材料或试剂的量、单价做好评估，还要考虑到人员费用、出版费用等。在实施过程中按照计划来执行，才能有很好的成效。

（三）需要性原则

需要性原则是指科研选题要面向实际。选题应该是基于多方考虑，如实际工作、文献、别人的科研成果等。有了麻醉护理的临床经验才有提出问题和解决问题的能力，然后确认选题的方向和内容。

（四）可行性原则

可行性原则是指科研选题要考虑现实可行性。可行性原则建立在申报人的学识、实际工作、过去的研究基础上。还应该注重时间，对选题的大小或系列都应该进行规划，评估其可行性，避免虎头蛇尾、有始无终。

（五）创造性原则

创造性原则是指科研选题要有新意，创造性是科研工作的重点。任何一个科研选题都是在一定的基础上的创新，没有创新就谈不上科研。选题要符合时代要求，紧跟现阶段的科研方向，可以是从 0 到 1 的划时代创新，也可以是在 1 的基础上进行创新。就麻醉护理而言，可在已有的研究基础上讨论患者流程优化、护理质量某一点的改进等，这就是常常说的从 1 到 1.1 的创新。

二、步骤及注意事项

（一）科研选题步骤

1. 选题调研：发现问题和提出问题。发现问题是第一步，一般是临床中的疑惑、潜在的问题。调研与考察时要对有关课题的历史、现状及发展趋势进行调查研究，掌握前人对拟订选题已做的工作，还存在的问题，问题的关键，已经得出的结论，经验和教训，以便在新的起点上选择好的选题方向。在选题的基础上做一些创新。例如，关于麻醉护理中体温对术后并发症的发生率有一定的影响，调研国内外的论文、专家共识或其他研究等相关内容，可帮助护理人员梳理选题，选择合适的方向，有助于临床围手术期低体温的护理，解决低体温的监测与保护中的实际问题。

2. 初定多个选题，认真分析它们在科技发展中的地位，对临床的影响、作用，社会经济效益及制约科研顺利进行的因素。运用前文所述的选题原则，从诸个选题中选出一个适宜的选题。

3. 选题论证：指对选题进行全面的评估，并分别对选题研究的目的性、根据性、创造性和可行性进行论证，以确定选题的正确性。

4. 选题确定：经过论证之后，认真组织材料，撰写选题标书，确定研究路径、材料、经费、人员等。

5. 完成标书并提交。

（二）科研选题注意事项

1. 充分评估自身的知识库和分析问题的能力。

2. 必须充分考虑到自身的专长。适合自己，研究兴趣就会强烈，内心的动力和写作的情绪也会很高，成功的机会也会更大。

3. 注意选择有条件完成的选题。有必要确定是否存在数据或数据来源，了解研究趋势和选定专题的研究结果，并对可能存在的困难有粗略的了解，以免盲目和低效的工作。

4. 注意研究小组的结构是否合理。

5. 注意保证时间充足。

【思考题】

简述科研选题基本原则。

（曾翠芳　刘雨薇　范美龄）

第二节　麻醉护理科研项目的设计、申报及实施

一、设计

护理科研是一项复杂的系统工程，主要目的是不断产生和创造新的知识、技术和方法。护理科研项目的设计是针对护理科学研究的具体内容和研究方法的设计和计划安排，是为了解决或回答某个护理科研问题。对于护理科研中的问题，经过选题和定题两个阶段，形成一个比较成熟的设想，然后将这一设想加以条理化，系统地说明对此问题的认识，拟进行的实验或观察，具体做法，预期的目标，进度安排，需要的帮助和支持等，将以上的内容按照一定的格式编写成文字资料，即完成科研项目的设计。科研项目设计包括以下几个内容。

（一）立题

立题也是通常所说的命题，即为护理科研项目拟订一个合适的题目，作为该项科研项目的课题名称。这个题目是科研项目设计的指导中心，整个科研项目设计的全部内容皆由此而发，假说、实验、方案等都围绕它而设计。所以，它必须是整个科研项目的设想和过程的凝炼。好的科研项目立题，不仅能使人对该项目的研究目的、内容和主要方法一目了然，还能透过题目看出其假说的科学性。因此，立题应该尽量做到立意新颖，避免题目过大。

（二）前言

目前，大部分的科研项目设计书中未设此项要求，但设计者们为更好地表达科研项目的内容，也会主动加上一段引言、序言加以说明。而有的科研项目在科研项目设计书中会专门设有该项内容，并明确规定应该填写的内容。撰写前言的主要目的是引导文章的开端，起到破题的作用。该部分内容是否填写依据科研项目书的要求来定。

（三）立项依据

立项依据是整个科研项目的核心，不仅应该介绍该护理科研项目相关情况、国内外研究现状和进展，还应介绍拟研究项目的研究思路、与其相关的预实验结果和所获得的重要研究材料。立项依据需表明科研项目的重要性，说明该项目的科学意义和应用价值，体现该项目研究的问题属于护理领域的重要问题，并体现其研究的发展趋势。关于国内外研究现状和进展，需全面检索和充分掌握相关的文献资料，避免出现重复性研究，以便准确把握研究方向。在阐述国内外进展时，应主要围绕拟开展的科研项目介绍国内外相关研究，了解研究结果的成熟度，相关研究发展到哪一步，哪些问题需要继续进行探索和研究。

在全面阐述国内外进展的基础上，在科研中发现、挖掘存在的科学问题，并凝炼科学问题，提出合理解释该问题的假说，这是科研项目的核心内容。这就需要研究者具有相当的科学敏感性和洞察力。

在提出科研问题后，还需找到研究的切入点，结合目前国内外的研究现状和进展，综合分析、归纳出相关研究领域的共性问题，哪些是目前已解决的，哪些是部分解决的和尚待解决的，从而针对性地、分层次地阐述研究的切入点，更科学、精准地对相应科学问题进行研究和论证。

（四）研究的目标与内容

科研项目的研究目标与内容主要是描述此科研项目需解决的科学问题或学术性问题，为解决这个问题，研究将分为几个方面，拟从何处入手，重点研究哪个侧面，主攻的方向是什么，到达哪一步，预期的效果是什么。研究的目标要明确、精练，提法要准确、恰当，内容需具体、集中，关键问题须突出，且要有一定的难度。护理科研项目的内容要以护理领域科学问题为导向，紧紧围绕护理学科的目标，为需集中精力解决的关键问题。关键问题不宜过多，以 3~5 个为宜，并围绕可能的突破点展开。当关键问题解决后其他问题也会迎刃而解，从而顺利完成整个科研项目。

（五）研究方案

研究方案包括技术路线和研究方法，由多个实验组成，也是"立项依据"中研究思路的具体落实。在研究方案中须讲清楚拟开展实验的关键步骤。研究方案切忌复杂，可用流程图来表述研究方案，尽量对流程图的每个步骤增加文字说明。对研究中出现的假阳性等干扰因素，应事先想好替代手段或方法。对关键实验的结果应有基本的判断，因为并不是每个实验均能得到预想的结果。要注意所有实验的安排是否与所提出的科研问题间存在对应的逻辑关系，并能解决相关的护理问题。研究方案须合理、可靠、可行，根据研究需要，从实际出发，选取可切实解决问题的技术。需注意的是，研究方法、技术路线及实验方案切勿过于详细，否则容易出现漏洞。

（六）可行性分析

可行性分析可以从人员、理论、技术、设备材料、知识技能方面进行阐述。人员方面包括研究组成员的数量与质量，特别要考虑科研工作经验、现有技术水平和能投入该项研究的时间。科研项目一般只要求重点介绍课题负责人的主要情况，如在护理科研方面曾负责的项目、与本科研项目有关的工作经验，以及研究组的其他成员的一般情况。理论方面，需具有成熟的理论基础作为支撑。技术方面，研究目标在现有技术条件下具有可实现性。设备材料方面，确定研究所需的仪器和设备是否齐全或基本具备，并确定其性能和精确度，可供使用的程度。知识技能方面，科研项目组成员需具有完成课题的能力。当然还可以寻找该领域具有较强实力的合作伙伴，共享资源。

（七）项目的特色与创新之处

项目的特色与创新之处是指该科研项目在其所属领域中，与国内外同行所不同的或前人未有过的新学术思想、新理论、新研究方法或新应用结果等。在拟研究项目中，问题、研究内容、研究目标、研究方法或预期成果等方面要具有一定的新颖性。如果在材料上有创新，应介绍所选择的研究材料的特点和科学意义；如果在方法上有创新，可特别介绍一下其创新的合理性和可行性。

（八）年度研究计划与预期结果

年度研究计划需说明完成整个研究课题所需要的时间及几项主要工作的具体进度计划。各种基金项目的研究期限根据项目的大小各有差异。重大项目的研究期限一般为3~5年，一般项目为2~3年，青年项目为1~2年。撰写时可按年份制订计划，每年度列2~3项研究内容即可，语言简练。年度研究计划须涵盖前述的全部研究内容。较大的科研项目课题，应以分题或阶段为单位制订出明确的进度计划，包括实验准备、人员培训、实验观察、资料整理、阶段性交流、年度小结、成果报告等，均应逐一做出具体计划安排。制订年度研究计划，便于随时进行督促，利于研究组各成员按部就班地进行工作，对如期完成护理科研项目很有益处。

预期成果需兼顾基础和实用两个方面，包括成果内容、成果形式、成果数量，应明确、具体，具有可重复性、可检查性。成果内容是指在护理领域的哪些方面取得进展并获得成果。成果形式是指论文、学术专著、研究报告、计算机软件著作、获奖、孵化项目等形式，成果数量是指不同形式的成果数量。

（九）研究经费预算

经费预算须按照相应的经费管理办法合理规范地进行。其可按经费预算表逐一进行填写。仪器设备费、国际合作与交流费、劳务费、管理费等应严格按照财务规定规范设置。购置万元以上的固定资产及设备需谨慎，否则会令评审专家产生不具备研究条件的印象。各项预算费用均需合理安排，做好控制。

综上所述，护理科研项目设计主要反映该科研项目具体的实施方案及该科研项目的科学性和可行性。当护理科研课题确定后，应严格按照科研项目设计的要求开展实验，这也是科研项目能否取得预期成果的关键。

二、申报

护理科研项目的申报着力营造有利于创新的研究环境，推动护理源头创新，引入竞争体制，遴选优秀课题，择优为有重要科学意义或重要应用前景的研究提供经费支持。护理科研项目包括国家级项目、省市级项目、局级项目、院级项目、行业内项目。国家级项目中国家自然科学基金项目是面向全国的，已在自然科学基金委员会注册的依托单位符合条件的研究者均可根据自然科学基金各类项目的要求，向自然科学基金委员会提出申报。

（一）基金项目申报的基本要求

1. 资格要求：各种类基金项目的基本申报资格要求是不同的，应根据相应基金项目条例的规定进行申报。如申报国家自然科学基金项目，依托单位的研究者应具备以下条件：具有承担基础研究课题或者其他从事基础研究的经历；具有高级职称或博士学位，或有2名与其研究领域相同、具有高级职称的科学技术人员的推荐。申报者应当是申请基金资助项目的负责人。国家自然科学基金委员会专职人员不能申报或参加申报国家自然科学基金项目，兼聘人员在兼聘当年不能申报或参加申报国家自然科学基金项目。教育部的基金项目申报要求申报者需有博士学位或副教授以上职称。卫健委的行业基金项目和临床重点专科建设基金项目，分别在2010年和2013年对护理学科开放，其临床各二级学科均可申报，每年都有重点资助专科项目。其申报的资格和条件应符合卫健委相关项目基金的管理规定。

2. 数量要求：各级科研基金项目设有若干资助项目类型，为保证研究者能高质量地开展研究工作，有些科研基金项目实行限制申报及承担项目数量的规定。申报者应特别注意哪些专项纳入限项检索范围，应注意其项目指南中的有关说明。特别注意，申报项目中的负责人和项目组主要成员中任一人违反限项规定，该项目将被列入违规项目而在初审中即被筛出。

3. 材料要求：申报者申报基金项目资助，应提交证明申报者符合规定条件的材料。基金项目指南对申报者有特殊要求的，申报者还应提交符合该要求的证明材料。申报者申报基金资助项目的研究内容已获得其他资助者，应在申报材料中说明资助情况。申报者应对所提交申报材料的真实性负责。

4. 时间要求：申报者申报基金项目资助，应以基金项目指南为基础，确定研究项目，在规定期限内通过依托单位向项目基金委员会提出书面申请。项目基金委员会不受理逾期申报的申报书。一般各类基金项目的各项目类型每年集中受理1次，有的基金项目集中受理不止1次，受理方式以各级项目基金委员会每年网上或媒体发布的申报通告为准。

（二）申报程序

1. 知晓申报信息：各类项目基金委员会在不同的时期发布下一年度的项目指南，并在网站或媒体以通告的方式发布下一年度科学基金项目集中受理时间等各种申报注意事项。对不在集中受理期申报的项目，项目基金委员会将不定期在网站或媒体上公布项目指南及有关申报事项。拟申报科学基金项目的研究人员在申报项目前，首先须认真阅读拟申报的科学基金项目管理规定、有关项目类型的管理办法及项目基金委员会当年针对科学基金项目申报工作发布的通告或通知，从而了解科学基金的性质、项目资助类型及申报资格要求等事项。拟申报者可登录相应的网站进行查阅。

2. 撰写申报书：拟申报者在确定本人符合该科学基金项目的基本申报资格和有关项目的申报资格要求后，可在各级项目基金委员会网站上阅读新一年发布的项目指南。项目指南一般均会介绍近几年的申报和受理情况，以及新一年鼓励研究的方向和内容，帮助申报者了解科学基金资助的研究领域和主要范围，以便申报者选择合适的研究项目。在确定拟申报的研究领域和项目类型后，申报者即可开始着手项目申报书的撰写。项目申报书用电子版填写，申报书版本每年可能会进行微调，申报者可登录项目基金委员会网站，下载新版本的申报书压缩文件。填写好后将电子版和纸质版文件同时报送。有些基金项目需要在网站上进行填报后，再统一下载申报书。

3. 依托单位审核申报书：申报书撰写完毕，申报者须在依托单位各自规定的时间内将申报书交至依托单位科研管理部门，依托单位科研管理部门须对申报书的真实性等进行审核。

4. 依托单位统一报送申报书：依托单位在规定时间内，按要求将申报书统一报送至项目基金委员会。项目基金委员会不受理个人提交的申报书。首次申报基金项目的依托单位须在申报书集中受理规定的时间前，向项目基金委员会先进行单位注册，有关注册表和要求可到相应的项目基金委员会网站查询。项目申报书提交后，项目基金委员会会统一进行受理，进入评审程序。需评审申报者的资格，申报者申报的数量是否符合相关的规定，申报材料是否符合要求，申报书封面与申报书基本信息页的信息是否一致，项目主要参与人、简介中所介绍的成员与申报书简表中的成员是否一致，电子版申报书与所提交的纸质版申报书内容是否一致，以及签字问题、盖章问题、合作单位的问题，等等。基于以上的评审要求，申报者在填报申报书前要认真阅读申报级别相对的基金项目相关的管理办法和有关事项的通告，以确保顺利申报。

三、实施

科研项目的实施须从研究团队的组织、研究时间的安排、科研经费的预算、科研管理部门的协调、协作单位的任务划分等方面进行，以保证科研项目顺利实施。

（一）研究团队的组织

一般项目负责人作为研究团队的组织者对整体工作进行安排和调配。当然如果有实验室的，以实验室为基础进行整体安排更具有资源优势，但目前有专门的护理学科实验室的学院还非常少。

项目负责人是科研项目的第一组织者，除对项目研究内容进行策划安排外，为保证项目顺利开展，须根据项目大小和研究内容组织人力，保证在有限时间内完成项目研究工作。

一般的模式是课题组负责人（Principal Investigator，PI）制，配合课题组负责人的护理科研人员包括和项目有关的各级医护人员及护理研究生、本科生等。课题组负责人可能同时承担若干个科研项目，为能同时推进课题研究，课题组负责人通常根据项目情况成立若干课题组，并指派1人担任组长。在课题组负责人总体领导下，各组长分别负责组织不同课题的具体实施。

研究小组的组成：一种是将课题分成若干小课题，每个小课题成立1个研究小组，由课题组负责人根据课题情况指定1人担任组长，各小组间相对独立，同步推进各自课题研究，遇到技术问题时需要与技术组交叉协作共同完成。另一种是成立技术平台小组，每个平台小组仅承担课题研究的一部分，负责利用平台技术完成课题涉及的相关内容，各组可充分共享熟练的实验技能，相互之间紧密协作。但由于各小组要保持同步，因此可能会影响研究的进度。

（二）研究时间的安排

根据项目的基本内容和难易程度，结合科研项目申报书的年度研究计划，将项目细分成若干阶段进行研究。根据不同阶段研究所需时间来预测项目完成时间，建议预留一些时间来应对一些人力不可控因素的干扰，避免项目出现延期或无法结题的情况。

项目的时间安排须考虑研究失败的可能性。在安排计划时间时，应召集项目组成员一起开会讨论，广泛收集具体从事研究人员的意见，然后再制定具体实施的时间表。当然课题组负责人应全面、清楚地了解项目的各个环节，根据项目的技术方法和难易程度，做出合理的时间安排和分工。

1. 项目的总体时间安排：主要针对项目的总体目标、规划和研究内容进行时间安排。如果完成项目总体需3年时间，课题组负责人根据研究内容将项目划分为若干阶段，通过总体目标、规划制定阶段性目标，再安排每个阶段的具体实施时间并计算预计完成的时间。

2. 项目的详细时间安排：在总体时间安排好的基础上，将各阶段的工作细化，具体应落实到每个研究内容的时间安排，从而保证有计划、有组织地实施项目。详细时间安排出来后，即可明确每个目标研究是否安排了充足的时间，包括预实验、正式实验等。尽可能将时间适当地提前一些，以保证项目的顺利完成。

（三）科研经费的预算

科研经费一般置于相应的科研经费卡中由课题组负责人直接管理和支配，经费的合理使用可保证项目的顺利进行。通常情况下，大部分科研经费用于项目研究的相关支出，包括研究耗材、设备的购买，试验测试费，等等；小部分经费用于人员劳务费、出版费、参加学术会议费等。科研经费的使用一般与研究方法的选择有密切关系。

为合理使用科研经费，可根据科研经费的情况进行工作安排。若经费充足，可选择较先进直接的方法进行，其优点是条件稳定、操作简单、节省时间等，缺点是成本相对高。若科研经费不足，可选择传统、简单的方法，只要方法使用得当，成果依然会被学术界认可，其优点是价廉，缺点是可能比较耗时。研究者可根据以下情况进行取舍，对于常用的实验技术方法，可采用较传统直接的方法和经条件优化的标准化实验方法，既省钱又稳定。对于不常用的实验技术方法，可考虑购买试剂盒，无需重新建立方法，节省时间，避免因失败而造成浪费。

（四）实验场所的安排

2011年，在国务院学位办颁布的学科目录设置中，护理学科从临床医学二级学科中分化出来成为一级学科，但目前护理科研项目中基础研究相对较少。随着护理学科的不断发展，基础研究课题逐渐增多。若课题研究项目涉及一些特殊指标需要使用实验场所，就要做好实验场所的安排。实验场所安排需首先确定主干实验室，即实验的基本完成场所，多数情况下的实验是在主干实验室完成的，其中某些研究内容需要联合应用其他实验室来共同推进。有些涉及生物安全问题的，仅能在特殊的、可提供生物安全保障的实验室实施。这些项目可采取委托方式进行研究，需按照要求提供相关信息，并签订委托协议。

（五）科研管理部门的协调

研究者因科研的阶段性成果汇报、课题项目小结或结题报告等需要与各科研管理部门进行沟通，而各科研管理部门也需要定时掌握和了解项目的进展情况，彼此之间需不断地接触。因此，做好相关科研管理部门的沟通协调，有利于项目更好地推进。

1. 基金发放相关部门：提供基金的部门包括国家自然科学基金委员会、科技部、教育部，以及各省市科研管理部门等。上述部门对项目的管理非常严格，要求被资助者根据项目进展的情况提供项目计划书、阶段性小结、结题报告等以了解项目进度。

2. 单位科研项目管理处：单位科研项目管理处负责落实研究者所在单位的基金发放，监督和管理科研经费的使用，并保管相关科研档案，比如项目负责人、项目批号、项目经费等。

（六）协作单位的任务划分

有些大型的项目需要多家单位参与，充分发挥各单位优势互补的作用。那么，可将大型项目分成若干子项目，各单位承担1个子项目，每个子项目再指定1名项目负责人。如果需要协作单位共同完成项目的研究工作，各协作单位根据项目的分工需要承担一部分工作。

总之，科研项目的实施不仅要考虑项目具体研究内容和技术路线，也需要妥善安排研究团队的人员、研究的时间和研究的场所等，还需做好与相关管理部门的协调及协作单位的任务划分，以保证科研项目的顺利推进。

【思考题】

简述科研项目设计的内容。

（曾翠芳　安晶晶　刘雨薇）

第三节　麻醉护理科研论文的撰写

科研论文是在科学研究、科学实验的基础上，基于对自然科学和专业技术领域的现象或问题进行研究，并运用概念、判断、推理、证明或反驳等逻辑思维手段，进行分析和阐述，揭示这些现象和问题的本质及其规律性而撰写成的论文。

护理科研论文是从实践—理论—实践中来，它不同于一般的工作报告或工作总结，而是将科研与实践工作中所得到的资料进行科学的分析、归纳、总结、推理，并形成可以反映客观规律的论点，再用书面的方式记录下来。

一、论文写作的目的

论文写作的目的是存储科研信息、承载和传播科研成果、交流实践经验、启发学术思想。论文需要表达清晰，让同行能重复、再现结果。

（一）存储科研信息

论文是探讨问题、描述研究成果的一种手段，是研究者对自然、社会等认识的书面或电子形式的存储。在一项科学研究完成之后，需对其研究结果加以分析和总结，并以论文或报告的形式阐述相关发现及发明，让后来的研究者不用再次重复前人所做的工作，造成不必要的人力、财力、物力的浪费。因此，学术论文的写作可以存储科研信息，使其成为以后新的发现、发明的基础，不断推进科学技术事业的传承、延续和发展，丰富人类科技知识宝库。写作论文是总结科学研究发现及发明的重要手段之一。

（二）承载和传播科研成果

任何一项科学技术的研究与发明，都是研究者科研活动的结晶。相互交流、相互分享、相互利用研究成果，才能使科学技术不断发展进步。传播科研成果的重要载体之一是学术论文，它也是研究者相互交流学习的一种形式。这种形式不受时间、地域的限制。以学术论文形式刊登在学术期刊上是科研成果首创权得到正式承认的方式之一。

（三）交流实践经验

护理人员在工作中不断实践，积累了很多经验和教训。将这些成功的或失败的经验、教训，通过科学的分析和总结，以论文的形式发表和交流，有助于启发和指导同行，进而不断地被应用或指导临床。

（四）启发学术思想

科研论文写作是一种创造性的脑力劳动，它凝聚着研究者大量的心血。在创作过程中，随着思维的变化和认识的不断深入，结合大量的研究成果和实践经验，形成了各种学术思想。将这些学术思想以论文的形式不断地进行传播、交流、碰撞，形成新的学术思想，不断促进护理科研事业的发展和科研水平的提升，进而再形成新的思想，将护理科研事业推向更好的发展方向和更广阔的未来。

二、论文写作的要求

（一）科学性

科学性是指严谨的科研设计、适宜的样本含量、论述的内容具有科学可信性。正确的研究方法、合理的科研设计、真实的资料数据、严谨的统计方法及充分的论据是护理科研论文科学性的重要体现。论文需脉络清晰、前提完备、演算正确、符号规范、文字通顺、图表精制、推断合理、前呼后应等。

（二）创新性

创新性是论文的灵魂，是一篇论文有别于其他文献的特征所在。它表示该论文与国内外学术界的高水平论文相比的先进程度。一篇论文的质量如何，关键在于创新性。创新必须有所发现、有所发明、有所创造、有所前进，而不是对以前研究者工作的复述、模仿或解释。

（三）实用性

实用性是论文的基础，护理科研论文的实用性应体现在能解决护理实践中遇到的问题，论文中的研究成果具有一定的推广价值，对进一步的深入研究有理论指导意义。

（四）可读性

可读性主要指论文内容吸引读者的程度、表达方式的多样性，以及其所具有的阅读欣赏价值。如果论文的可读性不强，实质上反映的是研究者调研不深入、理论素养不深厚、表达水平不高。

（五）规范性

规范性体现为论文的格式正确、结构合理、层次分明、用词准确、语法正确、语言准确流畅、思路清晰、内容充实、论证有依据和逻辑性强等。规范性是保证论文质量的重要条件。

三、论文写作的基本格式

论文写作的基本格式通常包含论文题目、作者署名和单位、摘要、关键词、正文（前言、对象与方法、结果、讨论、致谢）、参考文献等，但不是每篇论文都必须涉及以上所有内容，可根据论文的需要进行调整或取舍。

（一）论文题目

1. 准确得体：论文题目要能准确表达论文的内容，涵盖变量及研究对象，选词用词可折射出研究方法，紧扣文章。

2. 简短精练：论文题目要简短明了，用词精练，尽量不超过 25 个字。若简短的论文题目不能充分表达论文内容和性质，则可采用副标题加以说明。论文题目尽量不使用标点符号。

3. 醒目：论文题目醒目能使编辑或读者对论文产生阅读的兴趣，吸引眼球，激发阅读欲望。

4. 新颖：论文题目一定要有特色和新意，避免与已有文献的题目雷同。

（二）作者署名和单位

论文的作者署名首先是为了表明文责自负，其次是记录研究成果，再次是方便读者与作者联系，最后还表明作者对论文写作持有的严肃、严谨、实事求是的态度。多位作者的署名应根据对论文贡献的程度和投入度进行排序，依次为第一作者、第二作者……需注意署名的形式，中文论文一般先姓后名，英文论文多先名后姓。还应根据各期刊的著录格式要求进行署名。

（三）摘要

论文摘要是对论文具体内容的提炼、概括、总结和评述，文字须十分精练。摘要一般 250~300 字，不列举例证，不列图表、公式，不用引文，尽量不用缩略语，也不要进行自我评价。摘要的结构包含研究的目的、方法、结果、结论，也可能涉及一些研究背景等。

（四）关键词

关键词是从论文中选取出来的反映论文主要内容的单词、词组或短句，目的是便于检索文献。作者在完成论文写作后，结合上下文，综观全局，选出能代表该论文主要内容的 3~5 个单词、词组或短句，作为关键词附于摘要下方。需要注意书写中中英文关键词需一致。

（五）正文

1. 前言：又称引言，是整篇论文的引论部分，是对全文涉及的内容先行解说，方便读者对全文有一个大概的了解。内容包括：研究的背景，重点关注的问题，研究的目的，研究的重要性，相关研究的文献回顾，利用已有的理论对研究中各概念或变量间的相互关系进行说明的理论框架，以及相应的研究假设。

2. 对象与方法：阐述本研究的设计方案，研究选取的对象，对象的纳入标准和排除标准。介绍研究所采用的抽样方法，需估算样本量的大小。还要介绍研究采用的干预方案或对照方案，列出相应的统一评价指标和所使用的研究工具，收集相关资料的具体方法，对收集到的数据进行统计分析的方法。还应考虑医学伦理方面涉及的问题，审查研究方案，维护受试者权益，确保研究不会将受试者暴露在不合理的危险环境中，特别是临床试验性研究，确保受试者的知情同意。

3. 结果：将数据进行统计分析后，回答研究的问题或先前的假设。结果可以是阴性结果，也可以是阳性结果，二者都是有意义的，需根据研究数据实事求是地进行论述。研究结果可以用文字或表格来进行表达，采用表格时注意使用三线表进行绘制。

4. 讨论：论文的讨论应该反映作者的学术见解，是论文总体的结论，是对研究所得结果的理性分析、解释、推理和评价。讨论可以结合研究假设逐条进行，也可以结合已有文献的观点进行论述。无论是阴性结果还是阳性结果，都应该认真地讨论和分析，并找出本次研究中可能存在的不足。

5. 致谢：致谢一般放在正文的后面、参考文献的前面，体现对研究给予过帮助、指导、支持、协作而又不符合作者署名原则和条件的单位或个人的感谢。

（六）参考文献

参考文献的作用是指导论文的立题，为论文的观点做旁证，反映出真实的科学依据，提示和指明引用资料信息的来源，尊重他人的科学成果。引用的参考文献必须是亲自阅读的文献，以公开发表的原著为主。

参考文献的著录格式主要参考《信息与文献　参考文献著录规则》（GB/T 7714—2015），如：

［1］主要责任者. 题名［J］. 刊名，出刊年，卷（期）：起止页码.

［2］主要责任者. 题名［M］. 其他责任者. 版本项. 出版地：出版者，出版年：引文页码.

［3］主要责任者. 题名［D］. 大学所在地：大学名称，年份.

［4］主要责任者. 题名［N］. 报纸名，出版日期（版次）.

［5］主要责任者. 题名［EB/OL］.（更新或修改日期）［引用日期］. 网址或出处.

［6］析出文献主要责任者. 析出文献题名［M］//析出专著主要责任者. 专著题名. 出版地：出版者，出版年：页码.

［7］主要责任者. 题名［C］. 出版地：出版者，出版年.

四、常见的论文类型

常见护理论文按论文的体裁、资料的来源可以分为研究类论文、综述性论文、案例报告等；也可以按论文写作目的分为学术论文和学位论文，学位论文包括博士学位论文、硕士学位论文、学士学位论文等；还可以按照论文研究的性质分为定性研究论文和定量研究论文。

（一）研究类论文

1. 试验研究类：通常为原创性的研究，一般多有基金项目的支持，可以是病例对照研究、试验性研究、类试验性研究、队列研究等。

2. 临床经验类：是对临床护理工作实践经验和体会的总结与论证，强调工作中的经验、积累、要点、教训等，主要涉及专科护理，如内科护理、外科护理、儿科护理、妇产科护理等，其研究过程中不设立对照组。

3. 调查分析类：指在特定的人群中，通过普查或抽样调查的方法，利用现存或研究设计的量表、问卷来收集一定时间内的相关资料，进行统计分析。

4. 质性研究类：是以研究者本人为研究工具，在自然情境下采用多种资料收集方法对某一现象进行整体性探究，使用归纳法分析资料，通过与研究对象互动，对其行为和意义建构获得解释性理解，主要以非结构式或半结构式访谈为主，发现共性问题，从而揭示事物本质。它的研究对象可以是患者、照护者、护理人员等。

（二）综述性论文

综述性论文是依据一定的文献检索策略检索数据库，筛选符合条件的文献，对文献进一步归纳、总结、对比和评价。

1. Meta分析：是依据一定的文献检索策略检索数据库，筛选符合条件的文献，再采用统计学方法对数个具有相同研究目的的独立研究结果进行系统分析，最终得出结论。

2. 综述：是结合实践经验，对文献进行整理、归纳、分析、提炼而写成的概述性、评述性学术论文。综述务必尽可能全面，要求作者对选题的研究现状有全面、深入的了解，还需要针对研究的不足提出设想和思路。

3. 热点分析：是经过文献检索采用聚类分析软件或社会网络分析系统等，分析出当前某护理领域的研究热点，能为临床的研究选题提供有价值的参考依据。

（三）案例报告

案例报告通常以个案类的形式呈现，其研究对象一般为临床疑难重症疾病，或者临床少见、罕见的疾病的护理经验特色、疾病特点。

（四）其他

发明专利类的论文主要介绍新发明、新创造在临床中的应用情况，为发明专利的临床推广提供依据。量表编制/体系构建类论文，格式比较固定。量表编制一般指从国外引进量表来进行翻译汉化或自行设计编制临床量表，并对量表进行信效度的检验，为临床评估提供有效测评工具。

【思考题】

1. 简述我国参考文献著录格式标准。
2. 简述论文分类。

（曾翠芳　刘雨薇　安晶晶）

部分缩略词表

简称	英文名称	中文名称
AANA	American Association of Nurse Anesthetists	美国麻醉护士学会
ACRM	Anesthesia Crisis Resource Management	麻醉危机资源管理
AEP	Auditory Evoked Potential	听觉诱发电位
ASA	American Society of Anesthesiologists	美国麻醉医师学会
CRNAs	Certified Registered Nurse Anesthetists	注册麻醉护士
DLT	Double-Lumen Tube	双腔支气管导管
ERAS	Enhanced Recovery after Surgery	加速康复外科
ICU	Intensive Care Unit	重症监护室
IFNA	International Federation of Nurse Anesthetists	国际麻醉护理联盟
MAC	Minimum Alveolar Concentration	最低肺泡有效浓度
MARSI	Medical Adhesive-related Skin Injury	医用粘胶相关性皮肤损伤
MEAC	Minimum Effective Analgesic Concentration	最小有效镇痛浓度
ODAs	Operating Department Assistants	手术间助手
PACU	Post Anesthesia Care Unit	麻醉恢复室
TTJV	Transtracheal Jet Ventilation	经气管喷射通气

参考文献

［1］张偌翠，陈湘玉. 我国麻醉护理发展现状与展望［J］. 中国护理管理，2017，17
（4）：561－565.

［2］李智，胡秀英. 我国麻醉专科护士发展现状及关注热点的研究进展［J］. 护理学杂
志，2015，30（2）：104－107.

［3］吴隽彦，胡嘉乐，阮洪. 国内外麻醉护理教育培训课程的现状分析［J］. 解放军护
理杂志，2014，31（21）：59－63.

［4］Hu J，Fallacaro M D，Jiang L，et al. IFNA approved Chinese Anaesthesia Nurse
Education Program：a Delphi method［J］. Nurse Education Today，2017，56：
6－12.

［5］李蕾，刘化侠，吕春明，等. 我国麻醉护理人才培养模式的探索与实践［J］. 护理
研究，2014，28（1）：104－105.

［6］陈文真，晁储璋，陈松兰，等. 毕业后教育是提高麻醉专科护士数量和质量的重要
途径［J］. 国际麻醉学与复苏杂志，2014，35（5）：477－480.

［7］Haider A，Scott J W，Gause C D，et al. Development of a unifying target and
consensus indicators for Global Surgical Systems Strengthening：proposed by the
Global Alliance for Surgery，Obstetric，Trauma，and Anaesthesia Care（The G4
Alliance）［J］. World Journal of Surgery，2017，41（10）：2426－2434.

［8］翁艳翎，程立辉，柏亚妹，等. 护理人力资源效率评价指标体系构建［J］. 护理研
究，2019，33（11）：1855－1859.

［9］国家卫计委医政医管局. 国家卫生计生委办公厅关于医疗机构麻醉科门诊和护理单
元设置管理工作的通知［EB/OL］.（2017－12－01）［2018－03－11］. http://www.
nhfpc. gov. cn/yzygj/s3593/201712/251fb61008bc487797ed18a3a15c1337. shtml.

［10］谭艳，李旭英，李金花，等. 基于核心能力的麻醉科护士培训实践［J］. 中华护
理教育，2020，17（8）：743－747.

［11］中华人民共和国国家卫生和计划生育委员会. 医院洁净手术部建筑技术规范：GB
50333—2013［S］. 北京：中国建筑工业出版社，2013.

［12］卫生部医院感染控制标准专业委员会. 医院空气净化管理规范：WS/T 368—
2012［S］. 2012.

［13］中华人民共和国国家卫生和计划生育委员会. 软式内镜清洗消毒技术规范：
WS 507—2016［S］. 2016.

［14］中华人民共和国国家卫生健康委员会. 麻醉机安全管理：WS/T 656—2019［S］. 2019.

［15］中国心胸血管麻醉学会围术期感染控制分会"麻醉机内呼吸回路消毒及灭菌"工作组. 麻醉机内呼吸回路消毒及灭菌的指导建议［J］. 中华麻醉学杂志，2018，38（12）：1417−1420.

［16］卫生部医院感染控制标准专业委员会. 医疗机构消毒技术规范：WS/T 367—2012［S］. 2012.

［17］中华人民共和国国家卫生健康委员会. 医务人员手卫生规范：WS/T 313—2019［S］. 2019.

［18］纪文焘，陶天柱，薄禄龙，等. 完善麻醉感染控制管理体系刻不容缓：SHEA "手术室麻醉工作区感染预防指南"解读［J］. 中华麻醉学杂志，2020，40（4）：385−389.

［19］中华人民共和国国家卫生健康委员会. 医疗废物分类目录（2021年版）（国卫医函〔2021〕238号）［Z］. 2021.

［20］卫生部医院感染控制标准专业委员会. 医院隔离技术规范：WS/T 311—2009［S］. 2009.

［21］中华人民共和国国家卫生和计划生育委员会. 经空气传播疾病医院感染预防与控制规范：WS/T 511—2016［S］. 2016.

［22］丁红，陈旭素，许立倩，等. 新型冠状病毒肺炎患者的麻醉护理防控工作建议专家共识［J］. 护理学报，2020，27（5）：64−67.

［23］邓曼丽，王敏，迟梦琳. 麻醉恢复室护理质量控制体系的建立与应用［J］. 护理研究，2013，27（4）：370−371.

［24］李萍，史婷奇，陆瑶，等. 护士长决策护理质量指标管理系统的构建［J］. 中华护理杂志，2019，54（10）：1540−1545.

［25］邓小明，郭曲练，郭向阳，等. 醋酸钠林格液临床应用专家共识［J］. 国际麻醉学与复苏杂志，2016，37（2）：97−101.

［26］夏明，徐建国. 麻醉药物与肿瘤转移［J］. 临床麻醉学杂志，2019，35（5）：515−517.

［27］李平，王健，罗林丽，等. 七氟烷吸入诱导麻醉的研究进展［J］. 华西医学，2017，3（7）：1112−1115.

［28］Johannsen S，Klingler W，Schneiderbanger D，et al. Sevoflurane is less sensitive than halothane for in vitro detection of malignant hyperthermia susceptibility［J］. Acta Anaesthesiologica Scandinavica，2013，57（9）：1161−1166.

［29］Liu F L，Cherng Y G，Chen S Y，et al. Postoperative recovery after anesthesia in morbidly obese patients：a systematic review and meta−analysis of randomized controlled trials［J］. Canadian Journal of Anesthesia，2015，62（8）：907−917.

［30］刘恒意，顾楠. 静脉麻醉药物的新进展［J］. 中华麻醉学杂志，2016，36（6）：

656-661.

[31] 刘铁桥，赵敏. 苯二氮䓬类药物临床使用专家共识［M］. 北京：人民卫生出版社，2016.

[32] 朱良瀚，崔芷莹，朱启华，等. 阿片受体激动剂研究进展［J］. 药学进展，2018，42（7）：537-543.

[33] 闻大翔，怀晓蓉. 肌肉松弛药及其拮抗剂的研究进展［J］. 药学进展，2017，41（5）：346-354.

[34] 许燕，舒仕瑜. 婴幼儿患者合理应用肌松药的研究进展［J］. 国际麻醉学与复苏杂志，2020，41（4）：365-369.

[35] 陈稚林. 多功能心电监护仪的规范使用与管理［J］. 护理研究，2017，31（21）：2674-2676.

[36] 张荣. 术中低体温的影响因素分析与护理干预［J］. 护理实践与研究，2020，17（1）：125-126.

[37] 武陆琪，程云章，边俊杰. 基于脉搏波的心输出量监测技术研究进展［J］. 中国医学物理学杂志，2020，37（3）：355-360.

[38] 罗婵，王雅麒，季静，等. 脑电双频指数在临床上的应用进展［J］. 中国实验诊断学杂志，2020，24（1）：153-156.

[39] 易声华，蒋宗明，陈忠华，等. 全身麻醉后复苏室患者术后肌松残余发生率的调查研究［J］. 医学研究杂志，2014，43（6）：138-141.

[40] 郭丽，景调平，强苗苗. 神经刺激仪引导下周围神经阻滞麻醉的护理［J］. 实用临床护理学电子杂志，2017，2（51）：170，173.

[41] 吴新民，于布为，薛张纲，等. 麻醉手术期间液体治疗专家共识（2007）［J］. 中华麻醉学杂志，2008，28（6）：485-489.

[42] 中华医学会麻醉学分会. 围术期输血的专家共识［J］. 临床麻醉学杂志，2009，25（3）：189-191.

[43] 梁汉生，于玲. 气道管理辅助技术［M］. 北京：北京大学医学出版社，2019.

[44] 中华医学会麻醉学分会. 2017版中国麻醉学指南与专家共识［M］. 北京：人民卫生出版社，2017.

[45] Apfelbaum J L, Hagberg C A, Connis R T, et al. 2022 American Society of Anesthesiologists practice guidelines for management of the difficult airway［J］. Anesthesiology, 2022, 136（1）：31-81.

[46] 叶建明. 脉搏血氧饱和度监测仪的原理及计量性能检测［J］. 计量与测试技术，2005，32（8）：9-10.

[47] 徐灿，林慧佳，林利芳，等. 早产儿心电图监护的注意事项与应用价值研究［J］. 心电图杂志（电子版），2018，7（1）：50-51.

[48] 胡凯，王静，李娟. 肝移植术后早期双有创动脉血压的监测与护理［J］. 护理学杂志，2018，33（8）：13-15.

[49] 耿慧，陈夏欢，杜佳丽，等. 采用连续无创血压监测系统监测老年住院患者体位

改变时血压的变化情况及其相关因素分析 ［J］. 中华心血管病杂志，2019，47 （5）：381－387.

［50］周晨亮. 中心静脉压监测的临床意义再评价 ［J］. 中国急救医学，2017，37 （4）：310－311.

［51］王朔，于流洋，陈凯，等. 腹腔镜手术体位因素对患者脑血流的影响 ［J］. 中华麻醉学杂志，2017，37 （4）：420－422.

［52］王文君，高庆春，陈建文，等. 脑血流自动调节范围内维持脑血流恒定的因素 ［J］. 中国神经精神疾病杂志，2016，42 （1）：1－5.

［53］贾娜，张昊鹏，文爱东，等. 临床麻醉深度监测方法的新进展 ［J］. 临床麻醉学杂志，2015，31 （9）：922－925.

［54］刘进，于布为. 麻醉学 ［M］. 北京：人民卫生出版社，2014.

［55］唐珊英，吕玲玲. 侧卧位在小儿全麻下扁桃体腺样体切除术后苏醒期的应用效果 ［J］. 中外医疗，2020，39 （35）：134－136.

［56］刘静，邱建新，张标新，等. 人工耳蜗植入术后并发症的分析与护理探讨 ［J］. 当代临床医刊，2020，33 （5）：458－459.

［57］吴丽娜，姜桂春，刘慧光. 头颈部恶性肿瘤根治切除术后皮瓣移植修复的围手术期护理 ［J］. 中国美容整形外科杂志，2019，30 （6）：384－386.

［58］Wang C，Horby P W，Hayden F G，et al. A novel coronavirus outbreak of global health concern ［J］. The Lancet，2020，395 （10223）：470－473.

［59］中华人民共和国卫生部. 医疗卫生机构医疗废物管理办法 ［J］. 中国护理管理，2003，3 （5）：15－18.

［60］张良燕，唐帅，张秀华，等. 麻醉后恢复室患者低氧血症发生率及高危因素的回顾性分析 ［J］. 基础医学与临床，2020，40 （9）：1242－1246.

［61］Chen T，Chen Q，Xu W，et al. Risks and outcomes of perioperative pulmonary embolism in major surgeries：a population－based study ［J］. Clinical Therapeutics，2021，43 （11）：1957－1968.

［62］中国心胸血管麻醉学会，北京高血压防治协会. 围术期高血压管理专家共识 ［J］. 临床麻醉学杂志，2016，32 （3）：295－297.

［63］赵梓佳，赵丹，陈碧贤，等. 术后恶心和呕吐非药物管理的最佳证据总结 ［J］. 护理学报，2021，28 （11）：33－39.

［64］马杰，陈海萍，陈星. 麻醉苏醒护理联合保温护理对全身麻醉患者苏醒及相关指标的影响研究 ［J］. 护士进修杂志，2019，34 （15）：1405－1408.

［65］张新科，刘驰，秦长岭，等. 硬膜外复合全身麻醉对肝叶切除术围术期血流动力学及苏醒质量的影响 ［J］. 肝胆外科杂志，2019，27 （1）：60－63.

［66］李文志，赵国庆. 麻醉学 ［M］. 2 版. 北京：人民卫生出版社，2021.

［67］羊妍，张娟，张伟，等. 围麻醉期过敏反应的原因及其防治策略 ［J］. 临床麻醉学杂志，2021，37 （6）：642－644.